# よくわかる
## 専門基礎講座
# 栄養学

元 徳島文理大学教授 **津田 とみ** 著

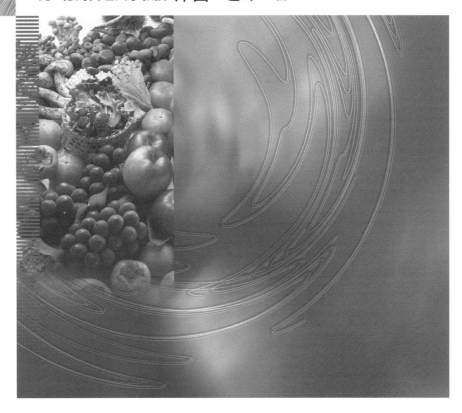

金原出版株式会社

# 序

　食は生命を律する。いつ・何を・どれだけ食べると，私たちの健康と生命を良好に保つことができるのだろうか。栄養学は面白く，奥が深く，健康維持の学問的砦でもある。栄養学は学んだことを社会に還元できる，栄養の専門職に限らずコメディカルすべての分野に必須で，目標とする資格取得に必要なために本書を手にされている学生も多いと思う。本書は，"わかりやすいから好評です"とうたっていた「標準看護学講座4巻　栄養学」が源流であり，「よくわかる　専門基礎講座　栄養学」としてリニューアルしてきた。

　このたび，日本人の食事摂取基準2020年版を反映し，新しい基準や視点を取り入れブラッシュアップを行った。時代の要請に応じられる栄養学をこの一冊にギュッと詰め込んである。食べ物のこと，私たちのからだのこと，栄養素の働きと大切さ，疾病予防・健康増進と公衆栄養など，関心を深めながら理解が進むよう，著者が普段考えている図表を豊富に掲載して解説している。近年，教室での学び方が多様化し，教員からの一方的な講義のみに依存するものではなくなり，対話的，主体的な学びが推進されるようになってきている。また講義を受けるだけでなく，グループワークやグループディスカッションなども取り入れられている。そのような学習の素材として教科書以外にも活用の対象となる情報が溢れているが，多くの情報から間違いのないものを選択するためにも，基本的な知識の習得は欠かせないものである。本書は基礎を学ぶうえでも，あるいはアクティブラーニングを進めるうえでも，役立つ構成となっている。勉強の場が大きな講義室であったり小規模な演習室であったり，実習の場や社会に出てからでも活用されることを願っている。また，各章の章末に演習課題，巻末には国家試験既出問題を付してあるので，復習や力だめしなどに役立ててほしい。

　からだの構造や機能，体内の栄養素の代謝など，最初「むずかしい」という印象を持つ学生も少なくない様子が垣間見られる。ところがしばらく授業や実習で栄養学を教えていると，「わかってきたらとても面白いです」という感想が聞かれるようになる，その時が最高の喜びの瞬間である。全国のさまざまな教室でそのような喜びの場面がひとつでも多くなることを願いつつ，本書の執筆を進めた。

　本書が，医療系をはじめ教育・食育関係の学生，さらにはすでに社会人として活躍している方々を含め，多くの方々の勉学の一助となることを願っている。

　本書を改訂執筆するにあたり，多くの資料や成書を参照させていただいた。貴重なご意見をいただきました竹谷　豊　徳島大学医学部医科栄養学科教授に深く感謝します。今後も多くの方々からご意見やご指導をいただき，さらなる改良の糧にしたいと勝手なお願いを最後に述べて，序文としたい。

　2020年3月

元　徳島文理大学人間生活学部食物栄養学科 教授

津 田　と み

# 目　次

## 第4章　ライフステージと栄養

## 第5章　エネルギー代謝

## 第6章　食事摂取基準

## 第7章　健康の維持増進と栄養

## 第8章　栄養アセスメント

## 第9章　栄養素補給方法

## 第10章　疾病と個別対応

## 第11章　栄養サポート

## 付　録

# 第1章

# 食べ物と栄養素

【学習目標】

1. 食品中に含まれている栄養素について，それぞれの化学的性質を理解する。
2. 食品成分表の記載内容を理解する。
3. 食品中の特殊成分にはどのようなものがあるかを学ぶ。
4. 食品表示を理解し，活用する。
5. 食品の特色を学び，献立をたてるときやメニューを選ぶときの注意点を理解し，日常の食生活に役立てる。

## ❶ 食　品

### ⓐ 食　品　群

#### ▶▶ 1　食品群とは

植物と動物にわたるさまざまなものが，人間の食物として利用されてきた。地域や文化の違い，歴史の流れと生活様式の変化に伴って，食品として利用されるものは多様である。古来はほとんどが天然の材料であった。しかし近年は急速に，材料の精製や，加工食品や調理済み食品の普及が進んでいる。

食品のなかには水分，タンパク質，脂質，ビタミン，無機質の一般成分と，それ以外にその食品を特徴づける色素，香味成分，呈味成分などの特殊成分とが含まれる。特徴や栄養成分の似た食品をまとめていくつかのグループ（食品群）に分けて示すことは，さまざまな食品を有効に利用し偏った食生活を避けるためのわかりやすい目安になる。

食品群の分け方には，食品の特徴により3群に分けるものや，6群あるいは4群の分類が普及している（図1-1）。食品成分表（日本食品標準成分表）では18群に分類されている。

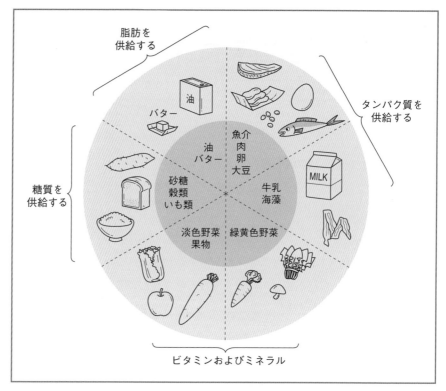

脂肪を
供給する

タンパク質を
供給する

糖質を
供給する

油
バター

砂糖
穀類
いも類

魚介
肉
卵
大豆

牛乳
海藻

淡色野菜
果物

緑黄色野菜

ビタミンおよびミネラル

図 1-1　６つの基礎食品

#### ▶▶ 2　３色の食品群

　食品を，豊富に含む栄養素によって３つの群に分け，その特徴をわかりやすく説明するものとして普及した。赤群はタンパク質，黄群はエネルギー，緑群は主にビタミン，ミネラルの供給源である。

　　○赤　群…血や肉をつくる…………魚，肉，豆，乳，卵

　　○黄　群…力や体温になる…………穀物，油脂，砂糖，いも類

　　○緑　群…からだの調子をよくする…緑黄色野菜，淡色野菜，海藻，きのこ

#### ▶▶ 3　４つの食品群

　香川綾博士（1899〜1997）により提唱された。まず牛乳と卵を第１群とし，そのほかの食品を，豊富に含む栄養素の特徴によって２〜４群に分類した。

　　○第１群…牛乳・卵 ………………… タンパク質に富んだ食品

　　○第２群…魚・肉・豆・豆製品 …… 主にタンパク質源になる食品群

　　○第３群…緑黄色野菜・淡色野菜… 主にビタミン，ミネラル源になる食品
　　　　　　　　　　　　　　　　　　　群・果物・いも類

　　○第４群…穀類・砂糖・油脂……… 主にエネルギー源になる食品群

### ▶▶ **4**　6つの基礎食品

食品を栄養素の種類から6つの群に分け，毎日必要な栄養素を十分にバランスよくとるための目安となる分類である。

○砂糖，穀類，いも類…　炭水化物，ビタミン $B_1$　……エネルギー源になる

○油脂類，脂肪の多い　脂質，ビタミン A，　　……エネルギー源になる
　食品　　　　　　　…　ビタミン D

○魚，肉，卵，大豆，　タンパク質，ビタミン $B_2$…　からだをつくる，
　大豆食品　　　　…　　　　　　　　　　　　　　成長期に大切

○牛乳，乳製品，　　　ミネラル（カルシウム），　骨や歯をつくる，
　海藻，小魚類　……　タンパク質，ビタミン $B_2$,…　成長期に大切
　　　　　　　　　　　ヨウ素

○緑黄色野菜…………　カロテン，ミネラル，　………からだの抵抗力を
　　　　　　　　　　　ビタミン C　　　　　　　　つける

○淡色野菜，果物………　ビタミン C，ミネラル　……からだの働きを調節

### ▶▶ **5**　18の食品群

「日本食品標準成分表」は，（表 1-1）に示すように 1〜18 の食品群に分類している。

## ⓑ 各食品の特色

### ▶▶ **1**　穀　　類

主にイネ科の植物の種子である。水分含量が低く 13〜15% なので貯蔵性がよい。主成分はデンプンであり，主食としてエネルギー供給源となる。タンパク質を 8〜13% 含むことから，含有量の数値は高くないが，穀物は主食として多量に摂取されるためタンパク供給源にもなる。ただし，アミノ酸組成ではリシンの割合が低いという特徴をもつ。

米は，調理方法で硬さを調節できるため，流動食から常食まで利用することが可能である。主成分であるデンプンは，急速な血糖値の上昇をきたさないので血糖調節機能の低下している状態では単糖類よりすぐれている。

米飯のタンパク質約 3%，食パンのタンパク質約 9% は，日常基本的に摂取できるタンパク源であるが，逆にタンパク質を厳しく避けなければならない場合は，この主食に由来するタンパク質が無視できない量に達する。そのため，低タンパク治療食の応用にむけ，タンパク質含量の低い「低タンパク米」品種や，タンパク質を除去した特別用途食品「デンプン米」が開発されている。

表1-1　成分表に用いられている 18 の食品群

| 食　品　群 | | 主　な　食　品 |
|---|---|---|
| 1. 穀　類 | 米 | 精白米，精白米もち |
| | パン類 | 食パン，フランスパン |
| | めん類 | うどん，干しうどん |
| | その他 | 小麦粉，ふ，そば |
| 2. いもおよび<br>デンプン類 | いも類 | さつまいも，じゃがいも |
| | デンプン類 | くずでんぷん，とうもろこしでんぷん |
| 3. 砂糖および甘味料 | | 砂糖，はちみつ |
| 4. 豆　類 | 大豆製品 | 大豆，豆腐，油揚げ類 |
| | その他の豆類 | あずき，いんげん豆 |
| 5. 種実類 | | アーモンド，ぎんなん |
| 6. 野菜類 | 緑黄色野菜 | かぼちゃ，こまつな，にら |
| | 淡色野菜 | アスパラガス，えんどう，ねぎ，はくさい，<br>もやし |
| 7. 果実類 | | アボカド，いちご，かき，りんご，レモン |
| 8. きのこ類 | | えのきだけ，きくらげ |
| 9. 藻　類 | | あおのり，あらめ，いわのり |
| 10. 魚介類 | 魚介（生） | あじ，あゆ，いさき，いわし，さより，たい，<br>にしん，ぶり |
| | 練製品 | かまぼこ，ちくわ，つみれ |
| | その他 | いか，うに，えび，かに |
| 11. 肉　類 | | うし，かも，にわとり，ぶた |
| 12. 卵　類 | | 鶏卵，うずら卵，あひる卵 |
| 13. 乳　類 | | 牛乳及び乳製品，乳酸菌飲料 |
| 14. 油脂類 | | 植物油，ショートニング |
| 15. 菓子類 | | 和菓子，洋菓子 |
| 16. し好飲料類 | | アルコール飲料（清酒），茶 |
| 17. 調味料および香辛料類 | | コンソメ，塩，食酢，ソース |
| 18. 調理加工食品類 | | 冷凍えびフライ，カレー |

### ▶ 2　いもおよびデンプン類

　いもの主成分はデンプンである。いものまま加工したり，デンプンを片栗粉，糖（異性化糖）に変換して用いられる。アルカリ性食品である。

　さつまいもは畑の単位面積当たりの収穫量が高く，エネルギー獲得に関しては効率がよい。しかし主食に用いるにはタンパク質含量が少ない（2％）。こんにゃくはこんにゃくいもに含まれるグルコマンナン（マンノースの重合体）をゲル状に加工したものである。

注）異性化糖：デンプンの糖化によってできたブドウ糖（グルコース）を酵素（グルコースイソメラーゼ）により，ほぼ半分を果糖（フルクトース）に変換した混合物である。ショ糖単独溶液より甘味も強く，加工食品，清涼飲料水によく使われている。

### ▶ 3　砂糖および甘味類

　砂糖の主成分はショ糖（スクロース）である。果糖（フルクトース）は低温で甘味が増す性質を用いてシャーベット，ゼリーなど冷たくして食べるものに用いられる。転化糖はショ糖に酵素（スクラーゼ）を作用させ得られたブドウ糖と

果糖の等量混合物であり，製菓やジャム製造に用いられてきた。最近はこれに代わって異性化糖がよく使われる。

そのほかの甘味料としてはソルビトール，マルチトールなどの糖アルコール，ラクトオリゴ糖，ラクツロースなどのオリゴ糖，南米産の植物からとったステビオサイドが普及している。アミノ酸系のアスパルテーム（L-アスパラギン酸とL-フェニルアラニンのメチルエステル）は1983（昭和58）年に使用が許可された新しい甘味物質である。

## ▶▶ 4 豆　類

成分に脂質が多い大豆と，脂質が少なく炭水化物が多い小豆やえんどうと，野菜的なさやえんどうや枝豆，の3つに分類される。いずれもタンパク質含量が高いので，重要な植物性のタンパク質供給源である。

豆類もさまざまに加工され，利用される。大豆は豆腐，ゆば，味噌，醤油となる。小豆は製餡に適している。

## ▶▶ 5 種 実 類

アーモンド，ごまなど脂質含量が多い。落花生油はビタミン$B_1$，ナイアシン，リノール酸含量が高い。

## ▶▶ 6 野 菜 類

ビタミン，ミネラルの供給源である。食用にする部位別に，葉菜類，茎菜類，根菜類，果菜類，花菜類に分けられる。また$\beta$カロテン（ビタミンA）を可食部100 g中600 $\mu$g以上含むものを有色野菜という。

注）ただし，有色野菜であっても実際の食生活で使用頻度も少なくカロテン源にならないフキノトウやセリなどは緑黄色野菜とは呼ばない。

栄養指導の際などに緑黄色野菜という呼び方をする。それは有色野菜と，有色野菜でなくとも使用する頻度や量が多く，実際に有効なカロテン源となっているもの（トマト，ピーマン，グリーンアスパラガスなど）とをあわせたものである。

栄養的には水分含量が90％以上であるためタンパク質，糖，脂肪の栄養素供給源にはなれないが，食物繊維，ビタミン類（ビタミンC，葉酸など），ミネラル類の供給源として価値が高い。生，加熱調理だけでなく，漬け物としても親しまれてきた。根菜類の大根にもビタミンCが多く，ごぼうには食物繊維のイヌリンが含まれる。

## ▶▶ 7 果 実 類

水分含量が高く，炭水化物を10〜20％，フルクトース，カリウムとビタミンCを含む。色が鮮やかで甘味と適度の酸味，香りのよいものが多く，食生活に変化をつける。柑橘類やナシ科のリンゴなどはペクチンを含み，ジャム，マーマ

表1-2 エイコサペンタエン酸 EPA（20：5 n-3），ドコサヘキサエン酸 DHA（22：6 n-3）を多く含む食品

| | 食品名 | 100 g の中の含有量 （g） |
|---|---|---|
| EPA（20：5 n-3）を多く含む食品 | あんこう（きも） | 2.3 |
| | さば（開き干し） | 2.2 |
| | すじこ | 2.1 |
| | いわし缶詰（かば焼） | 1.8 |
| | イクラ | 1.6 |
| | しめさば | 1.6 |
| | やつめうなぎ | 1.5 |
| | まいわし（生干し） | 1.4 |
| DHA（22：6 n-3）を多く含む食品 | あんこう（きも） | 3.6 |
| | くろまぐろ（脂身） | 3.2 |
| | さば（開き干し） | 3.1 |
| | みなみまぐろ（脂身） | 2.7 |
| | しめさば | 2.6 |
| | すじこ | 2.4 |
| | たいへいようさば | 2.3 |
| | イクラ | 2.0 |

レードとして加工される。熱帯果実のキウイフルーツ，グァバはビタミン C が多く，アボカドは果実としては珍しく脂質を多く含む。

▶▶ **8 きのこ類**

椎茸，えのき茸，なめこ，マッシュルームなど，以前は山野で採取したが，今では栽培されたものが豊富に出回っている。乾物にして保存できる。水分を除けば，主成分は食物繊維であることで評価が高い。プロビタミン $D_2$ であるエルゴステロール含量も高い。

▶▶ **9 藻　類**

藻類も食物繊維を主成分とする。粘性物質の主成分はアルギン酸である。ヨウ素の貴重な供給源である。ひじきは，ステンレス釜を用いた加工では，鉄釜を用いた場合より鉄含量が低くなる。テングサは寒天の材料となる。

▶▶ **10 魚介類**

魚介類は日本人の古くからのタンパク質供給源である。脂肪酸組成として肉類とは大きく異なっており，リノール酸，リノレン酸などの多価不飽和脂肪酸を多く含んでいる。いわし，かつおには特にエイコサペンタエン酸（EPA）が豊富に含まれている（表1-2）。魚の脂肪が循環器系疾患を予防する効果が認められ評価されている。反面，不飽和脂肪酸は酸化を受けやすい。

魚介類の加工品は非常にさまざまである。乾燥，塩蔵，佃煮，練製品，缶詰，

冷凍など，広く親しまれている。練製品は，魚肉を食塩とともにすりつぶしたスリ身を加熱によりゲル化したもので，独特の歯ざわりはコシとして日本人に珍重され好まれている。

## ▶▶ 11 肉 類

食肉はタンパク質供給源である。食肉が風味をもつようになるには屠殺後の成熟期間が必要である。肉のうま味成分であるイノシン酸がこの過程でつくられる。

ハムは豚肉を塩づけしたのち，くん煙および水煮したものである。ロースハムはロースを原料にし，プレスハムは豚肉以外の羊，山羊，兎などを混合して製造する。ソーセージは塩づけののちミンチにして，腸または合成フィルムの袋に詰めたものである。コンビーフは薄く切った牛肉を塩づけしたのち高圧釜で処理し缶詰めにしたもの，ベーコンは脂肪の多い豚肉をハムのように加工したものである。鯨肉は長年日本人に親しまれた貴重なタンパク質供給源の一つである。

## ▶▶ 12 卵 類

卵白は粘度の高い濃厚卵白と，粘度の低い水様卵白よりなる。卵白の固形分はほとんどがタンパク質で，その約60％はアルブミン（オボアルブミン）である。そのほかオボムコイド，アビジンなどがある。

卵黄は薄い卵黄膜に囲まれていて，主に脂質とタンパク質を含む。コレステロール含量が多く，卵1個に約200〜250 mg含まれる。そのことからしばしば卵の食べすぎが問題にされるが，体内で合成されるコレステロールは約1.5 g/日であり，食物から摂取する量（0.5 g）よりはるかに多い。したがって1日1〜2個の卵を食べても問題ない。卵白にはコレステロールは含まれない。

鶏卵は，質のよい（アミノ酸スコアの高い）良質タンパク源として高く評価できる。炭水化物はほとんど含まれない。

鶏卵は加工食品，菓子やインスタント食品の素材としてもよく用いられる。マヨネーズは卵黄と植物油，食酢に調味料を加え，混合しエマルジョン（水中油滴型）にしたものである。

エマルジョンとは，互いに混じり合わない油と水を混合し，一方が他方に分散して乳濁している状態である。それをつくり出すことを乳化という。マヨネーズや牛乳は水中油滴型（oil in water），その逆はバターの油中水滴型（water in oil）である。またエマルジョンを安定化させる作用のある物質を乳化剤という。天然の乳化剤はレシチン，卵黄などである。

▶▶ **13 乳　類**

　牛乳には3%のタンパク質が含まれ，それは人乳の約3倍である（第4章 表4-3 参照）。アルブミン，グロブリンが少なく，タンパク質の大部分はカゼインである。白濁しているのはカゼインミセルのためで，これはタンパク質分解酵素レンニン（キモシンともいう）で分解したり酸性にすると壊れて，固まって沈殿する。糖質の主成分は乳糖（ラクトース）である。脂質は脂肪球として分散している。無機質としてはカルシウムが豊富である。

　乳糖不耐症の人は小腸ラクターゼ活性が不十分で乳糖を消化できないため，牛乳を飲むと腹痛，下痢などを起こす。日本人には10〜20%くらいいる。そのような人には牛乳中のラクトースをあらかじめラクターゼで加水分解した低乳糖化牛乳が適する。

注）ロングライフミルクは超高温短時間殺菌法（130〜135℃，1.0〜4.0秒）による。

　市販牛乳は殺菌処理が行われている。低温長時間殺菌法LTLT（62〜65℃，30分），高温短時間殺菌法HTST（72〜85℃，15〜20秒），超高温殺菌法UHT（130〜135℃，0.5〜2秒）などがある。最近は，超高温短時間殺菌法が多く用いられる。

　牛乳はその成分が調整されていないものであり，クリームや乳脂肪など，牛乳から分離して得られた成分を増減させたものは加工乳，カルシウムやコーヒーなどの成分を添加したものは乳飲料という区別を表示することになっている。

　また牛乳はさまざまな乳製品として私たちに親しまれている。練乳は牛乳を濃縮したもの。クリームはクリームセパレーター（遠心分離器）にかけて脂肪を分離したもの。バターはその脂肪を塊状にしたものである。市販バターは食塩が添加されているが，製菓や食塩制限食用には無塩バターもある。ヨーグルトは乳を乳酸菌で発酵させたものである。チーズは，乳を乳酸菌で発酵させるかタンパク質分解酵素レンニンでできる凝乳を固めて水分を除いたもので，乳酸菌の生きているナチュラルチーズと，加熱処理をしたプロセスチーズとがある。

▶▶ **14 油 脂 類**

　植物油，牛油，バター，マーガリン，ショートニングなどである。植物性脂肪と動物性脂肪に分けられる。

　一般に植物性脂肪はリノール酸，リノレン酸など不飽和脂肪酸含量が高く常温で液状であり，動物性脂肪は飽和脂肪酸含量が高く，常温で固体のものが多い（第3章 表3-7 参照）。魚油は多価不飽和脂肪酸を多く含む。通常，不飽和脂肪酸を80%以上含む場合は常温で液状であり，40〜50%程度のものは常温で

固形となることが多い。

　不飽和脂肪酸含量の多い液状の脂肪を半固型化するための部分水素添加工程で副産物としてトランス型二重結合をもつエライジン酸などが生じる。マーガリンやショートニングに含まれる。

#### ▶▶ 15　菓 子 類

　材料と製法により成分は異なるが，糖質の含量が多い。和菓子は糖質がほとんどで脂肪を含まない。カステラは 6.8 ％のタンパク質を含む。洋菓子は，かなりの脂肪（10〜30 ％）を含むためエネルギー量が多い。中華菓子（点心）は甘味をつけないものである。

#### ▶▶ 16　し好飲料類

注）アルコールのエネルギー値は 7.1 kcal/g とされている（FAO/WHO）

　アルコール飲料には栄養素は含まれないが，アルコールがエネルギー源となる。緑茶にはビタミン C，カフェイン，タンニン（カテキンはタンニンの一種）が含まれる。コーヒーにはカフェインとタンニンが含まれる。炭酸飲料，清涼飲料水には糖類が多く含まれているため，飲みすぎはエネルギー摂取量の過剰をきたす。

#### ▶▶ 17　調味料および香辛料類

　食生活，献立のバラエティーに合わせ種類が増えており，食生活に変化をもたらし豊かにする有効な手段である。香辛料のなかにはミネラルやビタミンを含むものもあるが，使用量は少なく，栄養素の供給源としては意味がない。防腐効果をもつものもあり，各地で生活の知恵としてさまざまに用いられてきている。

#### ▶▶ 18　調理加工食品

　多種多様の加工食品が豊富に出回るようになり，加工食品の占める割合は今後も高くなると予測される。加工食品には栄養成分を表示する制度が制定され，さまざまな形態の加工食品に栄養成分表示がされている（p.18〜19 参照）。

## ② 食品の成分と栄養価

### ⓐ 食品の成分

　栄養素としてのタンパク質，脂質，糖質，およびビタミン，ミネラルのほかに，水およびその他の成分が含まれる。

**1　食品中のタンパク質**

　食品に含まれるタンパク質の種類はミルクのカゼイン，小麦のグルテン，肉類のミオシン，卵のオボアルブミンなどであり，動物性・植物性いずれの食品にもさまざまなタンパク質が含まれる。その含量や，アミノ酸組成はものにより異なる。一般的には動物性食品のタンパク質含量が高く，植物性食品では低い。アミノ酸組成で動物性タンパク質と植物性タンパク質を比較すると，動物性タンパク質の方が必須アミノ酸含量は高いといえる。

　食品中のタンパク質含量は個々のタンパク質を直接に測定しなくても，総窒素含量を求めてそれを基準に求められる。というのは，一般にタンパク質はその 16％が窒素であるから，窒素量×(100/16)，つまり窒素量×6.25 でタンパク質量が求められる。この 6.25 を窒素タンパク質換算係数といい，多くの食品にあてはまる。個別に詳細な換算係数が求められているものを表 1-3 に示す。アミノ酸分析からも算出できる。

　食品中のタンパク質の質，すなわち栄養価はそれを構成するアミノ酸の組成に依存する。必須アミノ酸の組成に基づくタンパク質の栄養価をアミノ酸スコアという。生体が必要とする必須アミノ酸組成に近いタンパク質ほど，むだなく利用される，つまり栄養価が高いとの評価がでる（第 3 章参照）。

 **2　食品中の脂質**

**脂質；油脂ともいう。油は植物性食品，脂は動物性食品中のあぶらである。**

　食品に含まれる脂質の種類には中性脂肪（トリグリセリド），コレステロールなどがある。脂質とは，水に溶けず有機溶媒に可溶性の化合物の総称である。その成分は主に中性脂肪で，ほかにリン脂質，コレステロール，脂溶性のビタミンや脂溶性の色素も脂質の仲間である。食品の脂質含量には大きな幅があり，肉

表 1-3　窒素-タンパク質換算係数

| 食　　　品　　　名 | 換算係数 |
|---|---|
| 小麦（玄穀），大麦，ライ麦，えんばく | 5.83 |
| 小麦（粉），うどん，マカロニ，スパゲティ | 5.70 |
| 米 | 5.95 |
| 落花生，ブラジルナッツ | 5.46 |
| ごま，すいか，ひまわりその他のナッツ類 | 5.30 |
| アーモンド | 5.18 |
| 大豆，大豆製品 | 5.71 |
| 乳，乳製品，マーガリン | 6.38 |

　食品中にはいろいろなタンパク質が含まれているため，タンパク質含量は通常窒素含量を測定して，窒素の量に一定の係数（一般には 100/16 ＝6.25）を乗じて求める。この係数を窒素タンパク質換算係数という。上記の表以外の食品はすべて係数 6.25 を適用する。

類では部位によって違いがあり，魚介類では季節による違いも大きい。

一般に植物性脂肪は多価不飽和脂肪酸が多く，一方，動物性脂肪には飽和脂肪酸が多く含まれるという差異がみられる。常温で液体の油と固体の脂とがある。これは中性脂肪を構成する脂肪酸組成の違いに基づいており，不飽和脂肪酸の多いものは常温で液状，飽和脂肪酸の多いものは常温で固体状である（第3章 表3-7 参照）。

不飽和脂肪酸が酸化されやすい性質であることから，品質保持，加工，貯蔵に際して酸化防止が重要な課題である。

### ▶▶ 3 食品中の糖質と繊維

食品に含まれる炭水化物は，デンプン，ショ糖，乳糖，麦芽糖，ブドウ糖，果糖，繊維など多様である。これらの炭水化物は，糖質と繊維に大別できる。

まず糖質にはデンプンなどの多糖類，ショ糖，乳糖，麦芽糖などの二糖類と，グルコース（ブドウ糖），フルクトース（果糖），ガラクトース，マンノースなどの単糖類とが含まれる。穀類やいも類など，われわれが主食とする食品はデンプンが多く含まれる。通常の平均的日本の食生活ではエネルギーはデンプンに依存するところが大きく，約50％をデンプンで摂取している。乳糖はミルクに含まれる二糖類である。ショ糖などは加工食品に多く含まれる。

糖以外の炭水化物としては食物繊維と粗繊維があり，いずれも主に植物性食品に含まれる。食物繊維は多くの種類が見つかっている。しかし食物繊維の存在は必ずしも植物に限られるわけではなく，たとえば甲殻類のキチンなども食物繊維の仲間である。食物繊維を多く含む食品の例を表1-4に示す。食物繊維の生理的役割は貴重なもので，第3章の「食物繊維」の項を参照してほしい。一方，粗繊維とは，定義として「酸およびアルカリでも分解されずエーテルにも不溶な有機物」のことであり，主にセルロースがこれにあてはまる。

### ▶▶ 4 微量栄養素

以上のような三大栄養素と食物繊維のほかにも，ビタミン，ミネラルなどの微量栄養素をさまざまな割合で含有する。このような食品成分に関するさまざまな特色を見つけるには，次に述べる食品成分表の活用をすすめたい。

### ▶▶ 5 栄養素以外の成分

そのほか，栄養素とはみなされないが，食物に含まれ，栄養素とともに吸収され，生体内でなんらかの作用をするさまざまな物質が食品中に存在することが知られている（表1-5）。たとえば，とうがらしに含まれている辛み成分であるカプサイシンは脂肪の代謝を亢進する作用が認められている。また，もともと

表 1-4　食物繊維を多く含む食品

| 食品名 | 100 g 中 食物繊維量（g） | 1 回使用量 | |
|---|---|---|---|
| | | 量（g） | 含有量（g） |
| 干しそば（乾） | 3.7 | 80 | 3.0 |
| ライ麦パン | 5.6 | 50 | 2.8 |
| しらたき | 2.9 | 60 | 1.7 |
| さつまいも | 2.3 | 70 | 1.6 |
| あずき（乾） | 17.8 | 20 | 3.6 |
| おから（新製法） | 11.5 | 30 | 3.5 |
| 糸引き納豆 | 6.7 | 40 | 2.7 |
| アーモンド（乾） | 10.4 | 20 | 2.1 |
| モロヘイヤ | 5.9 | 60 | 3.5 |
| ブロッコリー | 4.4 | 60 | 2.6 |
| オクラ | 5.0 | 30 | 1.5 |
| スイートコーン | 3.0 | 100 | 3.0 |
| ごぼう | 5.7 | 50 | 2.9 |
| 切り干し大根 | 21.3 | 10 | 2.1 |
| かんぴょう（乾） | 30.1 | 5 | 1.5 |
| 干しがき | 14.0 | 40 | 5.6 |
| 乾ししいたけ（乾） | 41.0 | 3 | 1.2 |
| きくらげ（乾） | 57.4 | 2 | 1.1 |
| まこんぶ（素干し） | 27.1 | 10 | 2.7 |
| ほしひじき | 51.8 | 5 | 2.6 |

表 1-5　食品に含まれる特殊成分

| 特　殊　成　分 | | 食　　　品 |
|---|---|---|
| 呈 色 成 分 | クロロフィル | 緑～黄緑色の植物 |
| | カロテノイド | 黄～赤色の植物 |
| | アントシアン | 赤～青色でイチゴ，シソ，ナス |
| | ミオグロビン | 赤色で畜肉，魚肉 |
| 呈 味 成 分 | カプサイシン | とうがらし |
| | ピペリン | こしょう |
| | ジアリルジスルフィド | にんにく |
| | イソチアシネート | だいこん |
| （うま味） | L-グルタミン酸ナトリウム | こんぶ |
| （ 〃 ） | 5′-イノシン酸ナトリウム | かつおぶし，肉 |
| （ 〃 ） | 5′-グアニル酸ナトリウム | しいたけ |
| （にが味） | カフェイン | コーヒー |
| 香 気 成 分 | ヌートカトン | グレープフルーツ |
| | バニリン | バニラ |
| その他の成分 | トリプシンインヒビター | 生大豆 |
| | レクチン（PHA） | 〃 |
| | シュウ酸 | ホウレン草 |
| （有毒） | ソラニン | ジャガイモの芽 |
| （ 〃 ） | テトロドトキシン | ふぐ |

食品に含まれている呈味成分（カプサイシン，スルフィド類など）や機能性成分（カロテノイドなど）ばかりでなく，食品の加工中に出現したり環境から混入し生体に影響を及ぼす成分（生体異物ゼノバイオティクス）もある。DDT や PCB や人工着色料などの化学物質を摂取することによりビタミンの必要量が増したり，コレステロールの代謝が影響を受けることが報告されている。

---

 ▶アルカリ性食品と酸性食品

コラム

　食品をアルカリ性食品と酸性食品という分け方をすることがある。これはその食品そのものが示すpHで決められるのではなく，含まれるミネラルの種類と量によってどちらかに分類される。ミネラル類は分解されずに体内に残るためである。つまり，食品を完全に燃やした後に残る灰分（ミネラル類）を水に溶かして，それがアルカリ性のものがアルカリ性食品であり，酸性のものが酸性食品である。
　①酸性を示すミネラルには，塩素，リン，硫黄，②アルカリ性を示すミネラルには，カルシウム，マグネシウム，鉄，カリウム，ナトリウムがある。
　穀類，肉類，魚類は酸性食品であり，野菜，果物，いも類，海藻類などはアルカリ性食品である。

---

## ⓑ 食品中のエネルギー

　日本食品標準成分表に掲載されている食品のエネルギー値は，主なものについては日本独自の食品別エネルギー換算係数（表1-6）を用いて算出されている。これは日本人の消化吸収率を求め，日本人の生理的燃焼価によって算出された値である。この値に基づいた精白米100 g 当たりのエネルギー値の計算を表1-7に示す。これが成分表の精白米のエネルギー値の欄に記載されている値である。

＊　きのこ類，藻類など食物繊維（DF）はエネルギー源としてほとんど期待されなかったが，最新の五訂成分表ではアトウォーターの係数を用いて算出したものの1/2の値が暫定値として掲載されている。

| ●アトウォーターの係数 | | |
|---|---|---|
| 糖質　4 | 脂質　9 | タンパク質　4 |
| kcal/g | kcal/g | kcal/g |

＊　経静脈栄養剤は，消化吸収を受けず直接に体循環に入るため，上記のような一定の消化率が組み込まれた換算係数をそのまま当てはめることはで

表 1-6　食品別のエネルギー換算係数

(kcal/g)

| 食　品　群 | | タンパク質 | 脂　　質 | 糖　質 |
|---|---|---|---|---|
| 穀　　類 | 玄　米 | 3.47 | 8.37 | 4.12 |
| | 半つき米 | 3.78 | 8.37 | 4.16 |
| | 七分づき米 | 3.87 | 8.37 | 4.20 |
| | 精白米 | 3.96 | 8.37 | 4.20 |
| | 小麦粉 | 4.32 | 8.37 | 4.20 |
| | そば粉 | 3.83 | 8.37 | 4.16 |
| 油　脂　類 | 植物油 | — | 9.21 | — |
| | 牛脂・豚脂 | 4.22 | 9.41 | — |
| | マーガリン | 4.22 | 9.21 | 3.87 |
| 豆　　類 | 大豆（煮）・なっとう | 4.00 | 8.46 | 4.07 |
| | 豆腐・油揚げ・ゆば | 4.18 | 9.02 | 4.07 |
| | きなこ | 3.43 | 8.09 | 4.07 |
| 魚 介 肉 類 | 肉・魚 | 4.22 | 9.41 | 4.11 |
| 乳　　類 | 牛乳・乳製品 | 4.22 | 9.16 | 3.87 |
| 卵　　類 | 鶏　卵 | 4.32 | 9.41 | 3.68 |
| 野　菜　類 | 未成熟豆類 | 4.00 | 8.46 | 4.07 |

※日本人の利用エネルギー測定結果に基づいたもの。

表 1-7　精白米 100 g のエネルギー値（計算例）

| | 含有量 | × | 換算係数 | = | エネルギー |
|---|---|---|---|---|---|
| 糖　　質 | 75.8 g | × | 4.20 kcal/g | = | 318 kcal |
| 脂　　質 | 1.3 g | × | 8.37 kcal/g | = | 11 kcal |
| タンパク質 | 6.8 g | × | 3.96 kcal/g | = | 27 kcal |
| | | | | 計 | 356 kcal/100 g |

　きない。経静脈栄養剤に含まれる栄養素のエネルギー換算係数については，脂質が 9.0〜9.5 kcal/g，アミノ酸が 4.0 kcal/g，グルコースが 3.75 kcal/g という値が報告されている。

##  食品成分表

### ▶▶　1　成分表の編纂

　われわれが日常接する主な食品の栄養成分は，日本食品標準成分表（食品成分表）に記載されている。1951（昭和 26）年にその原型ができた。その後，食生活の多様化を反映し，収録する品目を増し，分析項目も関心の高い食物繊維やコレステロールを加えるなど，内容の改訂が漸次重ねられてきた。2000 年度までの「四訂日本食品標準成分表」が，2005 年に「五訂増補日本食品標準成分表（科学技術庁資源調査会編）」になり，2010 年に「日本食品標準成分表 2010」（1,878 品目掲載），2015 年「日本食品標準成分表 2015 年版（七訂）」となり，掲載品目は 2,000 を超え，追補 2018 で 2,200 を超えた。

注）ナトリウムから食塩量の計算式
　ナトリウム量×(23+35.5)/23＝ナトリウム量×2.54

掲載の内容は可食部100 g当たりのエネルギー，一般成分（水分，炭水化物，タンパク質，脂質，灰分），ミネラル（ナトリウム，カリウム，カルシウム，マグネシウム，リン，鉄，亜鉛，銅，マンガン，ヨウ素，セレン，クロム，モリブデン），ビタミン類（ビタミンA，ビタミンD，ビタミンE，ビタミンK，ビタミンB$_1$，ビタミンB$_2$，ナイアシン，ビタミンB$_6$，ビタミンB$_{12}$，葉酸，パントテン酸，ビオチン，ビタミンC）の含有量である。脂肪酸，コレステロール，食物繊維，食塩相当量も掲載されている。可食部とは食品全体から皮や骨など廃棄してしまう部分を除いた，実際に食べる部分のことである。廃棄率とは材料の食品のうち食べずに廃棄してしまう部分の重量のパーセントである。魚類では40％近く（30～60％）にもなる（表1-8）。切り身（刺身）ではもちろん0％である。

注）1/12を乗じた根拠：βカロテンの吸収率を1/6，βカロテンからレチノールへの転換効率を50％と見積もり，それらから1/12とした。
注）レチノール活性当量の計算式は第6章 表6-11を参照。

　なお，ビタミンAとEについては収載成分項目が表1-9に示すように2005年版以降変更された。食事摂取基準2010年版からはレチノール当量（$\mu$g）を指標として用い，レチノールとβカロテン当量に1/12を乗じたものの合計として算出された（2015年版でレチノール活性当量［$\mu$gRAE］に名称変更）。

　実際の成分表から，いくつか例を抜き出してみた（表1-10）。なお食品の成分値は，品種，生産環境，加工方法等の相違により変動があるのが一般的である。季節による成分の変動も，たとえばホウレンソウに含まれるビタミンC量やカ

表1-8　廃棄率

| 食品の例 | 廃棄率（％） | 用意した食品（g） | 可食部（g） |
|---|---|---|---|
| パ　ン | 0 | 100 | 100 |
| ゆで卵 | 0 | 100 | 100 |
| 魚介類 | 約40 | 167 | 100 |
| いも類 | 10～20 | 111～125 | 100 |

表1-9　ビタミンAとビタミンEの収載について

| | 五訂成分表（初版） | 2010年版食品成分表 | 備　考 |
|---|---|---|---|
| ビタミンA | レチノール<br>β-カロテン当量<br>（カロテンと記載）<br>レチノール当量 | レチノール<br>α-カロテン<br>β-カロテン<br>β-クリプトキサンチン<br>β-カロテン当量<br>レチノール活性当量 | 食事摂取基準では，レチノール活性当量を指標として用いている。 |
| ビタミンE | α-トコフェロール当量 | α-トコフェロール<br>β-トコフェロール<br>γ-トコフェロール<br>δ-トコフェロール | 食事摂取基準では，α-トコフェロール当量を指標として用いている。 |

表1-10　食品成分表

| 食品群 | 食品番号 | 食品名 | 廃棄率 % | エネルギー kcal | エネルギー kJ | 水分 % | たんぱく質 | アミノ酸組成によるたんぱく質 | 脂質 | トリアシルグリセロール当量 | 脂肪酸 飽和 | 脂肪酸 一価不飽和 | 脂肪酸 多価不飽和 | コレステロール mg | 炭水化物 | 利用可能炭水化物（単糖当量） | 食物繊維 水溶性 | 食物繊維 不溶性 | 食物繊維 総量 | 灰分 | ナトリウム mg | カリウム mg | カルシウム mg |
|---|---|---|---|---|---|---|---|---|---|---|---|---|---|---|---|---|---|---|---|---|---|---|---|
| 1 | 01080 | 玄米 | 0 | 353 | 1,476 | 14.9 | 6.8 | 5.9 | 2.7 | 2.5 | 0.62 | 0.83 | 0.90 | (0) | 74.3 | 78.4 | 0.7 | 2.3 | 3.0 | 1.2 | 1 | 230 | 9 |
| | 01083 | 精白米 | 0 | 358 | 1,498 | 14.9 | 6.1 | 5.2 | 0.9 | 0.8 | 0.29 | 0.21 | 0.31 | (0) | 77.6 | 83.1 | Tr | 0.5 | 0.5 | 0.4 | 1 | 89 | 5 |
| | 01088 | 精白米飯 | 0 | 168 | 703 | 60.0 | 2.5 | 2.0 | 0.3 | (0.3) | (0.10) | (0.07) | (0.10) | (0) | 37.1 | 38.1 | 0 | 0.3 | 0.3 | 0.1 | 1 | 29 | 3 |
| | 01097 | 精白米五分粥 | 0 | 36 | 151 | 91.5 | 0.5 | (0.4) | 0.1 | (0.1) | (0.03) | (0.02) | (0.03) | (0) | 7.9 | (8.1) | 0 | 0.1 | 0.1 | 0 | Tr | 6 | 1 |
| | 01026 | 食パン | 0 | 264 | 1,105 | 38.0 | 9.3 | 7.5 | 4.4 | (4.1) | (1.90) | (1.15) | (0.87) | (0) | 46.7 | 49.1 | 0.4 | 1.9 | 2.3 | 1.6 | 500 | 97 | 29 |
| | 01042 | うどん・ゆで | 0 | 126 | 527 | 70.0 | 3.1 | (2.9) | 0.5 | (0.4) | (0.11) | (0.04) | (0.25) | (0) | 25.8 | (25.7) | 0.3 | 0.4 | 0.7 | 0.6 | 210 | 14 | 7 |
| | 01128 | そば・ゆで | 0 | 132 | 552 | 68.0 | 4.8 | (3.9) | 1.0 | (0.9) | (0.21) | (0.22) | (0.42) | (0) | 26.0 | (27.0) | 0.5 | 1.5 | 2.0 | 0.2 | 2 | 34 | 9 |
| 11 | 11008 | 牛肉かたロース（脂身つき） | 0 | 411 | 1,720 | 47.9 | 13.8 | (11.8) | 37.4 | (35.0) | (12.19) | (20.16) | (1.06) | 89 | 0.2 | — | (0) | (0) | (0) | 0.7 | 42 | 210 | 3 |
| | 11010 | 牛肉かたロース（赤身） | 0 | 316 | 1,322 | 56.4 | 16.5 | (13.9) | 26.1 | 24.4 | 8.28 | 14.17 | 0.83 | 84 | 0.2 | — | (0) | (0) | (0) | 0.8 | 49 | 240 | 3 |
| | 11123 | 豚ロース（脂身つき） | 0 | 263 | 1,100 | 60.4 | 19.3 | 16.8 | 19.2 | 18.5 | 7.84 | 7.68 | 2.21 | 61 | 0.2 | — | (0) | (0) | (0) | 0.9 | 42 | 310 | 4 |
| | 11127 | 豚ロース（赤身） | 0 | 150 | 628 | 70.3 | 22.7 | 19.3 | 5.6 | 5.1 | 2.07 | 2.35 | 0.48 | 61 | 0.3 | — | (0) | (0) | (0) | 1.1 | 48 | 360 | 5 |
| | 11176 | ロースハム | 0 | 196 | 820 | 65.0 | 16.5 | (13.6) | 13.9 | 12.6 | 4.99 | 5.67 | 1.38 | 40 | 1.3 | — | (0) | (0) | (0) | 3.3 | 1,000 | 260 | 10 |
| 13 | 13003 | 普通牛乳 | 0 | 67 | 280 | 87.4 | 3.3 | 2.9 | 3.8 | 3.5 | 2.33 | 0.87 | 0.12 | 12 | 4.8 | 4.7 | (0) | (0) | (0) | 0.7 | 41 | 150 | 110 |
| 12 | 12004 | 鶏卵（全卵） | 15 | 151 | 632 | 76.1 | 12.3 | 10.6 | 10.3 | (8.6) | (2.84) | (3.69) | (1.66) | 420 | 0.3 | 0.3 | (0) | (0) | (0) | 1.0 | 140 | 130 | 51 |
| 10 | 10003 | まあじ（皮つき） | 55 | 126 | 527 | 75.1 | 19.7 | 16.4 | 4.5 | 3.5 | 1.10 | 1.05 | 1.22 | 68 | 0.1 | — | (0) | (0) | (0) | 1.3 | 130 | 360 | 66 |
| | 10523 | くろまぐろ（赤身） | 0 | 125 | 523 | 70.4 | 26.4 | 21.8 | 1.4 | 0.8 | 0.25 | 0.29 | 0.19 | 50 | 0.1 | — | (0) | (0) | (0) | 1.7 | 49 | 380 | 5 |
| 6 | 06267 | ほうれんそう・生 | 10 | 20 | 84 | 92.4 | 2.2 | 1.6 | 0.4 | 0.2 | 0.04 | 0.02 | 0.17 | 0 | 3.1 | 0.3 | 0.7 | 2.1 | 2.8 | 1.7 | 16 | 690 | 49 |
| | 06268 | ほうれんそう・ゆで | 5 | 25 | 105 | 91.5 | 2.6 | 2.0 | 0.5 | (0.3) | (0.05) | (0.02) | (0.21) | 0 | 4.0 | 0.4 | 0.6 | 3.0 | 3.6 | 1.2 | 10 | 490 | 69 |
| | 06212 | にんじん | 3 | 39 | 164 | 89.1 | 0.7 | 0.5 | 0.2 | 0.1 | 0.02 | Tr | 0.06 | (0) | 9.3 | 5.9 | 0.7 | 2.1 | 2.8 | 0.8 | 28 | 300 | 28 |
| | 06245 | 青ピーマン | 15 | 22 | 92 | 93.4 | 0.9 | 0.7 | 0.2 | 0.1 | 0.02 | Tr | 0.05 | 0 | 5.1 | 2.3 | 0.6 | 1.7 | 2.3 | 0.4 | 1 | 190 | 11 |
| 8 | 08039 | 生しいたけ | 20 | 19 | 79 | 90.3 | 3.0 | 1.9 | 0.3 | 0.2 | 0.04 | 0.01 | 0.15 | (0) | 5.7 | 0.6 | 0.4 | 3.8 | 4.2 | 0.6 | 1 | 280 | 1 |
| | 08013 | 乾しいたけ | 20 | 182 | 761 | 9.7 | 19.3 | 12.5 | 3.7 | (2.2) | (0.44) | (0.07) | (1.61) | 0 | 63.4 | 11.8 | 3.0 | 38.0 | 41.0 | 3.9 | 6 | 2,100 | 10 |
| 2 | 02004 | 板こんにゃく | 0 | 7 | 29 | 96.2 | 0.1 | — | 0.1 | — | — | — | — | (0) | 3.3 | — | Tr | 3.0 | 3.0 | 0.3 | 2 | 44 | 68 |
| 7 | 07148 | りんご | 15 | 57 | 240 | 84.1 | 0.1 | 0.1 | 0.2 | Tr | 0.01 | Tr | 0.03 | (0) | 15.5 | 12.4 | 0.4 | 1.0 | 1.4 | 0.2 | Tr | 120 | 3 |
| | 07041 | オレンジ | 40 | 39 | 163 | 88.7 | 1.0 | (0.7) | 0.1 | (0.1) | (0.01) | (0.02) | (0.02) | 0 | 9.8 | (7.1) | 0.3 | 0.5 | 0.8 | 0.4 | 1 | 140 | 21 |
| 15 | 15075 | ショートケーキ | 0 | 327 | 1,367 | 35.0 | 7.1 | (6.3) | 13.8 | (12.5) | (5.26) | (5.72) | (0.96) | 140 | 43.6 | (44.0) | 0.3 | 0.3 | 0.6 | 0.5 | 79 | 91 | 32 |

食品群　1：穀類，2：いも及びでん粉類，6：野菜類，7：果実類，8：きのこ類，10：魚介類，11：肉類，12：卵類，13：乳類，15：菓子類

（日本食品標準成分表2015年版（七訂）より抜粋）

ツオの脂質含量で認められる。成分表では，年間を通じて普通に摂取する場合の全国的な平均値という概念のもとに決定された標準成分値が掲載されている。

▶▶　**2　成分表の数値**

成分表に掲載されている数値は次のような原理に基づいた値である。

●水分：乾燥による減少量を測定した。

可食部100g当たり

| マグネシウム | リン | 鉄 | 亜鉛 | 銅 | マンガン | ヨウ素 | セレン | クロム | モリブデン | レチノール | カロテンα | カロテンβ | β-クリプトキサンチン | β-カロテン当量 | レチノール活性当量 | D | トコフェロールα | トコフェロールβ | トコフェロールγ | トコフェロールδ | K | B1 | B2 | ナイアシン | B6 | B12 | 葉酸 | パントテン酸 | ビオチン | C | 食塩相当量 |
|---|---|---|---|---|---|---|---|---|---|---|---|---|---|---|---|---|---|---|---|---|---|---|---|---|---|---|---|---|---|---|---|
| mg | mg | mg | mg | mg | mg | μg | μg | μg | μg | μg | μg | μg | μg | μg | μg | μg | mg | mg | mg | mg | μg | mg | mg | mg | mg | μg | μg | mg | μg | mg | g |
| 10 | 290 | 2.1 | 1.8 | 0.27 | 2.06 | Tr | 3 | 0 | 64 | (0) | 0 | 1 | 0 | 1 | Tr | (0) | 1.2 | 0.1 | 0.1 | 0 | (0) | 0.41 | 0.04 | 6.3 | 0.45 | (0) | 27 | 1.37 | 6.0 | (0) | 0 |
| 23 | 95 | 0.8 | 1.4 | 0.22 | 0.81 | 0 | 2 | 0 | 69 | (0) | 0 | 0 | 0 | 0 | 0 | (0) | 0.1 | Tr | 0 | 0 | 0 | 0.08 | 0.02 | 1.2 | 0.12 | (0) | 12 | 0.66 | 1.4 | (0) | 0 |
| 7 | 34 | 0.1 | 0.6 | 0.10 | 0.35 | 0 | 1 | 0 | 30 | (0) | 0 | 0 | 0 | 0 | 0 | (0) | Tr | Tr | 0 | 0 | 0 | 0.02 | 0.01 | 0.2 | 0.02 | (0) | 3 | 0.25 | 0.5 | (0) | 0 |
| 1 | 7 | Tr | 0.1 | 0.02 | 0.08 | 0 | Tr | 0 | 7 | (0) | 0 | 0 | 0 | 0 | 0 | (0) | Tr | 0 | 0 | 0 | 0 | Tr | Tr | Tr | Tr | (0) | 1 | 0.05 | 0.1 | (0) | 0 |
| 20 | 83 | 0.6 | 0.6 | 0.11 | 0.24 | 1 | 24 | 1 | 18 | (0) | 0 | 2 | 0 | 2 | Tr | (0) | 0.5 | 0.1 | 0.7 | 0 | Tr | 0.07 | 0.04 | 1.2 | 0.03 | (Tr) | 32 | 0.47 | 2.4 | (0) | 1.3 |
| 4 | 24 | 0.2 | 0.1 | 0.04 | 0.14 | — | — | — | — | (0) | 0 | 0 | 0 | 0 | 0 | (0) | 0.1 | 0.1 | 0 | 0 | 0 | 0.02 | 0.01 | 0.2 | 0.01 | (0) | 2 | 0.14 | — | (0) | 0.5 |
| 27 | 80 | 0.8 | 0.4 | 0.10 | 0.38 | Tr | 12 | 2 | 11 | (0) | — | — | — | (0) | (0) | — | 0.1 | Tr | 0.8 | Tr | — | 0.05 | 0.02 | 0.5 | 0.04 | (0) | 8 | 0.33 | 2.7 | (0) | — |
| 14 | 120 | 0.7 | 4.6 | 0.06 | 0.01 | — | — | — |  | 3 | — | — | — | 1 | 3 | 0 | 0.5 | 0 | Tr | 0 | 8 | 0.06 | 0.17 | 3.2 | 0.18 | 1.1 | 6 | 0.90 |  | 1 | 0.1 |
| 16 | 140 | 24 | 5.6 | 0.07 | 0.01 | — | — | — |  | 3 | — | — | — | Tr | 3 | 0 | 0.4 | 0 | Tr | 0 | 7 | 0.07 | 0.21 | 3.8 | 0.21 | 1.2 | 7 | 1.07 |  | 1 | 0.1 |
| 22 | 180 | 0.3 | 1.6 | 0.05 | 0.01 | 1 | 21 | 3 | Tr | 6 | — | — | — | 0 | 6 | 0 | 0.1 | 0.3 | Tr | 0 | 3 | 0.69 | 0.15 | 7.3 | 0.32 | 0.3 | 1 | 0.98 | 3.7 | 1 | 0.1 |
| 26 | 210 | 0.7 | 1.9 | 0.06 | 0.01 | 1 | 25 | 3 | 1 | 4 | — | — | — | Tr | 4 | 0 | 0.1 | 0.3 | Tr | 0 | 2 | 0.80 | 0.18 | 8.6 | 0.38 | 0.3 | 1 | 1.11 | 3.0 | 1 | 0.1 |
| 19 | 340 | 0.5 | 1.1 | 0.07 |  | — | — | — | Tr | — | — | — |  | (0) | (Tr) | 0.6 | 0.3 | 0 | 0 |  | 3 | 0.06 | 0.12 | 6.6 | 0.23 | 0.4 | 2 | 0.57 |  | 50 | 2.5 |
| 10 | 93 | 0.02 | 0.4 | 0.01 | Tr | 16 | 3 | 0 | 4 | 38 | 0 | 6 | 0 | 6 | 38 | 0.3 | 0.1 | 0 | 0 | 0 | 2 | 0.04 | 0.15 | 0.1 | 0.03 | 0.3 | 5 | 0.55 | 1.8 | 1 | 0.1 |
| 11 | 180 | 1.8 | 1.3 | 0.08 | 0.02 | 17 | 32 | 0 | 5 | 140 | 0 | 3 | 28 | 17 | 150 | 1.8 | 1.0 | Tr | 0.6 | Tr | 13 | 0.06 | 0.43 | 0.1 | 0.08 | 0.9 | 43 | 1.45 | 25.4 | 0 | 0.4 |
| 34 | 230 | 0.6 | 1.1 | 0.07 | 0.01 | 20 | 46 | 1 | 0 | 7 | 0 | 0 | 0 | 0 | 7 | 8.9 | 0.6 | 0 | 0 | 0 | Tr | 0.13 | 0.13 | 5.5 | 0.30 | 7.1 | 5 | 0.41 | 3.3 | Tr | 0.3 |
| 15 | 270 | 1.1 | 0.4 | 0.04 | 0.01 | 14 | 110 | 0 | 0 | 83 | 0 | 0 | 0 | 0 | 83 | 5.0 | 0.8 | 0 | Tr | 0 | Tr | 0.10 | 0.05 | 14.2 | 0.85 | 1.3 | 8 | 0.41 | 1.9 | 2 | 0.1 |
| 69 | 47 | 2.0 | 0.7 | 0.11 | 0.32 | 3 | 3 | 2 | 5 | (0) | 0 | 4,200 | 34 | 4,200 | 350 | (0) | 2.1 | 0 | 0.2 | 0 | 270 | 0.11 | 0.20 | 0.6 | 0.14 | (0) | 210 | 0.20 | 2.9 | 35 | 0 |
| 40 | 43 | 0.9 | 0.7 | 0.11 | 0.33 | 1 | 3 | 1 | 4 | (0) | 0 | 5,400 | 45 | 5,400 | 450 | (0) | 2.6 | 0.2 | 0.3 | 0 | 320 | 0.15 | 0.11 | 0.3 | 0.08 | (0) | 110 | 0.13 | 3.2 | 19 | 0 |
| 10 | 26 | 0.2 | 0.2 | 0.05 | 0.12 | Tr | 0 | 1 | 3 | (0) | 3,300 | 6,900 | 0 | 8,600 | 720 | (0) | 0.4 | 0 | Tr | 0 | 17 | 0.07 | 0.06 | 0.8 | 0.10 | (0) | 21 | 0.37 | — | 6 | 0.1 |
| 11 | 22 | 0.4 | 0.2 | 0.06 | 0.10 | Tr | 0 | 1 | 3 | (0) | 6 | 400 | 3 | 400 | 33 | (0) | 0.8 | 0 | 0 | 0 | 20 | 0.03 | 0.03 | 0.6 | 0.19 | (0) | 26 | 0.30 | 1.6 | 76 | 0 |
| 15 | 87 | 0.3 | 1.0 | 0.09 | 0.22 | 0 | 6 | 1 | 4 | (0) | (0) | (0) | (0) | (0) | (0) | 0.4 | (0) | (0) | (0) | (0) | (0) | 0.13 | 0.13 | 3.1 | 0.21 | (0) | 44 | 1.05 | 7.3 | 0 | 0 |
| 0 | 310 | 1.7 | 2.3 | 0.50 | 0.87 | 4 | 5 | 3 | 0 | (0) | 0 | 0 | 0 | 0 | 0 | 12.7 | 0 | 0 | 0 | 0 | 0 | 0.50 | 1.40 | 16.8 | 0.45 | (0) | 240 | 7.93 | 36.6 | 0 | 0 |
| 5 | 7 | 0.6 | 0.04 | 0.05 |  | 93 | 0 | 1 | 0 | (0) | 0 | 0 | 0 | 0 | 0 | 0 | Tr | 0 | 0 | 0 | 0 | Tr | 0.02 | 0 | 0 | Tr | 2 | 0 | 0.1 | 0 | 0 |
| 3 | 12 | 0.1 | Tr | 0.05 | 0.02 | 0 | 0 | 1 | 0 | (0) | 0 | 12 | 7 | 15 | 1 | 0 | 0 |  |  |  | Tr | 0.02 | Tr | 0.1 | 0.04 | 0 | 2 | 0.03 | 0.5 | 4 | 0 |
| 1 | 24 | 0.3 | 0.2 | 0.06 | 0.05 | 0 | 0 | 1 | 0 | (0) | 14 | 50 | 130 | 120 | 10 | 0 | 0.3 | 0 | 0 | 0 | 0 | 0.3 | 0.02 | 0.07 | 0 |  | 32 | 0.36 | 0.9 | 40 | 0 |
| 7 | 110 | 0.7 | 0.5 | 0.06 | — | 7 | 11 | 4 | 5 | 81 | — | — | — | 25 | 82 | 0.2 | 0.3 | 0 | 0.2 | 0 | 2 | 0.02 | 0.11 | 0.2 | 0.02 | 0.1 | 7 | 0.63 | 8.6 | 0 | 0.2 |

注）FAO：国際連合食糧農業機関，WHO：世界保健機関

注）差し引きの炭水化物：100gから（水分＋タンパク質＋脂質＋灰分）のg数を差し引いた値

●エネルギー：主な食品については日本の食品のエネルギー換算係数（表1-6参照）を用い，その換算係数のないものはFAO/WHOの係数または糖質，脂質，タンパク質の1g当たりのエネルギーがそれぞれ4，9，4kcalというアトウォーターの係数を用いて求めた。

●炭水化物：炭水化物は，国際的には利用可能炭水化物と食物繊維とを直接

分析することが推奨されているが，まだ多くは「差し引きの炭水化物」が記載されている。食物繊維はプロスキー変法で測定された。成分表には水溶性食物繊維と不溶性食物繊維および総量とが記載されている。

注）平均してタンパク質の窒素含量が16％である，100/16＝6.25

●タンパク質：食品中の全窒素を求め，それに窒素タンパク質換算係数を乗じて求められてきた。2015年版からは従来の値と，アミノ酸組成から計算したタンパク質も併せて記載されている。

●脂質：一定の条件においてエーテル，クロロホルムなどで抽出した有機溶媒可溶性のものである。

●灰分：550℃で有機物と水を除いた後に残された物質である。

●ミネラル類・ビタミン類：化学的定量法で測定された値である。

## ③ 食品の機能・安全性と食品表示

### ⓐ 安全性と機能性

 **1　安全性**

食品の変質は，微生物による汚染とその増殖，有害・有毒物質の混入，食品成分の物理的・化学的変化などで起こる。食品を利用するにあたっては，これらを防止し，衛生的な状態で食品を保存しなければならない。食材料および食品の生産，流通，製造，調理の各段階における衛生的な取り扱いに，また食品添加物や残留農薬にも基準が設けられ，食品衛生法（食品安全の確保）および関連のJAS法（品質の保証）や健康増進法（国民の健康）にまたがって規制されている。

 **2　食品表示法**

もともと食品にまつわる法律は「食品衛生法」，「JAS法」，「健康増進法」という3つの法律で規定されてきた。

・食品衛生法…食の安全の確保（添加物，アレルギー）などに関する法

・JAS法…品質（原材料，原産地，内容量）などに関する法

注）食品表示法：食品表示法で，2015年4月より施行された（消費者庁）。食品表示における栄養成分表示が2020年4月から義務化となる。

・健康増進法…栄養表示などに関する法

それらの内容を，消費者がよりわかりやすい表示になることを目指して食品表示法が作られた。衛生管理と危害発生の防止，品質に関する適正な表示，そして国民の食品選択機会の確保と健康の増進，を目的としている。

<table>
<tr><td colspan="2" align="center">① 牛乳</td><td colspan="2" align="center">② ナチュラルチーズ</td></tr>
<tr><td colspan="2">栄養成分表示<br>1本（200mL）当たり</td><td colspan="2">栄養成分表示<br>アルミ包装1個当たり</td></tr>
<tr><td>熱量</td><td>139kcal</td><td>エネルギー</td><td>52kcal</td></tr>
<tr><td>たんぱく質</td><td>6.8g</td><td>たんぱく質</td><td>3.1g</td></tr>
<tr><td>脂質</td><td>8.0g</td><td>脂質</td><td>4.4g</td></tr>
<tr><td></td><td></td><td>　飽和脂肪酸</td><td>2.7g</td></tr>
<tr><td>炭水化物</td><td>10.0g</td><td>炭水化物</td><td>0.1g</td></tr>
<tr><td>食塩相当量</td><td>0.2g</td><td>　糖質</td><td>0.1g</td></tr>
<tr><td>カルシウム</td><td>227mg</td><td>　食物繊維</td><td>0.0g</td></tr>
<tr><td colspan="2">食塩相当量の計算式）<br>ナトリウム(mg)×2.54÷1000≒<br>食塩相当量(g)</td><td>食塩相当量</td><td>0.21g</td></tr>
<tr><td colspan="2"></td><td>カルシウム</td><td>70mg</td></tr>
</table>

図 1-2　加工食品の栄養成分表示の例

健康への効果を事業者の責任で表示できる機能性表示制度も創設され，アレルギー（アレルゲン）表示も改訂された。

## ⓑ 食品表示

###  1　製造表示

食品表示法による製造表示の基準についての要点は下記のような事項である。なお，このような表示制度の詳細は，必要に応じて変更される可能性があることも知っておく必要がある。

・加工食品への栄養成分表示の義務化

・表示ルールの厳格化・食物アレルギー表示の改善・製造所固有記号の厳格化

・原材料と添加物を明確に区分する。

・国内で製造される加工食品は，一番重い原材料の原産地（国）を表示することが義務

・重いものから順の表示とする。

・遺伝子組み換え食品のルールとしては，不検出のみ「遺伝子組み換えでない」と表示できる。

###  2　栄養成分表示

栄養成分表示の例を見てみよう（図1-2）。1本当たりあるいは1個当たりの，エネルギー量（kcal），タンパク質量（g），脂質（g），炭水化物（g），ナトリウム（g）が表示されている。2020年4月からは食品表示における栄養表示が義務づけられ，ナトリウムについては塩分相当量表示も義務となった。飽和脂肪酸

と食物繊維は表示推奨項目である。

　エネルギー含量や成分含量で,「ゼロ」と表示してよい基準は, 食品 100 g ま
たは 100 mL 当たりの含有量が熱量 5 kcal 未満, 脂質 0.5 g 未満, 糖類 0.5 g 未
満, ナトリウム 5 mg 未満, である。「全く含まれていない」という意味ではない
点に注意が要る。

 **3　機能性表示**

　機能性表示食品は, 消費者庁に届け出た安全性や機能性に関する表示を事業
者の責任で表示したもの。特定保健用食品 (後述) とは異なる。

　栄養機能食品は, 科学的根拠が確認された栄養成分を一定の基準量含むので
あれば特別な届け出は必要でなく, 国の定めた表現を用いた当該栄養成分の表
示ができる。

 **4　アレルギー表示**

　食品表示法では, アレルギー表示義務があるものと, 表示が推奨されている
ものとがそれぞれ定められている。「表示の義務があるもの」としてえびとかに
が 2008 (平成 20) 年より規定され, くるみが 2023 (令和 5) 年に表示推奨から
義務に変更となり 8 品目となった。「表示推奨品目」は, 2013 (平成 25) 年にゴ
マとカシューナッツが追加され, 2019 (令和元) 年にアーモンドが追加され 20
品目である。

注) 特定原材料は当初は
5 品目であった。

注)「アレルギー表示」と
呼ばれるが, 正確には「ア
レルゲン表示」といえる。
アレルゲン：アレルギー
反応を起こす物質, アレ
ルギー原因物質 (抗原) の
こと。

> **●表示義務：特定原材料　8 品目**
> 卵, 小麦, 牛乳, そば, 落花生 (ピーナッツ), えび, かに, くるみ

> **●表示推奨：特定原材料に準ずる　20 品目**
> あわび, いか, いくら, さけ, さば, オレンジ, カシューナッツ, キウイフルーツ,
> もも, りんご, ごま, 大豆, まつたけ, やまいも, 牛肉, 鶏肉, 豚肉, バナナ, ゼラチ
> ン, アーモンド

---

**コラム　▶ゲノム編集食品の表示の義務化は困難**

　「ゲノム編集」の方法を使った食品についてその旨の表示は, 表示違反を判別で
きない。なぜならば用いたツールの痕跡はもともと検出不可能なため, という理由
で表示の義務化は見送られた。なお届け出は任意である。(2019 年 10 月時点)
　一方,「遺伝子組み換え食品」は検出が可能であり, 表示が義務化されている。

---

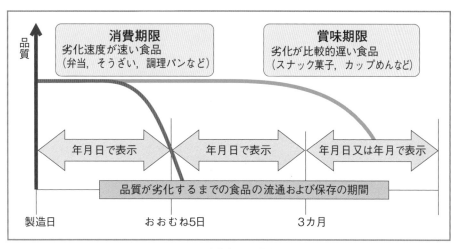

図1-3　消費期限と賞味期限

▶▶　**5**　賞味期限・消費期限表示

　賞味期限とはおいしく食べられる目安の期間である（図1-3）。賞味期限を過ぎると食べてはいけない，というわけではない。未開封かつ決められた条件（たとえば冷暗所保存など）で保存した場合には賞味期限を過ぎてから食べても問題ないと理解してもかまわない。

　一方，消費期限は，傷みが速い総菜類などに適用され，指定された（比較的短い）期限内に食べきること，という意味である。

ⓒ　**食品添加物**

　食品添加物とは，食品を加工したり保存するために，一定の目的をもって使われるものをいう。さまざまな種類のものが，いくつかの目的で用いられるが，その役割は大きく4つに分類される。

　○食品の製造や加工のために必要なもの：たとえば豆乳を固めて豆腐をつくる際に必要な豆腐凝固剤

　○食品の保存性を良くする：食品の保存性を向上させ，食べ物の腐敗や食中毒を防ぐ。

　○食品の栄養成分を強化する：製造過程で失われるビタミン類，ミネラル，アミノ酸を使用

　○食品の風味や外観を良くする：着色料や発色剤，漂白剤により食品の色合いを良くし，甘味料，調味料で料理の味，香料で香り，乳化剤や増粘剤などでは食感を良くするなど，使用することで食品のし好性や品質を向上さ

表 1-11　食品添加物のいろいろ

| 目　的 | 種　類 | 効　果 | 添加物の例 |
|---|---|---|---|
| 保存のため | 保存料 | カビや細菌などの発育を抑制し，食品の保存性を良くし，食中毒を予防する | ソルビン酸，しらこたん白抽出物 |
| | 酸化防止剤 | 油脂などの酸化を防止し，保存性を良くする | エリソルビン酸ナトリウム，ミックスビタミンE |
| | 防かび剤（防ばい剤） | 柑橘類等のカビの発生を防止する | オルトフェニルフェノール，ジフェニル |
| 色を良くする | 着色料 | 食品を着色し，色調を調整する | クチナシ黄色素，食用黄色 4 号 |
| | 発色剤 | ハム・ソーセージの色調・風味を改善する | 亜硝酸ナトリウム，硝酸ナトリウム |
| | 漂白剤 | 食品を漂白し，白く，きれいにする | 亜硝酸ナトリウム，次亜硫酸ナトリウム |
| 味，香りを良くする | 甘味料 | 食品に甘味を与える | キシリトール，アスパルテーム |
| | 酸味料 | 食品に酸味を与える | クエン酸，乳酸 |
| | 調味料 | 食品にうま味などを与え，味を整える | L-グルタミン酸ナトリウム，5′-イノシン酸二ナトリウム |
| | 香料 | 食品に香りを付け，おいしさを増す | オレンジ香料，バニリン |
| 安定性，品質などのため | 増粘剤，安定剤，ゲル化剤，糊剤 | 食品に滑らかな感じや，粘り気を与え，分離を防止し，安定性を向上させる | ペクチン，カルボキシメチルセルロースナトリウム |
| | 豆腐用凝固剤 | 豆腐をつくるときに豆乳を固める | 塩化マグネシウム，グルコノデルタラクトン |
| | 乳化剤 | 水と油を均一に混ぜ合わせる | グリセリン脂肪酸エステル，植物レシチン |
| | pH 調整剤 | 食品の pH を調節し，品質を良くする | DL-リンゴ酸，乳酸ナトリウム |
| | かんすい | 中華麺の食感，風味を出す | 炭酸カリウム（無水），ポリリン酸ナトリウム |
| | 膨張剤 | ケーキなどをふっくらさせ，ソフトにする | 炭酸水素ナトリウム，焼ミョウバン |
| その他 | イーストフード | パンのイーストの発酵を良くする | リン酸三カルシウム，炭酸アンモニウム |
| | ガムベース | チューインガムの基材に用いる | エステルガム，チクル |
| | 栄養強化剤 | 栄養素を強化する | ビタミン A，乳酸カルシウム |
| | その他の食品添加物 | その他，食品の製造や加工に役立つ | 水酸化ナトリウム |

（厚生労働省行政情報　2011 年 12 月改正 2019 年 6 月更新を参考に作成）

せる。

　指定添加物のいくつかの例を表 1-11 に示した。

## ④ 特定保健用食品と特別用途食品

### ⓐ 特定保健用食品

　特定保健用食品は，摂取することによりその特定の効果が期待できるとされる食品である。ただし医薬品とは違い，病気の治療のために使用するものではない。略して「特保（トクホ）」とも呼ばれ，特定保健用食品であることを示す許可マーク（トクホマーク）が付けられている（図1-4）。

　表示できる効果や安全性については国が審査を行う。機能性表示食品などと比べ，認可のハードルは最も高い。

### ⓑ 特別用途食品

　特別用途食品は，健康増進法で「食品に本来含まれている栄養成分を調整して，健康上特別な状態にある人の発育，健康保持，健康回復のために用いられる食品」と規定されている。病者用食品，乳児用調整粉乳，妊産婦授乳婦用粉乳，高齢者用食品および特定保健用食品とがある。それらには特別用途食品としての規格基準をみたし厚生労働省（2009年より消費者庁の管轄となった）から許可を得たことを示す許可マークが付けられている（図1-5）。

　健康食品：健康食品という明確な定義はない。いわゆる健康食品あるいは機能性食品としての効果が期待される食品の総称と考えると，トクホもその範疇である。（図1-6）

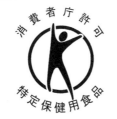

《特定保健用食品マーク》
　健康増進法により，表示許可のあった特定保健用食品であることを示す。2009年以降は消費者庁の審査が必要になった。マークの文字も厚生労働省から消費者庁へ変更された。

図1-4　特定保健用食品

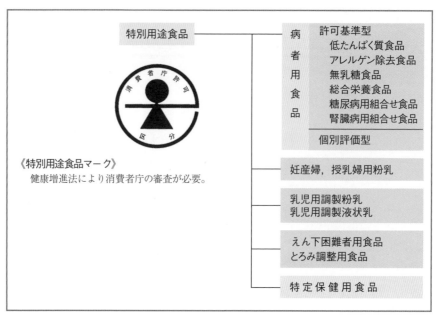

図1-5　特別用途食品

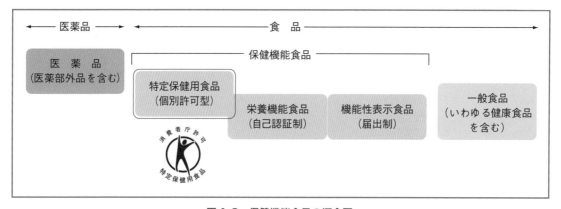

図1-6　保健機能食品の概念図

## ⑤ 調　　理

### ⓐ 献　　立

　　献立をたてる基本は，まず必要栄養素を満たすことである。さまざまな食品
をどれくらい摂取すれば，必要な栄養素およびエネルギーを過不足なく摂取す
ることができるか考える。そのためにも偏らず過不足のない食品構成を基本と
して，1日3食，それぞれの主食，主菜，副菜を考案し，間食も含めた献立をた

てる（第7章 図7-5参照）。さらに食事の形態も考慮する。

## ⓑ 調理の目的と手順

 **1　食品と食物**

食品は栄養素を含む天然物またはその加工品であり，そのまま食べられるとは限らない。それに適当な調理・加工を加え食べられるかたちになったものが食物である。調理や加工には食品中の栄養素を効率よく利用するために行う目的もあるが，味を良くし，香りをつけ，食欲を引き出し，楽しめるようにする効果が大きい。またそれぞれの国や地域では，そこでとれる素材を活用するための独特の方法が伝えられており，その民族の文化の一部ともなっている。

**2　調理の目的**

調理の目的は安全な食物を，消化吸収のよい形で，おいしく食べられるようにして提供することである。調理にはゆでる，蒸す，煮る，炒める，焼く，揚げるなど多くの方法を用いる。それぞれの特色を次に記すが，調理の各操作による食品の化学的変化を理解しておくと失敗が少ない。

調理の操作による栄養成分の損失としては，水溶性ビタミン類は洗う，ゆでる，煮るなどの操作で失われやすい。逆に脂溶性ビタミン類は油を用いて調理することで効率よく吸収されるようになる。また調理方法の工夫によってかなり食事の内容を改良することもできる。例として減塩の工夫を表1-12に示す。

**3　調理の手順（図1-7）**

①材料の購入：献立に従った材料をそろえる。

②材料の準備：洗う，皮をむく，不要の部位を除く，切る。

③用具そのほかの準備：調理道具，設備，調味料，食器の種類

④材料の下ごしらえ：あくぬき，湯どおし，油どおし，下味調整，形をつくる，丸める，巻く，串刺し

⑤適当な方法で調理し，最後に食器を整え，もりつけを工夫して適温で食卓に提供する。

**4　主な調理方法**

●ゆでる・煮る：この方法はほとんどすべての食品に用いられる。

●蒸す：100℃の水蒸気で加熱する方法である。温度管理は簡単で形の崩れがない。しかし，間接的な加熱であるために時間がかかる。また加熱の途中での味つけができない。

●焼く：200～300℃の高温で加熱する方法で，食品のもつ味に加えて焦げ味

表 1-12　減塩の工夫 10 カ条

① 新鮮な材料を使う：材料が新鮮であれば，その持ち味を生かした料理ができ，うす味でもおいしく食べられる。

② 香辛料をじょうずに使う：香辛料の辛さは塩味の辛さとは性格の違うものである。うす味料理のアクセントに，こしょう，さんしょう，わさびを使ったり，ごま，くるみ，ゆず，のり，木の芽，しその葉のような香りや風味のあるものが効果的である。

③ 酸味を利用する：酸味はうす味料理を引き立てる。酢だけではなく，レモン，ゆず，だいだいなど柑橘類のしぼり汁も活用できる。

④ 油を使って料理する：揚げ物や炒め物は，油の風味がつき，材料のうまみを逃さないので，食塩をひかえておいしく食べられる。

⑤ 加工品を減らす：かまぼこやちくわ，ハムなどのように，食品に食塩が練り込まれているようなものは，塩味をあまり感じないため，食塩が少ないと錯覚しがちである。

⑥ 焼き味，こげ味をつける：適度の焼き味やこげ味も味つけの一つ。レモンやさんしょうをかければ，かなり食塩を控えられる。

⑦ 表面に味をつける：田楽やあんかけのように，表面に濃い味がついていると，食べたときに表面の濃い味を感じるので満足感が得られる。

⑧ うまみを利用する：だしのうまみのない料理は，味つけを濃くしないとおいしくない。

⑨ できたてを食べる：できてから時間の経ったものや，中途半端になまぬるいものは，味つけが濃くないとまずいものである。冷たいものは冷たく，熱いものはあつあつを食べる。

⑩ 献立にメリハリをつける：減塩を始めると極端に何もかもうす味にしてしまい，どれもまずくて食べられないということになりがちである。献立の中で味つけにもアクセントをつけることや，洋風，中華風味つけを適度に加えることによって，食塩を少なくすることができる。

など複雑な味をつくり出すことになる。網焼き，鉄板焼き，オーブン焼きなどがある。

　●炒める：高温で短時間で加熱する方法で，揚げ物と焼き物の両方の特徴をもつ。水を使わないために水溶性の栄養素の損失は少ない。

　●揚げる：衣をつけて揚げる場合とつけないで揚げる場合がある。温度は180℃前後で温度管理がむずかしい。脂肪を吸収するため熱量が大きくなる。

　●あえる：加熱処理したものに，別個に用意した調味材料を合わせ混合する。何であえるかにより，変化に富んだ献立をつくることができる。

## ⓒ 調理による食品成分の変化

　食品の成分は，温度そのほかの条件で変化する。調理によって風味を醸し出したり，色がつくのもさまざまな反応の結果である。よく知られている変化は

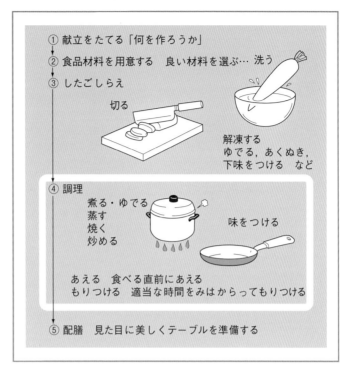

図 1-7　調理の過程

次のようなものである。

●デンプンのα化：デンプンはグルコースが鎖状につながったものである。生デンプン（β-デンプン）はミセルを形成し，消化酵素の作用を受けにくい。水を加えて 60〜70℃以上にするとミセルがほぐれて（α化して），消化されやすくなる。

●ペクチンのゲル化：ペクチンは果物に含まれ，酸と糖が共存するところで加熱するとゼリー化（ゲル化）する。その性質を利用してマーマレード，ジャムがつくられる。

●糖のカラメル化：糖を加熱すると黒褐色の粘度の高い液状のものになる。この変化をカラメル化という。できたものがカラメルであり，食品の着色や風味を加えるために使用される。

●アミノカルボニル反応：アミノ基（$-NH_2$）をもつ化合物（アミノ酸，タンパク質，ペプチドなど）とカルボニル基をもつ化合物（糖，脂肪酸など）とが加熱により次々に複雑に反応して褐色物質（メラノイジン）や他の香気物質を生成する反応である。ビスケット，パン，醤油，味噌などはこれらの反応によって着色する。

●タンパク質の変性：タンパク質は加熱，pH 変化などで変性する。
●脂肪の酸化：不飽和脂肪酸は空気中の酸素で酸化されやすい。

　このなかで，特に注意を要するのは，脂肪の酸化である。不飽和脂肪酸を多く含む油脂は二重結合が多いほど酸化されやすく，特に多価不飽和脂肪酸を多く含む魚油が酸化されやすい。酸化の進行とともに味や臭いが悪くなるばかりでなく，栄養価も低下し，ついには毒性を生ずるようになる。こうした油脂の酸化生成物は種々の酵素を不活性化し，タンパク質と不溶性の複合体を形成し，消化率を低下させる。特に，反応しやすいメチオニンなどのアミノ酸が失われるので栄養価が下がる。

　食品中では油脂に共存するビタミン E の抗酸化作用で保護されることが多い。しかし，ビタミン E 含量の少ない油脂の場合や，コレステロール低下作用を目的としてリノール酸を多く摂取するときには，特に注意しなければならない。

## 演習課題

●次の文の　（　　）内のうち，正しい言葉または数値を選べ。

1. 植物性脂肪は（①　飽和脂肪酸，不飽和脂肪酸）を，動物性脂肪は（②　飽和脂肪酸，不飽和脂肪酸）を多く含む。

2. 窒素はタンパク質（アミノ酸）重量の約（③　1％，10％，16％，50％）である。

3. 食物アレルギーは（④　IgG 抗体，IgE 抗体，IgA 抗体）が関与するアレルギー反応である。

●次の文の　（　　）内に正しい言葉あるいは数値を入れよ。

1. カルシウムは（⑤　　）（⑥　　）（⑦　　）などに豊富に含まれる。

2. （⑧　　）には，カロテンが多く含まれ，体内ではビタミン A として働く。

3. 海藻，こんにゃく，寒天などは（⑨　　）を多く含むため，便の量を（⑩　　）。

4. 穀類に最も多く含まれる栄養素は（⑪　　）であり，2 番目に多く含まれるのは（⑫　　）である。

5. 日本食品標準成分表では，（⑬　　）の食品群で食品を分類している。

6. タンパク質量は，窒素量×（⑭　　）係数で求めることができる。

7. 日本食品標準成分表では，食品全体から皮や骨など廃棄してしまう部分を除いた実際に食べる部分のことを（⑮　　）という。

8. 互いに混じり合わない油と水を混合し，一方が他方に分散して乳濁している状態がエマルジョン（ミセル）であり，それを作り出すことを（⑯　　）という。

9. 卵白に含まれる主なタンパク質は，（⑰　　）である。

10. 牛乳に含まれるタンパク質は大部分が（⑱　　）である。

11. 牛乳から分離して得られた成分を増減させたものを（⑲　　）という。

12. 生デンプンに水を加え 60～70℃以上に加熱しミセルをほぐすことを（⑳　　）という。

13. タンパク質が加熱や酸，塩基などによって変化することを（㉑　　）という。

14. Na 含量 230 mg/100 g を食塩含量に換算すると（㉒　　）/100 g である。

（解答は p.265）

# 第2章

# からだの仕組み

【学習目標】

1. ヒトが生命を維持していくための，組織，臓器および器官系それぞれの機能を理解する。
2. 消化管の仕組みと主な働き，消化液と消化酵素について学ぶ。
3. 栄養素を体内に取り込む消化器系の仕組みについて学ぶ。
4. 栄養と栄養素の定義を理解する。

## ① からだと栄養素

### ⓐ 人体の働き

　ヒトの構造と働きは非常に綿密で多岐にわたっている。身体の内と外の環境変化（情報）は正確にとらえられ，全体的な統合のもとに各臓器・器官に伝えられる。そして，全身の相互応答反応により円滑な代謝が続けられ，内部環境の恒常性（homeostasis）が保持されることにより正常な生命現象が営まれている。

### ⓑ 栄養素と栄養

注）栄養学とは，食品の成分としての栄養素の性質を明らかにすることに始まり，その栄養素の体内での役割や働きを解明し，栄養素が生命維持やさらに疾病の発生や治療にいかにかかわりを持つかを理解し，栄養素と生体の相互のかかわり合いを明らかにしていく学問である。

　栄養素（nutrient）はからだの構成成分となり，生命維持のエネルギー源となり，生きるもとになる物質である。タンパク質，脂肪，糖質などの栄養素は消化され吸収される。吸収されたアミノ酸からヒトの体内で再びタンパク質が合成される。牛肉タンパク質が牛肉のタンパク質に戻るのではなく，肉のタンパク質が分解されてできたアミノ酸を材料に，ヒト固有のタンパク質が再構築されるのである。

　そしてヒトの体内でつくられたさまざまなタンパク質は，からだの構成成分としてあるいは細胞質成分として，またあるものは酵素として，それぞれの役割を担うことになる。消化吸収された脂肪や糖質は代謝され，エネルギーの源

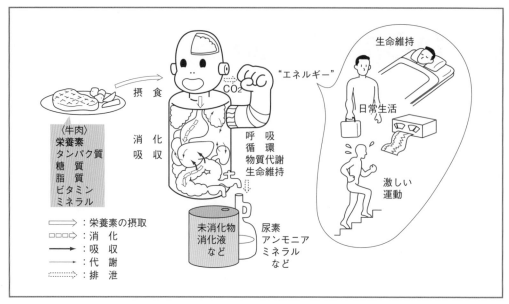

**図2-1　栄養素と栄養**
"牛肉を食べる"を例にとると，牛肉には，タンパク質，脂質，糖質，ビタミン類など豊富な「栄養素」が含まれる。食べると消化管内で消化され「栄養素」が吸収され，体内へ「栄養素」を取り込み，それをもとに生命を維持する。このように栄養素の摂取，消化，吸収，代謝，排泄まですべての現象を「栄養」という。

として，あるいは生理活性物質としての働きをする。ビタミン類やミネラルもそれぞれ補酵素や調節物質として働く。ヒトの体内での役割を終えた最終代謝産物は，尿の成分や呼気中の $CO_2$ として排泄される。栄養（nutrition）とは体内へ栄養素を取り込み，それをもとに生命を維持するすべての過程が絶えず継続していることをいう（図2-1）。

## ❷ 食物摂取と水分摂取

### ⓐ 食物の摂取

　　生き物は，空腹を感じると食物を食べ，必要量を食べれば満腹になり食べることをやめる。ヒトでもこのように空腹感と満腹感というからだの要求に応じて摂食とその中断とを繰り返すことで，ほぼ適切なエネルギー量と栄養素量の摂取ができるようになっている。

　　このような空腹と満腹の感覚は，胃腸の膨満感にも依存するが，そればかり

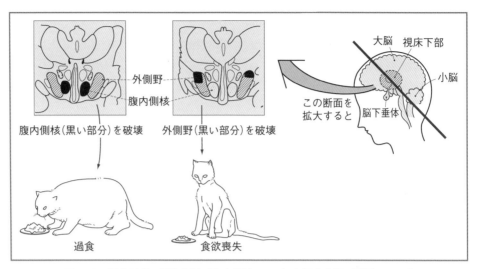

**図 2-2　視床下部の満腹中枢（腹内側核 VMH）と摂食中枢（外側野 LHA）**
（Netter, 1968 の図をもとに作成）

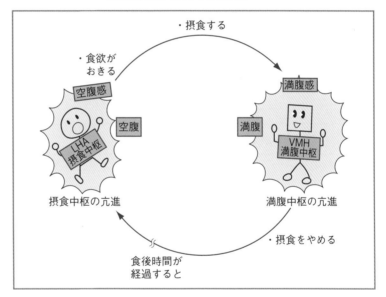

**図 2-3　視床下部の満腹中枢と摂食中枢のバランス**（Netter, 1968 の図をもとに作成）

でなく中枢の視床下部の摂食中枢と満腹中枢に支配されている。視床下部に食欲の中枢があることは，初めは視床下部が障害された症例から推測され，その後多くの研究により満腹中枢が確認された。視床下部に左右対象に位置する腹内側核（VMH）が満腹を感知する満腹中枢であり，同じく外側野（LHA）が空腹を感じ摂食行動を起こさせる摂食中枢（空腹中枢ともいう）である（図 2-2，図 2-3）。

　たとえば血糖値があがると VMH が刺激され満腹を感じ食べることをやめ，逆に血糖値が一定以下になると LHA が刺激され空腹を感じ何かを食べたくなる。

このような，中枢に情報をもたらす物質としてグルコースが重要な地位を占めている（これを食欲調節の糖定常説という）。血液中のグルコースばかりでなく脂肪酸，アミノ酸，有機酸なども満腹および摂食中枢に対する情報となる。

この満腹および摂食中枢の機能がバランスを保っている限り，エネルギーと栄養素の摂取量は調整されている。ところが，なんらかの要因でその機能が障害されると摂食異常をきたす。すなわち摂食中枢（空腹中枢，LHA）が機能しないと，血糖値が低下し，エネルギー源が不足してきても空腹を感ずることがなく食欲が起こらない，いわゆる拒食になる。逆に満腹中枢（VMH）が機能しないと，いくら食べても満腹を感じることができず，過食になる。

### ⓑ 水分の摂取

生命維持にとって重要な水の摂取は，視床下部にある口渇中枢，下垂体後葉ホルモンである抗利尿ホルモン，副腎皮質ホルモンであるアルドステロンなどにより調節されている。そして，飲水量や腎臓における尿生成量の調節がなされ，水分摂取量と排泄量は一定に保たれている（水分出納の量は第 3 章を参照）。

## ③ 消化器系の仕組み

### ⓐ 消化器系

ヒトは食物を分解して体内に取り込み，生活に必要なエネルギーを得ている。これら食物の摂取，消化，吸収および便の排泄のための臓器を消化器系と呼ぶ（図 2-4）。消化器系は，口腔から食道・胃・小腸・大腸，肛門までの消化管と，消化液を分泌する消化腺よりなる。

消化器系の重要な働きは，生命の維持に必要な栄養素を体内に取り込むことである。消化とは，消化管のなかに取り入れた栄養素を消化管壁を通過しうる状態に変化させること，吸収とは栄養素を取り込むことである。

食べ物に含まれる物質の多くは高分子化合物であり，そのままの形では消化管で吸収することができない。そこで，かみ砕き（歯の働き）に始まり，胃や腸における消化液との混合，攪拌，溶解，移動（輸送）などの機械的（物理的）消化作用とともに，高分子化合物であるタンパク質，糖質，脂質などを消化酵素により加水分解して吸収可能な低分子化合物に変えられる。このような消化酵素

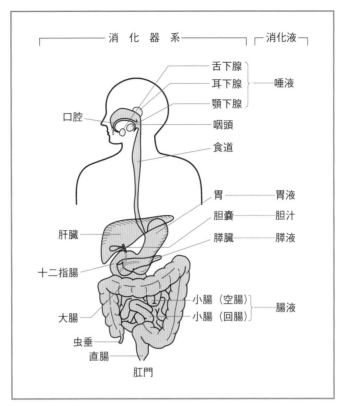

**図 2-4　消化器系の器官と消化液**
消化管と消化腺よりなる。消化管は口腔，食道，胃，小腸（十二指腸，空腸，回腸），大腸，肛門までで，食物を口腔から肛門まで送る。消化腺は唾液腺，肝，膵などと消化管に存在し，消化液を分泌することで食物中の高分子栄養素を消化酵素により低分子物質まで分解し体内へ吸収する。

による分解を受ける過程（表 2-2 参照）を化学的消化作用という。個々の栄養素の消化吸収の過程は第 3 章で学ぶ。

　消化管は，食物を摂り，消化し，栄養素を吸収する場である。消化吸収を行う主な部位である小腸は，十二指腸・空腸・回腸を合わせて 6.5 m にも及ぶ。実際には平滑筋が収縮することで 3 m 程度におさまっている。管腔の表面積は 0.3 m$^2$ であるが，管腔内の絨毛にはびっしりと微絨毛が密生し，吸収を行う表面を平らに引き延ばせば，表面積は 700 倍の広さ 200〜300 m$^2$ にも達する。

## ⓑ 消 化 管

### ▶▶ 1　口腔から食道

　口腔に入った食物は噛み砕かれて唾液と混ざる（咀嚼）。唾液は α アミラーゼとムチンを含む。咀嚼された食物は食道へ押しやられ，反射的に飲み込まれる

（<ruby>嚥下<rt>えんげ</rt></ruby>）。食道はこれを受け，蠕動によって胃に送る。

### ▶▶ 2　胃

　食物は食道から胃に入ると胃液の酸，粘液，ペプシンと混ざり消化作用を受ける。胃液は胃腺から分泌されるが，胃液の塩酸は胃腺の傍細胞から，ペプシノーゲンは主細胞から分泌される。ペプシノーゲンはタンパク分解活性をもたないが，塩酸で活性型のタンパク分解酵素であるペプシンに変換する。胃は食物を一時停滞させながら主にタンパク質の消化を行い，その産物を腸に調節しながら送り込む。

　胃にはほかにも重要な機能がある。胃粘膜の傍細胞は内因子を分泌する。この内因子はビタミン $B_{12}$（シアノコバラミン）の腸における吸収に不可欠であり，このシアノコバラミンは赤血球造成に不可欠なビタミンである。

### ▶▶ 3　小　腸

　小腸（十二指腸，空腸，回腸）では，腸内容物（食物）は，小腸粘膜分泌物，膵液，胆汁とよく混和され，口腔で始まり胃で部分的に進んだ食物の消化が，小腸で完了する。消化産物は水分，ミネラル類などとともに吸収される。

### ▶▶ 4　大　腸

　大腸の主な機能は水分，ナトリウムそのほかのミネラルの吸収である。水分吸収量は飲用した水の量よりもむしろ多量の消化液（表2-1，表2-2）に由来するため，大腸での水分吸収は1〜2Lにも達する。ビタミン類のなかのいくつかは，大腸に住み着いている腸内常在菌によって合成され吸収される。最後に残ったものが糞便として排出される。

### ▶▶ 5　消化管ホルモン

　セクレチン，ガストリン，コレシストキニンなど，消化管から分泌され，消化液の分泌や消化管の運動を調節するペプチド性の物質が多く見つかり，これらが消化管ホルモンと呼ばれる。代表的なものは表2-3に示す。

## ⓒ 肝臓・胆嚢

　肝臓は全身で最大の臓器（消化管付属腺）であり，重量は約1kgもある。肝臓は代謝の中心であり，グリコーゲンの貯蔵と分解，糖新生による血糖値の調節，アルブミンやそのほかの血中タンパク質の合成，コレステロール合成，トリグリセリド合成，アミノ酸代謝，リポタンパク代謝，脂溶性ビタミンの貯蔵など，あらゆる栄養素の代謝を行っている。そればかりでなく排泄，解毒など多くの機能を担っている。

表 2-1　消化液の分泌

| 部位 | 消化液 | 分泌量(mL/1日) | pH |
|------|--------|------------|-----|
| 口 | 唾 液 | 1,200 | 6.0-7.0 |
| 胃 | 胃 液 | 2,000 | 1.0-3.5 |
| 小腸 | 膵 液 | 1,200 | 8.0-8.3 |
| | 胆 汁 | 700 | 7.8 |
| | 腸 液 | 3,000 | 7.5-8.0 |

　膵液, 胆汁は神経性の刺激によるほか, 十二指腸から分泌される消化管ホルモンなどによって分泌が促進される。このような消化液分泌量に対し, 消化管からの水分の吸収量は空腸から 3.5 L, 回腸から 2 L, 大腸から 1.3 L である。

表 2-2　消化液の作用

| 消化液 | 消化酵素 | 作　用 |
|--------|----------|--------|
| 唾 液 | 唾液腺アミラーゼ | デンプンの分解 |
| 胃 液 | ペプシン (賦活物質として HCl) | タンパク質の分解 |
| 膵 液 | トリプシン | タンパク質の分解 |
| | キモトリプシン | タンパク質の分解 |
| | カルボキシペプチダーゼ | タンパク質, ペプチドの分解 |
| | 膵アミラーゼ | デンプンの分解 |
| | リパーゼ | トリグリセリドの分解 |
| | リボヌクレアーゼ | ヌクレオチドの分解 |
| 胆 汁 | ー | (胆汁酸塩を含み, リパーゼの作用を助ける) |
| 腸 液 | ー | (粘液による小腸粘膜の保護) |

表 2-3　消化管ホルモン

| 名　称 | 作　用 | 所　在 |
|--------|--------|--------|
| ガストリン | 胃酸分泌を刺激 | 胃 |
| コレシストキニン | 膵アミラーゼ分泌刺激, 胆嚢収縮 | 小腸上部 |
| セクレチン | 膵からの重炭酸分泌を亢進させる　胃酸分泌抑制 | 十二指腸粘膜 |
| 血管作用性腸管ペプチド VIP | 腸液分泌促進 | 腸管神経叢 |
| ソマトスタチン | 胃酸分泌抑制, ガストリン分泌抑制 | 胃, 十二指腸 |
| モチリン | 空腹期収縮を誘発 | 上部小腸 |

　その他にもサブスタンス P, ガストリックインヒビトリーポリペプチド (GIP), ボンベシンなど, 多数見つかっている。GIP にはインスリン分泌促進作用がある。

　多岐にわたる肝臓の機能を表 2-4 に示した。列挙されている事項はそれぞれ重要なことがらである。なかでも, 糖代謝やアミノ酸代謝で肝臓は重要な役目を担っていること, 肝臓固有の働きとしてアルブミンの合成, 血液凝固因子の合成, 尿素合成が挙げられることなどはぜひ記憶しておいて欲しい。

 胆嚢と胆汁

　胆嚢は肝臓の裏側にあり, 肝臓でつくられた胆汁を貯えて濃縮する。脂肪分の多い食物を食べたときは胆嚢が収縮し, 胆汁が十二指腸へ放出される。胆汁は胆汁酸と胆汁色素 (ビリルビン) を主に含み, そのほか脂質, 無機塩類を含む。胆汁色素はヘモグロビンの分解産物である。酵素もアルカリホスファターゼなどが見つかるが, 消化酵素は含まず, 胆汁中で消化に貢献するのは胆汁酸である。

　胆汁酸は表面張力を下げる作用があるので, 脂肪酸とグリセリドとともに脂肪を乳化して, 小腸での消化吸収を促進する。さらに胆汁酸は小腸粘膜内で, リパーゼを活性化する働きをもつ。胆汁酸塩は胆汁酸のナトリウムあるいはカリ

表2-4　肝臓の機能

①代謝機能
　(a) アミノ酸・タンパク質代謝
　　　アミノ酸の代謝，アンモニアの処理と尿素合成（尿素回路），タンパク質合成と分解，血漿タンパク質の合成と放出（アルブミン，血液凝固因子）
　(b) 脂質代謝
　　　脂肪酸合成，中性脂肪の合成，リポタンパクの合成と血中への放出，コレステロール，リン脂質の合成，それらのリポタンパクへの合成と血中への放出，脂肪酸の取り組みと分解，ケトン体の生成
　(c) 糖質代謝
　　　グルコースの取り組みとグルコースの解糖酸化（解糖系，5炭糖リン酸回路，TCA回路），グルコース→グリコーゲン合成・貯蔵，グルコースの新生（グリコーゲン分解，アミノ酸・乳酸からの糖新生）と血中への放出
　(d) ビタミン・ホルモンの代謝
　　　ビタミンの活性化（$B_1$，$D_3$など），脂溶性ビタミンの貯蔵，ホルモンの不活性化および分解

②排泄機能
　胆汁分泌
　胆汁酸生成分泌
　コレステロール，リン脂質，ビリルビンなどの分泌
　解毒された薬物などの胆汁中への分泌

③解毒機能
　(a) 薬物代謝酵素系による薬物の酸化・水酸化
　(b) グルクロニド抱合*（ビリルビン，ステロイドなど），グルタチオン抱合，その他の抱合
　(c) アルコールの代謝
　(d) アンモニアの処理と尿素合成（アミノ酸・タンパク質代謝と重複）
　(e) クッパー細胞の食作用

*抱合とは，異物，薬物などが，グリシン，硫酸，グルクロン酸などと結合した化合物をつくる反応。

ウム塩で，通常はグリシンまたはタウリンと抱合しており，脂質と結合してミセルを形成し，脂質の吸収を容易にするという重要な働きをする。したがって，脂肪の消化に関して，膵臓からのリパーゼのみが存在しても胆汁が小腸へ放出されないと，小腸での脂肪の消化が進まず脂肪の消化吸収は著しく妨げられる。

### d 膵　臓

　膵臓は胃の裏側にあり，膵頭部は十二指腸に接している。膵臓の役割は大きく分けて，十二指腸へ膵液を分泌する外分泌と，血中へインスリンおよびグルカゴンを分泌する内分泌の，2つに分けられる。

| ●膵臓の働き | | |
|---|---|---|
| 外分泌腺としての働き | 膵液の生成と分泌 | |
| 内分泌腺としての働き | グルカゴンの合成と放出 | ランゲルハンス島のα細胞 |
| | インスリンの合成と放出 | ランゲルハンス島のβ細胞 |

　外分泌で分泌される膵液には，炭水化物の消化，脂肪の消化，タンパク質の消化に必要なさまざまな酵素が含まれている（表2-5）。

表2-5　膵液に含まれるさまざまな消化酵素

| 消　化　酵　素　名 | 作　　用 |
|---|---|
| トリプシン（トリプシノーゲン）<br>キモトリプシン（キモトリプシノーゲン）<br>カルボキシペプチダーゼA（プロカルボキシペプチダーゼA）<br>カルボキシペプチダーゼB（プロカルボキシペプチダーゼB）<br>エラスターゼ（プロエラスターゼ） | タンパク質を分解する |
| 膵リパーゼ<br>コレステロールエステラーゼ<br>ホスホリパーゼA（プロホスホリパーゼA） | 脂質を分解する |
| 膵アミラーゼ | 糖質を分解する |
| リボヌクレアーゼ<br>デオキシリボヌクレアーゼ | ヌクレオチドを分解する |

（　）内はそれぞれの酵素の前駆体（プロ型：酵素活性をもつ一段階前のもの）である。

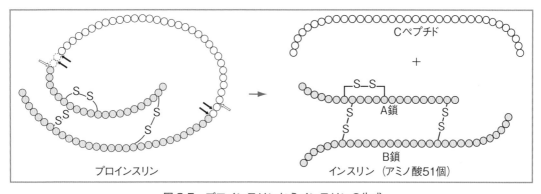

図2-5　プロインスリンからインスリンの生成

　　　内分泌は，ランゲルハンス島のα細胞からはグルカゴン，β細胞からはインスリンが分泌される。どちらも糖代謝の調節に欠かすことのできないホルモンである。

注）
CPR：C-ペプチド反応

　　　インスリンは膵臓のβ細胞で合成される。前駆体であるプロインスリンからC-ペプチドが切り取られ，インスリンとなる（図2-5）。分泌されるインスリンとC-ペプチドは同モル数であるためC-ペプチドの測定（CPR値）でインスリン分泌能を評価できる。

### ⓔ 栄養素の吸収機構

　　　栄養素の吸収（物質の輸送）の種類を大きく2つに分類すると，能動輸送と受動輸送に分けられる。

能動輸送とは濃度勾配に逆ってエネルギーを消費して膜を通過する機構であり，受動輸送とは濃度勾配に従ってエネルギー消費を伴わず物質を輸送する機構である。後者は，非特異的単純拡散と膜に特異的な輸送担体を介する促進拡散とに分類される。

▶▶ 消化器系の免疫作用

もう一つの重要なことは，消化管は免疫器官でもあり，生体防御のうえで大きな役割を果たしていることである。粘膜固有層は細毛組織であり，マクロファージ，リンパ球，顆粒球などが累積している。また，消化管壁には大量の神経要素が存在し，その総量は中枢神経系に匹敵するほど大きい。

## ④ 血　液

血液（blood）は血漿（plasma）と呼ばれる液状成分と，このなかに浮遊する有形成分よりなり，全血液量は体重の1/12～1/13，約8％に相当する。

有形成分の大部分は赤血球であり，そのほか白血球，血小板が存在する。液状成分の大部分は水であり，そのほか約8％の有機物質（血漿タンパク，栄養素，代謝老廃物など）と約1％の無機電解質よりなる（図2-6）。

血液の各成分は表2-6に示すような大切な働きを行っているが，血液の働きを要約すると表2-7のようなものがある。したがって，血液はからだの状態を知るための大切な情報源であり，いろいろな病気を知るうえで臨床検査上血液検査は必須である。

## ⑤ 循環器系

循環器系には血液を送り出す心臓と，動脈系，静脈系，毛細血管系などの血管の2つの系がある。

心臓（heart）は，規則正しく周期的に収縮・弛緩（拡張）を繰り返すことによって血液を間欠的に全身に送り出し循環させるという働きを行っている。血液が全身を循環するうえで，血液を全身に送り出すという心臓のポンプの作用が非常に大切である（図2-7）。休む間もなく働いている心臓に血液（酸素やエネルギー源）を供給するための重要な血管が冠動脈である。

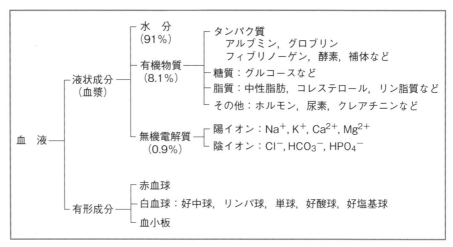

図2-6　血液の組成
血漿は血液凝固阻止剤を加えて，血液から血球を取り除いた透明な液体成分。血清は血液から血球とフィブリノーゲンなどの血液凝固因子を取り除いたもの。血液に何も加えず放置すると，血液が凝固し，血餅の上に血清がたまる。

表2-6　血液の各成分の働き

| 血　漿 |
| --- |
| ①血漿タンパク：膠質浸透圧の維持（アルブミン），<br>　抗体（グロブリン），血液凝固（フィブリノーゲン）<br>②無機電解質：浸透圧，pH の調節（$HCO_3^-$ の運搬） |
| 血　球 |
| ①赤血球：$O_2$，$CO_2$ の運搬<br>②白血球：異物の処理，抗体産生，感染防御<br>③血小板：血液凝固，止血 |

表2-7　血液の働き

| 1）運搬機能 |
| --- |
| 　①栄養素および代謝産物の運搬：消化管から吸収された栄養素，代謝産物を全身に運ぶとともに末梢組織の代謝老廃物を腎臓に運ぶ。<br>　②ガスの運搬：肺で $O_2$ を取り込み，末梢で $CO_2$ を受け取り運搬する。<br>　③ホルモンの運搬：標的器官に運ぶ。 |
| 2）酸・塩基平衡の維持 |
| 　血液循環によって肺から $CO_2$ を，腎臓から酸やアルカリを排出するとともに，緩衝作用により体液の pH を一定に保っている。 |
| 3）体液量の維持 |
| 　血液と組織間液との水の出納により体液量を一定に保っている。 |
| 4）体温の調節 |
| 　熱を平等に分布させるとともに，体表面の血管から熱放散を行う。 |
| 5）防衛作用および止血作用 |
| 　血液中の免疫物質や白血球の食作用による身体防衛およびいろいろな血液凝固因子による止血作用。 |

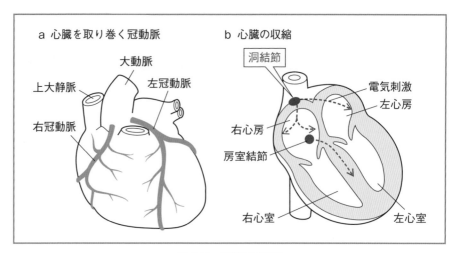

**図 2-7　心臓と冠動脈**
左心室から動脈が送り出される。大静脈は右心房へ全身からもどった
血液を送り込む。心筋を動かす電気刺激は，心臓の上部にある「洞結
節」でつくられ，心房の筋肉に伝わって心房が収縮する。その後，電
気刺激は心室の筋肉に伝わり，心室が収縮する。

　心臓から拍出される血液の圧力は，心拍出力と循環血液量と血管の抵抗とで
規定される。そのような血圧は自律神経系やレニン・アンジオテンシン・アルド
ステロン系で調節されている。レニンは腎臓の髄質でつくられる生理活性物質
である。レニンの作用でアンジオテンシノーゲンがアンジオテンシン I に変化
し，さらに血管収縮作用を持つアンジオテンシン II に変換し血圧を保つ。交感
神経の作用で血圧が上昇し，副交感神経は血圧を低下させる。体温，脈拍，血
圧，呼吸数，を合わせてバイタルサイン（生命兆候）という。

　心臓から送り出された血液は，動脈系を経て毛細血管網で酸素（$O_2$）と炭酸
ガス（$CO_2$）とのガス交換が行われ，ガス交換後，静脈系を経て心臓の右心房に
戻る。さらに右心室から肺に導かれ，肺で $CO_2$ を放出し $O_2$ を取り込んで左心房
へ流れ込み，左心房から左心室を経て再び動脈系へと送り出される（図 2-8）。血
液中の酸素が欠乏すると皮膚や粘膜が暗紫色変化を呈する（チアノーゼという）。

　血液が循環することにより単にガス交換だけではなく，種々の栄養素や代謝
老廃物（代謝産物）などが全身のさまざまな臓器・器官へと運搬されている。消
化管からの栄養素や代謝産物を含む血液は門脈を経て肝臓に入った後に肝静脈
を経て下大静脈に流れ込む。肝門脈はいろいろな代謝を営む場である肝臓に血
液を導く路である。

　リンパ管系は全身の組織の細胞間にある組織間液を集合させる系であり，生
体の恒常性維持にとって大切な役割を担っている。

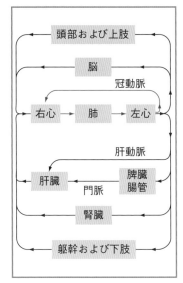

図2-8 血管系（体循環系と肺循環系）
赤矢印は肺循環。

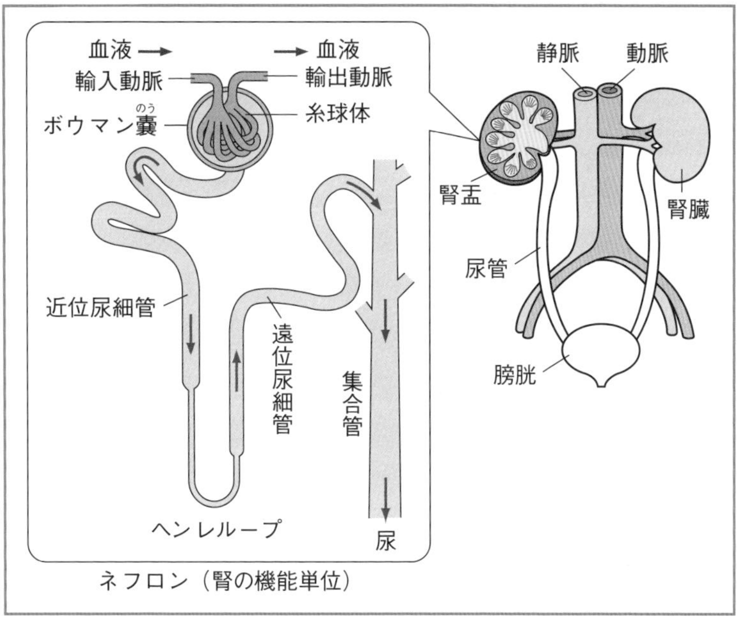

図2-9 腎 臓

# ⑥ 腎 臓

　われわれは，毎日摂取した栄養素を絶え間なく代謝しエネルギーを利用していると同時に，常に体内で生じる不要物を排泄している。排泄は汗や消化液からも行われるが，最も重要な役割を演じているのが腎臓における尿の生成である。

　腎臓は左右に一対あり，片方の重量は約150 gである。腎臓の泌尿器としての構成単位はネフロンといわれ，個々のネフロンは腎小体と尿細管からなる。ネフロンは片方の腎臓に100万個ほどある。

　尿の生成はネフロンごとの腎小体でのろ過と尿細管における再吸収や分泌により行われる。糸球体では尿素やクレアチニンなどの血液中の老廃物がろ過されて原尿がつくられる。原尿は栄養素も多く含んでいて，1日150 Lに達する。原尿が尿細管を通るあいだに大部分が再吸収されて1/100の量に濃縮される。これが尿である。健常人の糸球体ろ過率は約100 mL/分である（図2-9, 図2-10）。

　グルコースは尿細管で再吸収され，通常は尿中にでない仕組みになっている。尿素は血液濃度の60倍の濃さで尿に濃縮され，他の老廃物も血漿よりも濃縮されたかたちで尿中に排泄される（表2-8）。尿中クレアチニン濃度と血中クレアチニン濃度の比は75～150である（表2-9）。尿細管を通過した尿は，腎杯，腎

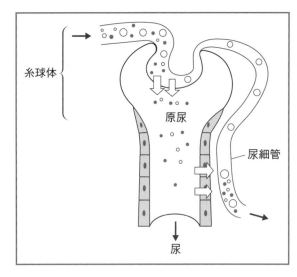

糸球体

原尿

尿細管

尿

表2-9　尿に濃縮される成分

| 物　質 | 尿中濃度 | 血漿濃度 | 尿中濃度/血漿中濃度* |
|---|---|---|---|
| グルコース | 0 | 100 mg/dL | 0 |
| ナトリウム | 150 | 150 mEq/L | 1 |
| 尿素 | 900 | 15 mg/dL | 60 |
| クレアチニン | 75～150 | 1 mg/dL | 75～150 |

*尿中濃度/血漿中濃度は何倍に濃縮されたかを示す。

図2-10　尿の生成

小さなタンパク質（図中の。）は糸球体で濾過されても再吸収される。大きなタンパク質（図中の○）は糸球体で濾過されない。グルコース（図中の・）は糸球体で濾過されるが尿細管で再吸収されるため尿中には出ない。

表2-8　腎臓の機能

| ①尿産生：老廃物や不要な物質を濾しとり排泄する。 | |
|---|---|
| 終末代謝産物の排泄‥‥‥‥‥‥‥‥‥‥‥‥‥尿素，その他を排泄 | |
| 水分量の調節<br>体液の酸・塩基平衡の維持 ⎫‥‥‥‥‥‥体液の環境を維持する。<br>電解質の調整 ⎭ | |
| ②内分泌：ホルモンを産生し分泌する。 | |
| レニンの分泌‥‥‥‥‥‥‥‥‥‥‥‥‥‥‥‥レニンは血圧を上昇させるホルモンである。<br>エリスロポエチン‥‥‥‥‥‥‥‥‥‥‥‥‥‥エリスロポエチンは赤血球の産生を刺激する。 | |
| ③代　謝：ビタミンDの活性化 | |
| ビタミンDの水酸化反応　‥‥‥‥‥‥‥肝臓では25位が水酸化されたビタミンDが，腎臓ではさらに1位が水酸化され活性型ビタミンDになる。 | |

盂，尿管を経て膀胱へ送られる。

　腎のもつ機能は尿の生成以外にもホルモンの分泌や代謝など多岐にわたり，それぞれの機能はからだの内部環境の恒常性を保持するために重要である。

> **コラム** ▶腎糸球体濾過能 GRF はクレアチニンクリアランスに近似する
>
> 　厳密にはイヌリンやチオ硫酸ナトリウム等（体内で酸化分解を受けずに腎糸球体から自由に排泄される物質）を負荷してクリアランスを測定する。通常は血中クレアチニン濃度と尿中クレアチニン排泄量とを利用して求めたクレアチニンクリアランスを GFR に近似する値として利用する。　　　（p.180，p.238 参照）
> 　クレアチニンクリアランスの基準値
> 　　男：90～120 mL/分，女：80～110 mL/分

# ⑦ 神経・内分泌系

　人体は神経系，内分泌系によって管理統合されている。健康な状態ではこれらの系が密接に相互依存関係にあり，恒常性が保たれている。

## ⓐ 神　経　系

　神経系は中枢神経系と末梢神経系に大別される。

> ●中枢神経系
> 　大脳，間脳（視床，視床下部），小脳，脊髄，脳幹（延髄，中脳，橋）
> ●末梢神経系
> 　脊髄神経（頸神経，胸神経，腰神経，仙骨神経，尾骨神経）
> 　自律神経

　中枢神経系は全身の末梢神経からの情報を処理し指令を発する管制塔である。脳と脊髄から構成され，運動，情動，精神あるいは感覚など，さまざまな生命現象に関する機能の統合・維持を行っている。末梢神経系は，末梢からの感覚を伝える脊髄神経系と，もう一つの自律神経系とに分けられる。

　自律神経系は，意志とは無関係に呼吸器，循環器，消化器，内分泌腺など内臓諸器官を支配している。自律神経系は交感神経系と副交感神経系とからなり，両者の働きは相反する作用である。つまり交感神経はストレスや緊急時に迅速に行動できるように反応し，副交感神経は安定した条件で，からだを休める方向に作用する（表2-10）。多くの器官は両者の二重支配を受けており，各器官の

表2-10　交感神経と副交感神経の働き

|  | 交感神経 | 副交感神経 |
|---|---|---|
| 心　臓 | 心拍数増加 | 心拍数減少 |
|  | 収縮力増加 | 収縮力減少 |
|  | 伝達速度増加 | 伝達速度減少 |
| 気管支 | 拡張 | 収縮 |
| 冠動脈 | 拡張 | → |
| 筋の動脈 | 拡張 | → |
| 皮膚・内臓の血管 | 収縮 | 拡張 |
| 瞳　孔 | 散大 | 縮小 |
| 消化器の運動 | 低下 | 亢進 |
| 消化液の分泌 | 低下 | 亢進 |
| 立毛筋 | 刺激 | ― |
| 汗　腺 | 刺激 | ― |

　交感神経系は活動時に優位に働き，副交感神経系は休息時に優位に働く。

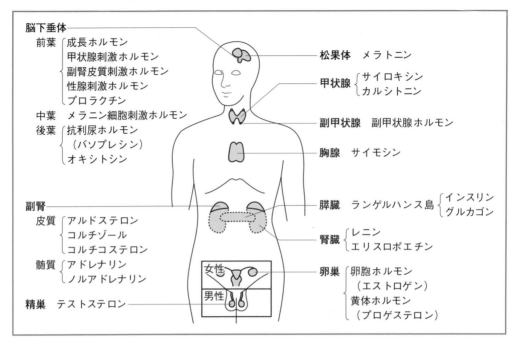

脳下垂体
　前葉　成長ホルモン
　　　　甲状腺刺激ホルモン
　　　　副腎皮質刺激ホルモン
　　　　性腺刺激ホルモン
　　　　プロラクチン
　中葉　メラニン細胞刺激ホルモン
　後葉　抗利尿ホルモン
　　　　（バソプレシン）
　　　　オキシトシン

副腎
　皮質　アルドステロン
　　　　コルチゾール
　　　　コルチコステロン
　髄質　アドレナリン
　　　　ノルアドレナリン
精巣　テストステロン

松果体　メラトニン
甲状腺　サイロキシン
　　　　カルシトニン
副甲状腺　副甲状腺ホルモン
胸腺　サイモシン
膵臓　ランゲルハンス島　インスリン
　　　　　　　　　　　　グルカゴン
腎臓　レニン
　　　エリスロポエチン
卵巣　卵胞ホルモン
　　　（エストロゲン）
　　　黄体ホルモン
　　　（プロゲステロン）

女性
男性

図2-11　内分泌系とホルモンの種類

活動状況は交感神経系と副交感神経系のバランスにより維持されている。自律神経は視床下部が統御しているとされ，刺激伝達はアドレナリン（エピネフリン），ノルアドレナリン（ノルエピネフリン）あるいはアセチルコリンなどの化学伝達物質による化学伝達である。

### ⓑ 内分泌系

　内分泌腺で生産され，導管を経ず直接血液中に放出（分泌）され，体内の他の場所（組織）に運ばれ，そこ（標的器官）で作用を発揮する物質をホルモンという。ホルモンは極めて微量でも作用を表わし，代謝を調節する。化学的には，ペプチド系とステロイド系とそのほかのものに分類できる。インスリン，グルカゴン，脳下垂体の諸ホルモン，副甲状腺ホルモンはペプチド，副腎皮質ホルモンや生殖腺ホルモンはステロイドホルモンである。

　主な内分泌腺は，脳下垂体，甲状腺，副甲状腺，副腎，膵臓のランゲルハンス島，精巣，卵巣などがあり，ホルモンの作用は多様である。脳下垂体からは内分泌腺を刺激するさまざまなホルモンが分泌される。主な内分泌腺とホルモンの作用を図2-11と表2-11にまとめた。

　多くのホルモンのうち，甲状腺ホルモン，副腎皮質ホルモン，膵臓のホルモン

表2-11　主なホルモン

| ホルモン | | 作　用 | 作用部位 |
|---|---|---|---|
| 1）脳下垂体 | | | |
| 前葉 | 成長ホルモン（GH） | 成長促進，血糖上昇，同化作用促進 | 骨・筋・体組織 |
| | 甲状腺刺激ホルモン（TSH） | 甲状腺ホルモン分泌刺激 | 甲状腺 |
| | 副腎皮質刺激ホルモン（ACTH） | グルココルチコイド分泌刺激 | 副腎皮質 |
| | 卵胞刺激ホルモン（FSH） | 卵胞の成熟 | 卵巣 |
| | 黄体形成ホルモン（LH） | 排卵誘発，黄体形成 | 卵巣 |
| | プロラクチン | 乳汁分泌刺激 | 乳腺 |
| | 精子形成ホルモン（STH） | 精子形成を刺激 | 精巣 |
| | 間質細胞刺激ホルモン（ICSH） | テストステロン分泌刺激 | 精巣 |
| 中葉 | メラニン細胞刺激ホルモン（MSH） | メラニン細胞色素顆粒の拡散 | 皮膚 |
| 後葉 | 抗利尿ホルモン（ADH，バソプレシン） | 水分の再吸収促進，体液量の調節，体液浸透圧の調節，血圧の上昇 | 腎の尿細管，集合管 |
| | オキシトシン | 乳汁分泌および分娩の促進 | 乳腺，子宮 |
| 2）甲状腺 | サイロキシン（T$_4$） | 物質代謝促進，血糖上昇，成長・分化の促進，TSH 分泌抑制 | 体組織 |
| | トリヨードサイロニン（T$_3$） | | |
| | カルシトニン（CT） | 血漿カルシウム濃度の低下 | 骨 |
| 3）副甲状腺　副甲状腺ホルモン（PTH） | | 血漿カルシウム濃度の調節　血漿リン酸濃度の低下 | 骨・腎臓 |
| 4）副腎 | | | |
| 皮質 | アルドステロン | ナトリウム再吸収の促進，細胞外液量の維持 | 尿細管 |
| | コルチゾール | 抗ストレス，抗炎症作用，代謝の促進，血糖上昇 | 体組織 |
| | コルチコステロン | | |
| | コルチゾン | | |
| 髄質 | アドレナリン | 交感神経様作用，血圧上昇 | 循環器系 |
| | ノルアドレナリン | 血糖上昇，FFA 上昇，エネルギー産生 | 肝臓・筋肉 |
| 5）膵臓ランゲルハンス島 | | | |
| | インスリン | 末梢組織におけるブドウ糖の利用促進，肝におけるグリコーゲンの分解低下，血糖下降，成長促進，脂質代謝の調節 | 肝臓，脂肪組織，筋肉 |
| | グルカゴン | 肝におけるグリコーゲンの分解促進，血糖上昇，脂肪の分解促進 | 肝臓，脂肪組織 |
| 6）腎臓 | | | |
| | レニン | 血圧上昇（アンギオテンシン I の産生） | |
| | エリスロポエチン | 赤血球の産生刺激 | 骨髄 |
| 7）卵巣 | | | |
| | 卵胞ホルモン | 二次性徴の発現 | 体組織 |
| | 黄体ホルモン | 月経周期，卵巣周期 | 子宮内膜 |
| 8）精巣 | | | |
| | テストステロン | 二次性徴の発現 | 体組織 |

表 2-12　血糖値を調節するホルモン

| ホルモン | 作　　用 |
|---|---|
| インスリン……………………………………… | 血糖を低下させる |
| グルカゴン<br>アドレナリン（エピネフリン）<br>成長ホルモン<br>副腎皮質ホルモン | 血糖を上昇させる |

などが，栄養とかかわりが深いホルモンである。

　甲状腺ホルモンであるサイロキシンは代謝を亢進させ，副甲状腺ホルモンであるパラサイロイドホルモンはカルシウム代謝に関与する。

　副腎皮質からはアルドステロンやコルチゾール，コルチコステロンなどが分泌される。アルドステロンはナトリウムやカリウムなどの代謝を調節する作用をもつ。一方，コルチゾールやコルチコステロンなどは糖代謝を調節する作用をもち，肝臓のグリコーゲンや血糖値を高め，タンパク質からの糖の合成を促進する。これら副腎皮質ホルモン類は脳下垂体からの副腎皮質刺激ホルモンによって産生が調節されている。

　膵臓のランゲルハンス島の$\beta$細胞からは血糖値を低下させる作用をもつインスリン，$\alpha$細胞からは血糖を上昇させる作用をもつグルカゴンが分泌されている（表2-12）。通常，グルコースの供給と消費のバランスが保たれ，血糖値が70〜100 mg/dL の範囲で維持されている。グルコースの供給源は，消化管から吸収される食事由来のものと肝臓でのグリコーゲンの分解および糖新生とで産生されるものとがあり，そのグルコースは，各臓器でエネルギーを得るために次々に分解され，消費される。

注）ミネラルコルチコイドとグルココルチコイド：ミネラル代謝に関与するステロイドホルモンを総称してミネラルコルチコイドと呼びアルドステロンがその代表である。糖代謝に関与するコルチゾールやコルチコステロンなどを総称してグルココルチコイドという。

## ⑧ 感 覚 器

　感覚器系は外界の刺激を感知してその情報を神経系に伝える働きを営んでいる。いろいろな刺激に対して分化した器官が反応する。すなわち，皮膚，味覚器（舌），視覚器（眼球），嗅覚器（鼻粘膜）および聴覚平衡感覚器（外耳，中耳，内耳）の５種類の感覚器により，触覚，圧覚，痛覚，温度覚，味覚，視覚，嗅覚，聴覚，平衡感覚などがつかさどられている。

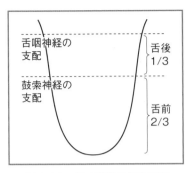

図 2-12　舌の味覚の神経支配

▶▶　**1　味　覚**

　味覚は舌に分布する味蕾で感知され，鼓索神経（舌の前2/3に分布）と舌咽神経（舌の奥1/3に分布）を介して側頭葉の味覚中枢へ伝えられる（図2-12）。味は甘味（あまい），塩味（しおからい），酸味（すっぱい），苦味（にがい），旨味（うまみ）の5種に分けられる。

　この他，辛味，渋味などもある。また，味覚は順応が早く，苦＞甘＞酸＞塩の順に順応が早い。

▶▶　**2　嗅　覚**

　臭い（匂い，香り）は食欲に大きく影響するが，一方で嗅覚は順応が早く，同じ臭いをかぎ続けると感じなくなる。

▶▶　**3　そのほかの感覚**

　食物の色や形（視覚），楽しい会話や音楽（聴覚），食物の硬さ，弾力性，舌ざわり（触覚）あるいは食物の温度（温覚，冷覚）も食欲に影響を与える重要な因子である。

## ⑨　骨格・筋肉

　骨格と筋肉は人が動くという機能をつかさどっており，この2つを運動系という。骨格系は骨と軟骨よりなり，人体の支柱である。受動的運動を営む。一方，骨格に付着している筋肉は収縮により骨格を操り，人を動かしている。能動的運動を営む。

　筋肉の収縮および弛緩によってなされる運動には随意運動と不随意運動がある。随意運動とは意志によって収縮・弛緩する運動であり，これは骨格に付着している骨格筋群によって行われている。不随意運動とは，意志とは無関係に動く心筋や胃・腸などの消化管あるいは尿管などに分布している筋肉群によって営まれている運動である。

　筋肉の収縮時に必要なエネルギーは糖の分解で得られる。それでも不足している場合は，貯蔵グリコーゲンを分解しグルコースに変換し，解糖過程でATPを得てエネルギーをまかなう。

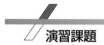

## 演習課題

●次の文の（　　）内に正しい言葉あるいは数値を入れよ。

1. ヒトは生命を維持するうえで必要な物質を常に外界から主に食物として取り込んでいる。食べ物の多くは高分子化合物であり，そのままでは消化管で（①　　　）することができない。そこで高分子化合物である（②　　　）（③　　　）（④　　　）などを（⑤　　　）により（⑥　　　）して吸収可能な低分子化合物に変える。このように，消化とは食物中の（⑦　　　）を体内へ（⑧　　　）するために欠くことのできない過程である。

●栄養素の消化吸収について，次の文の（　　　）内のうち正しい言葉を選べ。

1. デンプンは（⑨　アミノ酸，フルクトース，マルトース，グルコース）が重合したものであり，（⑩　リパーゼ，アミラーゼ，マルターゼ，トリプシン）によって加水分解される。デンプンが消化して生じる二糖類は（⑪　ラクトース，スクロース，ガラクトース，マルトース）である。それは，さらに消化され（⑫　マルトース，グルコース，アミノ酸，キロミクロン）まで消化され，吸収される。

2. デンプンの消化酵素は（⑬　胃酸，胆汁，唾液，膵液　※2つ選べ。）に含まれている。

●血糖値とその調節について，次の文の（　　　）内に正しい言葉あるいは数値を入れよ。

1. 血液中の（⑭　　　）の濃度を血糖値という。

2. 空腹時血糖値は約（⑮　　　）である。

3. （⑯　　　）は血糖を低下させるホルモンであり，一方，血糖を上昇させるホルモンには（⑰　　　）（⑱　　　）（⑲　　　）などがある。

4. 血中グルコースは，（⑳　　　）からのグルコースの吸収，（㉑　　　）でのグリコーゲンの分解，（㉒　　　）での糖新生などで供給される。一方，さまざまな臓器でエネルギー産生のために消費される。

●次の文の（　）内から正しい言葉を選べ。※1. は4つ，2. は1つ選べ。

1. バイタルサインは，（㉓　握力，体温，呼吸数，心拍数，歩幅，眼圧，血圧，咀嚼数）の4兆候である。

2. 肝臓へ流入する血管は，（㉔　冠動脈，門脈，鎖骨下静脈）である。

（解答は p.265）

# 第3章

# 消化吸収と栄養素の働き

【学習目標】

1. 三大栄養素（糖質，タンパク質，脂質）の消化と，それぞれの消化酵素について学ぶ。

2. それぞれの栄養素の栄養的特徴について学ぶ。

3. アミノ酸のいろいろな分類法を理解する。必須アミノ酸とはどのようなアミノ酸であるか理解し，覚える。

4. 水溶性ビタミン，脂溶性ビタミン，ミネラル類の種類と特徴，それぞれの役割と働きを学ぶ。

5. 水の働きを理解する。

6. 必須栄養素にはどのような種類があるか，知識を整理する。

## ① 栄養素の種類

### ⓐ 三大栄養素

　　ヒトが食事を通して摂取している栄養素の種類を表3-1に示す。タンパク質，脂質，糖質は，三大栄養素と呼ばれ，これら三大栄養素は，体内でエネルギー源となる。タンパク質は，一部はエネルギー源にもなりうるが主に体細胞の成分の中心をなす構成素として，脂質は優れたエネルギー源として，糖質は主要なエネルギー源として，欠くことができない栄養素である。

### ⓑ 五大栄養素

　　この三大栄養素に，少量の摂取で十分であるが欠くことのできない微量の栄養素であるビタミンとミネラル（無機質）を合わせて五大栄養素と呼ぶ。

表3-1　栄養素の種類

| 区　　分 | | 種　　類 |
|---|---|---|
| 五大栄養素 | 三大栄養素 | |
| | タンパク質…………タンパク質，アミノ酸 | |
| | 脂　　　質…………中性脂肪，コレステロール，脂肪酸など | |
| | 糖　　　質…………デンプン，オリゴ糖，ショ糖，乳糖，麦芽糖，ブドウ糖 | |
| | 微量栄養素 | |
| | ビタミン | 脂溶性ビタミン………………………ビタミン A, D, E, K |
| | | 水溶性ビタミン………………………ビタミン $B_1$, $B_2$, ナイアシン，ビタミン C，ビタミン $B_6$, $B_{12}$, 葉酸，パントテン酸，リポ酸，ビオチン |
| | ミネラル | マクロミネラル(多量元素)*…Ca, P, K, S, Na, Cl, Mg |
| | | ミクロミネラル(微量元素)*…Fe, Mn, Cu, I, Co, Zn, Cr, Mo, Se, F, Ni, Si, Sn, V, As |

*ミネラル類のうち，人体で比較的多量に必要なミネラルを多量元素，鉄を基準に鉄よりも少ない微量で十分なミネラルを微量元素と呼ぶ。

## ⓒ その他の栄養素

　　五大栄養素以外にも外界から取り入れる生体にとって必要なものとして水を忘れてはならない。また食物繊維や核酸（ヌクレオチド）も食物中に含まれる重要な成分である。食物繊維は，栄養素としての価値が認められたことから栄養素として取り扱われるようになった（本章の「食物繊維」の項参照）。

　　核酸（ポリヌクレオチド）は遺伝情報を保存したり，伝達したり，タンパク質合成のための情報を転写翻訳したり，主要な生命現象の中心に位置する重要な物質であるが，従来，栄養素としては扱われてこなかった。その理由としては，核酸の成分の欠乏症が今まで見つからなかったために必要性が注目されなかったことや，核酸成分であるプリン塩基の過剰摂取は痛風を起こすので栄養素として認められなかったことが考えられる。高尿酸血症やN（窒素）出納にも関連する事柄であるので，本書では本章の「窒素平衡」の項で，食物由来の窒素化合物として，簡単ではあるが取り扱うこととした。

## ❷ タンパク質

### ⓐ タンパク質の種類

　　タンパク質は多数のアミノ酸が重合した（多数つらなった）ものであり，から

表3-2 アミノ酸の種類

| | | 必須（不可欠）アミノ酸 | 略号（一文字）** | 非必須（可欠）アミノ酸 | 略号（一文字）** |
|---|---|---|---|---|---|
| 脂肪族アミノ酸 | 中性アミノ酸* | バリン<br>ロイシン<br>イソロイシン<br>スレオニン | Val（V）<br>Leu（L）<br>Ile（I）<br>Thr（T） | グリシン<br>アラニン<br>セリン | Gly（G）<br>Ala（A）<br>Ser（S） |
| | 酸性アミノ酸 | | | アスパラギン酸<br>グルタミン酸 | Asp（S）<br>Glu（E） |
| | 酸アミドアミノ酸 | | | アスパラギン<br>グルタミン | Asn（N）<br>Gln（Q） |
| | 塩基性アミノ酸 | リシン | Lys（K） | アルギニン | Arg（R） |
| | 含硫アミノ酸 | メチオニン | Met（M） | シスチン<br>システイン | Cys-Cys<br>Cys（C） |
| 芳香族アミノ酸 | | フェニルアラニン<br>トリプトファン | Phe（F）<br>Trp（W） | チロシン | Tyr（Y） |
| 異環アミノ酸 | | ヒスチジン | His（H） | プロリン | Pro（P） |

注）スレオニン（threonine）は「トレオニン」とも表記する。

注）リシン（lysine）は「リジン」とも表記する。

*中性アミノ酸のうちバリン，ロイシン，イソロイシンを分岐鎖アミノ酸（BCAA）という。
**一文字であらわす略号は栄養学ではあまり用いられていないが，生化学や分子生物学ではよく用いられるので参考のため記述した。

だをかたちづくる成分の中心をなすものである。その役割から，①体構成成分のタンパク質と②機能性のタンパク質に大別される。

●体構成成分のタンパク質：骨，筋肉，結合組織など支持物質であり，生体の構造や形態を形成するものである。これらの例としてはコラーゲンやエラスチンが挙げられる。

●機能性タンパク質：酵素，物質運搬タンパク質（ヘモグロビン，トランスフェリンなど），免疫グロブリンなど多くのものがあり，ペプチド性のホルモン（インスリン，グルカゴン）も仲間といえる。

一方，食品中のタンパク質には上記のような動物性タンパク質ばかりでなく，豆類や穀類などに含まれる植物性タンパク質がある。

### ⓑ アミノ酸の種類

アミノ酸の分類は，表3-2に示した化学的分類のほか，栄養学的分類から必須アミノ酸（essential amino acid；EAA）と非必須アミノ酸（non- essential amino acid；NEAA）に，また代謝の特色から糖原性とケト原性（p.60参照）に分類される。

タンパク質の構成成分となるアミノ酸は全部で20種類である。ほかにタンパク質を構成しないアミノ酸としては，タウリン，シトルリン，GABAなどがある。

## ⓒ 必須アミノ酸

　　必須アミノ酸とはヒトの体内で生合成されないか，あるいは合成されてもそれが必要とされる量に達しないため，必ず食物から摂取しなければならないアミノ酸である。言い換えれば，体内でその炭素骨格が脂肪や糖質の中間代謝産物から供給することができず，外界からの供給に頼っているアミノ酸である。成人では9種類である。

　　必須アミノ酸の平均必要量は表3-3に示すとおりである。この値は体重1kg当たりで表わされている。フェニルアラニンは体内で大部分がチロシンに変化する。したがってフェニルアラニンの摂取量が少なくても，チロシン量が十分にあれば間に合う（図3-1）。また，メチオニンとシスチンとの間にも同様の関係があり，必須アミノ酸必要量としてはフェニルアラニン＋チロシン，またはメチオニン＋シスチンとして示される。

　　これらの必須アミノ酸を，その摂取する生体（ヒト）が必要とする量を相対比で十分に含むタンパク質は，その体内での栄養的利用価値は高くなる。食物中に含まれるタンパク質の質の良否は，必須アミノ酸の量とバランスが理想（評点パターン，表3-5参照）に近いか否かで決まる。一般に動物性タンパク質は植物性タンパク質に比べて，この点において栄養学的利用価値が高い。

表 3-3　ヒトの必須アミノ酸必要量　　　　(mg/kg/日)

| アミノ酸 | 乳児 | 幼児 (2歳) | 学童 (10~12歳) | 成人 (1985) | 成人 (2007) |
|---|---|---|---|---|---|
| ヒスチジン | 28 | — | — | 8~12 | 10 |
| イソロイシン | 70 | 31 | 30 | 10 | 20 |
| ロイシン | 161 | 73 | 45 | 14 | 39 |
| リシン | 103 | 64 | 60 | 12 | 30 |
| フェニルアラニン＋チロシン | 125 | 69 | 27 | 14 | 25 |
| メチオニン＋シスチン | 58 | 27 | 27 | 13 | 15 |
| スレオニン | 87 | 37 | 35 | 7 | 15 |
| トリプトファン | 17 | 12.5 | 4 | 3.5 | 4 |
| バリン | 93 | 38 | 33 | 10 | 26 |

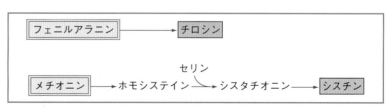

図3-1　フェニルアラニンとメチオニンの代謝

### ⓓ タンパク質の消化吸収

　摂取したタンパク質は，まず胃内で酸変性を受け，ペプシンによりプロテオースやペプトンにまで加水分解（部分消化）され，小腸でトリプシンやキモトリプシンなどのエンドペプチダーゼによりポリペプチドやジペプチドに分解され，またカルボキシペプチダーゼやアミノペプチダーゼなどのエキソペプチダーゼによってアミノ酸にまで分解（消化）されて吸収される（図3-2）。表3-4に主なタンパク分解酵素を示す。

　タンパク質はアミノ酸にまで分解されると，速やかに吸収され大部分は門脈血中へと移行する。アミノ酸の吸収にはいくつかの輸送系があり，中性アミノ酸輸送系，塩基性アミノ酸輸送系，酸性アミノ酸輸送系，などが主なものである。

　ところで，タンパク質はほとんどすべてアミノ酸にまで分解されて吸収されるが，ごくまれに低分子のペプチドで吸収される場合もあると考えられている。

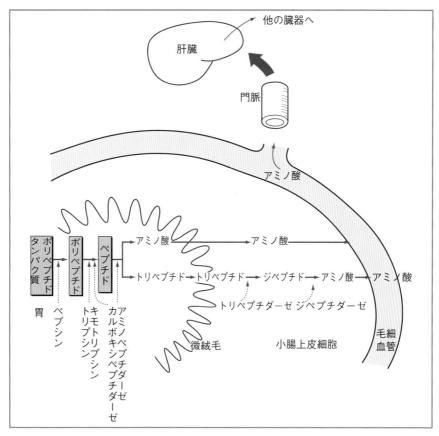

**図3-2　タンパク質の消化吸収**
タンパク質は小腸管腔内および小腸絨毛表面で消化され，小腸粘膜の上皮細胞膜を通過し，アミノ酸にまで分解され循環血流に入り，門脈を経て肝臓に運ばれる。

表3-4　消化管内のタンパク質分解酵素

| 部位（消化液） | タンパク質を消化する酵素 | 賦活化因子 | 酵素の前駆体 |
|---|---|---|---|
| 胃（胃液） | ペプシン | （塩酸，またはペプシン） | ペプシノーゲン |
| 小腸（膵液） | トリプシン | （エンテロペプチダーゼ　またはトリプシン） | トリプシノーゲン |
| | キモトリプシン | （トリプシン） | キモトリプシノーゲン |
| | カルボキシペプチダーゼ | （トリプシン） | プロカルボキシペプチダーゼ |
| 腸粘膜 | アミノペプチダーゼ　ジペプチダーゼ | | |

##  タンパク質の栄養価

　タンパク質は種類によって栄養価が異なる。タンパク質の栄養価を評価する方法としては，動物の成長や窒素出納を基準にする方法，タンパク質のアミノ酸組成を基準にする方法などがある。

> ●タンパク質の栄養価の求め方
> 1）窒素出納（バランス）に基づいて求める方法
> 　生物価　Biological Value（BV）
> 　正味タンパク質利用率　Net Protein Utilization（NPU）
> 2）タンパク質のアミノ酸組成から求める方法
> 　アミノ酸スコア

### ▶▶ 1　生物価と正味タンパク質利用率

　動物を用いて求めた窒素平衡を指標とするタンパク質の栄養価の評価法として，生物価や正味タンパク質利用率がよく用いられてきた。これはタンパク質のアミノ酸の量と比率のほかに，タンパク質の消化吸収率によっても上下する。

　●生物価：吸収されたタンパク質窒素のうち，体内に保留された率を示す値である。吸収された窒素と尿に排泄された窒素から求める。

$$\text{生物価 biological value（BV）} = \frac{\text{体内保留窒素}}{\text{吸収窒素}} \times 100$$

体内保留窒素：吸収窒素－（尿中窒素－尿中内因性窒素）
吸収窒素：摂取窒素－（糞中窒素－糞中内因性窒素）

　内因性窒素は無タンパク食を与えたときに排泄される窒素を内因性のものとみなしている。無タンパク食時に尿中へ排泄される窒素は体タンパク質の分解や合成によるものであり，糞中の窒素は消化管粘膜の剝離物，腸内細菌，消化酵素などに由来するものである。

●正味タンパク質利用率：これは，前述の生物価に消化吸収の率を考慮にいれたものである。摂取したタンパク質の体内での利用率を示す値であり，実際の食品タンパク質の栄養価を評価できる指標である。

$$\text{正味タンパク質利用率} \atop \text{net protein utilization（NPU）} = \frac{\text{体内保留窒素}}{\text{摂取窒素}}$$

$$= \text{生物価} \times \text{消化吸収率}$$

▶▶ **2** アミノ酸スコア

ヒトが必要とするアミノ酸の理想的な比率と，食品タンパク質のアミノ酸組成との相対比を比較して，そのタンパク質の栄養価を評価する指標である。

基準となる理想的なアミノ酸パターンについては，ヒトのアミノ酸必要量を基準とし，FAO，WHO の委員会などの国際機関で検討されてきた。1973 年に評点パターンが提案され，1985 年と 2007 年に修正が加えられた（表 3-5）。

アミノ酸スコアは，食品タンパク質中のアミノ酸含量が，評点パターンの当該アミノ酸含量の何パーセントであるかを求め，そのうちで 100 以下の最低値を示す数値である。その最低値を示したアミノ酸が第一制限アミノ酸である。たとえば，米タンパク質はリシンが相対的に最も不足していて，第一制限アミノ酸はリシン，アミノ酸スコア 65 である（表 3-6）。次に低い値から順に第二，第三制限アミノ酸という。

一般に動物性タンパク質は植物性タンパク質に比べて，アミノ酸スコアが高く，栄養学的利用価値が高い。卵，ミルク，肉類などは制限アミノ酸がなく，ア

> ●アミノ酸スコア
>
> $$\frac{\text{食品タンパク質中の第 1 制限アミノ酸含量（mg/g 窒素）}}{\text{アミノ酸評点パターンの当該アミノ酸量（mg/g 窒素）}} \times 100$$

表 3-5　アミノ酸評点パターン

(mg/gN)

| アミノ酸 | 1973 年パターン[1]<br>一般用 | 1985 年パターン[2]<br>（2〜5 歳） | 2007 年パターン[3]<br>（1〜2 歳） |
|---|---|---|---|
| ヒスチジン | ― | 120 | ― |
| イソロイシン | 250 | 180 | 31 |
| ロイシン | 440 | 410 | 63 |
| リシン | 340 | 360 | 52 |
| メチオニン＋シスチン | 220 | 160 | 26 |
| フェニルアラニン＋チロシン | 380 | 390 | 46 |
| スレオニン | 250 | 210 | 27 |
| トリプトファン | 60 | 70 | 7.4 |
| バリン | 310 | 220 | 42 |

[1] FAO/WHO による。　　[2] [3] FAO/WHO/UNU による。　　UNU：国連大学

表3-6　食品タンパク質のアミノ酸スコア

| 食 品 名 | アミノ酸スコア | | 第一制限アミノ酸 |
|---|---|---|---|
| | 1973年パターンに対する割合 | 1985年パターンに対する割合 | |
| 鶏　　卵 | 100 | 100 | |
| 人　　乳 | 100 | 100 | |
| 牛　　乳 | 100 | 100 | |
| 牛　　肉 | 100 | 100 | |
| 鶏　　肉 | 100 | 100 | |
| あ　　じ | 100 | 100 | |
| い わ し | 100 | 100 | |
| さ　　け | 100 | 100 | |
| さ　　ば | 100 | 99 | トリプトファン |
| た　　ら | 100 | 93 | |
| ま ぐ ろ | 100 | 100 | |
| 精白米 | 65 | 61 | リシン |
| 小麦（強力粉） | 38 | 36 | リシン |
| 大豆（全粒・乾） | 86 | 100 | メチオニン＋シスチン |
| 落花生 | 62 | 58 | リシン |
| そば（全層粉） | 92 | 100 | イソロイシン |
| とうもろこし | 32 | 31 | リシン |
| さつまいも | 88 | 83 | リシン |
| じゃがいも | 68 | 73 | ロイシン |

ミノ酸スコアは100である。米，小麦のタンパク質はリシンが不足してアミノ酸スコアが低い。しかし，食品のタンパク質の栄養価を考える場合，単一の食品のアミノ酸スコアのみを問題にするのではなく，タンパク質の含量が多いかどうか，またほかのタンパク質との組み合わせでアミノ酸スコアが高くなるかを考えるとよい。

　たとえば，米タンパク質はリシンが少ないが，含硫アミノ酸であるメチオニンとシスチンが多い。一方，大豆タンパク質はその逆で，リシンは多いが含硫アミノ酸が少ない。両方のタンパク質を混合すると，不足が補われて，アミノ酸スコアが高くなる。多くの種類の食品を取り入れ，組み合わせを工夫することの利点は，こういったアミノ酸スコアの点でも理にかなっている（図3-3）。

##  タンパク質とアミノ酸の働き

### ▶▶ 1　タンパク質の働き

　タンパク質はからだの構成成分の中心をなすものであり，またDNAのもつ遺伝情報を発現する物質として働く。その役割は多岐にわたるが，①構造的役割と，②機能的役割に大別される。

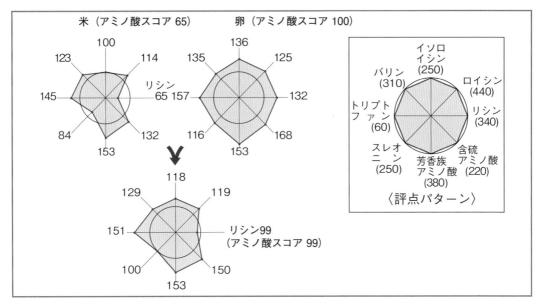

図 3-3　アミノ酸スコア
米と卵のアミノ酸スコアを示した。2つを合わせると米単独ではアミノ酸スコアが 65 のものが 99 に改善される。

| ●タンパク質の役割 |
| --- |
| 結合組織など身体をかたちづくる………コラーゲン，エラスチン |
| 機能性タンパク質として働く……………ヘモグロビン，免疫グロブリン，酵素など |

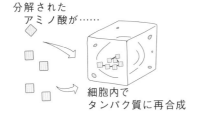

分解された
アミノ酸が……

細胞内で
タンパク質に再合成

タンパク質はアミノ酸まで分解されると，他のアミノ酸に変換（代謝）されたり，体内の新しいタンパク質の合成に利用されたり，いろいろな窒素化合物の素材として使われたりする。またアミノ酸の炭素骨格部分の性質に応じて糖，脂肪酸，ケトン体などにも変換され，糖や脂肪が不足するときにはエネルギー源としての役割も果たす。

### ▶▶ 2　アミノ酸の特性

### ▶ フィッシャー比

血液のアミノ酸濃度と比率とは各臓器の代謝を反映している。総アミノ酸濃度ばかりでなく，アミノ酸の種類別の比率がアミノ酸代謝により変動することがある。分岐鎖アミノ酸（BCAA）と芳香族アミノ酸（AAA）の比率（BCAA/AAA のモル比）は提唱者の名にちなんでフィッシャー比と呼ばれる。健常人の血中アミノ酸のフィッシャー比は 2.4〜4.4 である。肝硬変では 2 以下まで低下することが多い。

$$\text{フィッシャー比}=\frac{\text{BCAA（バリン＋ロイシン＋イソロイシン）}}{\text{AAA（チロシン＋フェニルアラニン）}}$$

### ▶グルタミンとアルギニン

　グルタミンは必須アミノ酸ではないが，アルギニンとともに免疫増強作用があることが知られるようになった。

 **3** 糖原性アミノ酸とケト原性アミノ酸

　アミノ酸が代謝される過程で，その炭素骨格が糖あるいはケトン体に組み込まれるものがある。糖に変換しうるアミノ酸を糖原性アミノ酸，ケトン体に変換しうるアミノ酸をケト原性アミノ酸と分類する。イソロイシン，トリプトファン，フェニルアラニン，チロシンの4つは糖原性とケト原性の両方の性質をもつ。

> ●糖原性アミノ酸
> 　　Arg, His, Ile, Met, Phe, Thr, Trp, Val, Ala,
> 　　Asn, Asp, Cys, Gln, Glu, Pro, Ser, Tyr, Hyp
> ●ケト原性アミノ酸
> 　　Leu, Ile, Lys, Phe, Trp, Tyr

## ⓖ 窒素（N）化合物の代謝

 **1** 尿素合成

　体内で役割を担うタンパク質・アミノ酸は，最終的に，CはCO$_2$，HはH$_2$O，Nはアンモニアになる。CO$_2$とH$_2$Oは問題ないが，アンモニアは有毒物質であり，ただちに解毒しなければならない。アンモニアはただちにグルタミン酸，アスパラギン酸に捕捉され，続いて肝臓の尿素回路（ウレアサイクル）と呼ばれる5段階の酵素反応で終末代謝産物である尿素に変換され，腎臓で濾しとられ，尿中の主要な成分として廃棄される。

| ●尿中の窒素化合物（g/日） | | | |
|---|---|---|---|
| 尿素* | 14～35 | クレアチニン | 1～0.8 |
| 尿酸 | 0.5～0.8 | 総窒素 | 6～21 |

＊尿素は総窒素排泄量の85%を占める。

 **2** 窒素平衡

　食物から摂取するタンパク質中の窒素と，主に尿中に排泄される窒素化合物（終末代謝産物）の窒素との収支を窒素平衡（窒素出納，Nバランス）という。

　食物から摂取する窒素量と，尿中などに排出される窒素量とが等しいとき「窒

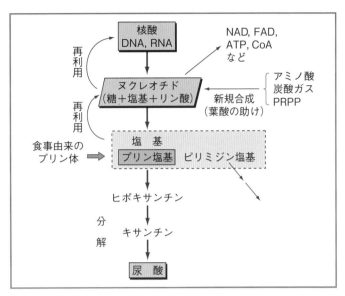

図 3-4　プリンヌクレオチドの代謝

素平衡にある」という。通常の成人が適量の食物をとっている状態がそれにあた
り，体タンパク質の増減がない。成人では，1 日体重 kg 当たり 0.7 g のタンパク
質摂取でちょうど窒素平衡が維持される。

| 窒素出納 | 体タンパク質量 | 例 |
|---|---|---|
| 正（プラス） | 増　加 | 乳幼児期，成長期，妊娠期 |
| 負（マイナス） | 減　少 | 栄養不良，火傷，飢餓，外傷，出血 |

#### ▶▶ 3　ヌクレオチド（ヌクレオシド）の栄養

　ヌクレオチドの成分である塩基のうちプリン塩基はアスパラギン酸，グルタ
ミン，グリシンなどから，ピリミジン塩基もアスパラギン酸，グルタミンなどアミ
ノ酸から生合成される。あるいは分解途中で一部は合成に再利用される。こ
れらは生物にとって欠くことのできない重要な物質であっても，体内で十分量
が調達されるため，通常は不足症状は起こらない。

　注）ヌクレオチドの糖成分であるリボースは，体内でグルコースから合成される。

#### ▶▶ 4　プリン代謝と尿酸合成

　プリン塩基は最終的に尿酸として尿中に排泄される（図 3-4）。血液中の尿酸
濃度は，プリン塩基摂取量のみを直接に反映するのではなく，体内での尿酸の
合成が亢進したり，腎臓からの排泄が悪くなると，濃度が上昇し，高尿酸血症に
なる。さらに濃度が上昇すると痛風（第 10 章参照）を発症する。このように，
核酸代謝と密接にかかわる症状に対処するためにも，それらの代謝の理解が必
要である。

　また最近では，ヌクレオチドの生理的役割も検討の価値があると考えられるようになってきた。核酸成分を含有した経腸栄養剤の開発にも試みられている。これからの栄養学では，ヌクレオチドの各成分の役割や代謝は，忘れてはならない一項目である。

---

 **▶ 食べ物は生き物である**

　正確には，生きてはいないが，生き物由来のものである。生き物は植物も動物も，細胞が無数に集まったものである。細胞には核がある。したがって食物に含まれる物質として，タンパク質，炭水化物，脂肪，微量栄養素などの「栄養素」の他に，**核酸**が含まれる。核酸には **DNA**（デオキシリボ核酸）と **RNA**（リボ核酸）とがある。ヌクレオシドは塩基と糖からなり，それにリン酸がついたものがヌクレオチドである。ヌクレオチドのポリマーが核酸であり，塩基には**プリン塩基**と**ピリミジン塩基**の 2 種類があるが，そのうちのプリン塩基の最終代謝産物が尿酸である。

---

## ❸ 脂　　質

### ⓐ 脂質の種類

　脂質には中性脂肪（トリグリセリド：TG）のみでなく，コレステロール，脂溶性ビタミン類，その他の機能性脂質などさまざまな種類がある。

| ●脂質の種類 |
| --- |
| 単純脂質……中性脂肪 |
| 複合脂質……リン脂質，糖脂質，リポプロテイン |
| 誘導脂質……ステロイド，カロテノイド，脂溶性ビタミン類，脂肪酸 |

　生体内のエネルギー貯蔵で効率がよく，エネルギー源として最も重要なのは，TG である。TG は 1 分子のグリセロールに 3 分子の脂肪酸が結合したものである。不飽和脂肪酸を含む植物性脂肪は常温で液体，一方，飽和脂肪酸の多い動物性は固体である。生体内に貯蔵されている脂肪は，主に皮下脂肪と，性腺周囲，腎周囲および腸間膜など内臓脂肪，筋肉などに分布している。

　中性脂肪の構成成分である脂肪酸も脂質の仲間である。脂肪酸は化学的な違いで飽和脂肪酸と不飽和脂肪酸とに分類される。また，栄養学的には，体内で合成されない必須脂肪酸と生合成される非必須脂肪酸とに分類される。

　コレステロールは体内に広く分布するが，なかでも脳や神経系に多く，細胞

膜の構成成分でもある。また肝臓で胆汁酸，副腎などでステロイドホルモンを合成する際の材料にもなる。

　脂溶性ビタミン類は脂肪に伴って存在し，それぞれの生理活性をもつ（本章の「ビタミン」の項参照）。したがって脂肪は脂溶性ビタミンの供給源となる。

注）生体膜：細胞膜，細胞内小器官の膜など。脂質二重膜構造をもつ。

　その他，脂肪酸はリン酸や糖と結合し，リン脂質や糖脂質として生体膜を構成している。またステロイドホルモン，プロスタグランジンなど，さまざまな生理機能をもつ脂溶性物質も多い。

| ●さまざまな脂質の働き | |
| --- | --- |
| 中性脂肪 | エネルギー貯蔵，エネルギー産生，効率のよいエネルギー源である。1g当たりのエネルギーが9kcal（38kJ）。 |
| 必須脂肪酸 | 中性脂肪の構成成分，プロスタグランジンの素材となる。 |
| コレステロール | ステロイドホルモン類，胆汁酸の素材 |
| 脂溶性ビタミン | それぞれ固有の生理活性。ビタミンA，$\beta$-カロテン，ビタミンEは抗酸化作用を持つ。 |

## ⓑ 脂 肪 酸

### ▶▶ 1　脂肪酸の種類

注）中鎖脂肪（MCT medium chain triglyceride）：炭素数が8〜12の脂肪酸を中鎖脂肪酸という。食品中にはあまり含まれないが，吸収と代謝がよいために，術後のエネルギー源として経腸栄養剤に用いられるようになってきた。

　自然界でみられる大部分の脂肪酸は炭素数が16から20である。脂肪酸は飽和脂肪酸と不飽和脂肪酸とに分類され，不飽和脂肪酸は二重結合がいくつあるかで，一価不飽和脂肪酸あるいは多価不飽和脂肪酸に区別される（図3-5）。主なものを表3-7にまとめた。動物の脂肪には飽和脂肪酸，植物の脂肪には不飽和脂肪酸が多く含まれる。不飽和脂肪酸は酸化されやすい性質をもつ。

注）n-6をω6系列，n-3をω3系列と表記することもある。

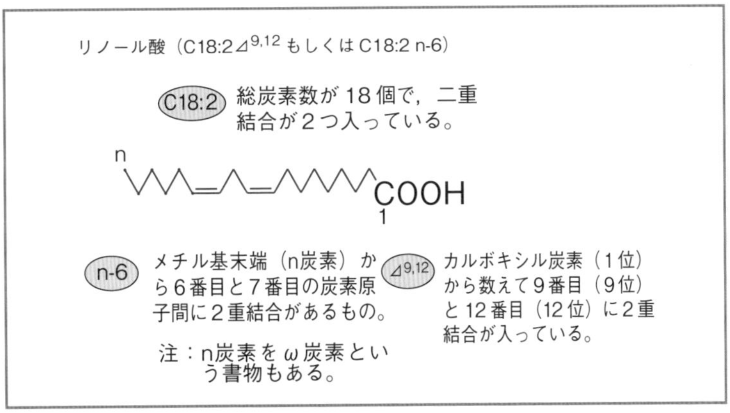

リノール酸（C18:2 $\triangle^{9,12}$ もしくは C18:2 n-6）

C18:2　総炭素数が18個で，二重結合が2つ入っている。

n‿‿‿‿=‿=‿‿‿‿COOH
1

n-6　メチル基末端（n炭素）から6番目と7番目の炭素原子間に2重結合があるもの。
注：n炭素をω炭素という書物もある。

$\triangle$9,12　カルボキシル炭素（1位）から数えて9番目（9位）と12番目（12位）に2重結合が入っている。

**図3-5　脂肪酸の命名法（リノール酸を例に）**
メチル基末端から数えて，6番目と7番目の炭素原子間に二重結合のあるものは「n-6」，3番目と4番目の場合は「n-3」と書き表す。リノール酸は炭素数が18，二重結合の数が2であるから，C18：2　n-6，α-リノレン酸はC18：3　n-3，アラキドン酸はC20：4　n-6と表される。

表3-7　脂肪酸の種類

| 分類 | 炭素鎖と二重結合の位置 | 名　称 | 融点 | 多く含む脂肪 |
|---|---|---|---|---|
| **飽和脂肪酸（S）** | | | | |
| | VVVVVVV^COOH | パルミチン酸（16：0） | 63℃ | 動物性脂肪 |
| | VVVVVVVV^COOH | ステアリン酸（18：0） | 70℃ | |
| **不飽和脂肪酸** | | | | |
| 　一価不飽和脂肪酸（M） | | | | |
| | ∧∨∧∨＝∧∨∧^COOH | n-9系列　オレイン酸（18：1）⊿$^9$ | 13℃ | |
| 　多価不飽和脂肪酸（P） | | | | |
| | VVV＝∨＝∧∨∧^COOH | n-6系列　リノール酸（18：2）⊿$^{9,12}$ | −5℃ | 植物性脂肪 |
| | VVV＝∨＝∧＝∧∨∨COOH | n-6系列　アラキドン酸（20：4）⊿$^{5,8,11,14}$ | −50℃ | |
| | ∧∨＝∧∨＝∧∨∧COOH | n-3系列　α-リノレン酸（18：3）⊿$^{9,12,15}$ | | |
| | ∧∨＝∨＝∨＝∨＝∨^COOH | n-3系列　エイコサペンタエン酸（20：5） | | 魚　油 |
| | V＝V＝V＝V＝V＝V^COOH | n-3系列　ドコサヘキサエン酸（22：6） | −44℃ | |

注）不飽和脂肪酸を多く含む油脂は，二重結合が多いほど酸化されやすい。食品中で油脂とビタミンEが共存すると，ビタミンEの抗酸化作用で不飽和脂肪酸やカロテンなど酸化されやすい脂質の保護に役立つ。

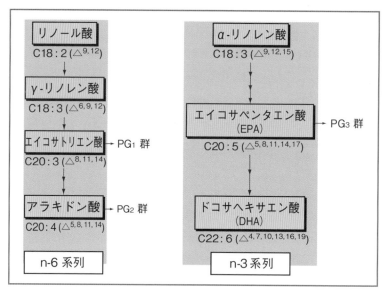

図3-6　必須脂肪酸の系列
PG：プロスタグランジン。PG$_1$，PG$_2$，PG$_3$はプロスタグランジン類のこと

## ▶▶ 2　必須脂肪酸

　栄養学的に必須とされるリノール酸，リノレン酸，アラキドン酸は，われわれの体内では生合成されない多価不飽和脂肪酸である。これらの必須脂肪酸には分子内に必ず「-CH＝CH-CH$_2$-CH＝CH-」が存在する。必須脂肪酸は，文字どおり欠かすことができない物質で，植物油や魚油に含まれている。代謝の系列

によりn-3系，およびn-6系に区別できる（図3-6）。魚油に含まれるn-3系のエイコサペンタエン酸の血栓予防効果は，魚を常食とするイヌイット（エスキモー）では血栓症や心疾患が少ないという疫学調査をきっかけに見いだされた。

　●通常の食事では必須脂肪酸欠乏症は起こらない：必須脂肪酸の摂取推奨量は総エネルギー量の3％程度とされており，通常の食事の脂肪エネルギー比率は25〜30％である。したがって総エネルギー量の10〜15％の脂肪を摂取すると不足は生じない。

　n-6系脂肪酸の欠乏症状の発現を予防できるリノール酸摂取量は，エネルギー比で約2.4％とされている。$\alpha$-リノレン酸のレベルはエネルギー比で0.5〜1.0％とされている。

## ⓒ 脂質の消化吸収

### ▶▶ 1　中性脂肪の消化吸収

　食事の成分としての脂質のほとんど大部分はトリグリセリド（TG, 中性脂肪：トリアシルグリセロールともいう）である。食事として摂取された脂質は，咀嚼をはじめとする機械的作用や，食事タンパク質のペプシン消化物や食事由来の複合糖質，リン脂質など各種の界面活性物質の助けを借り，さらに胃の筋肉の収縮により，直径2,000〜50,000Åのエマルジョン（脂肪滴）となる。小さなエマルジョンとなった脂質は十二指腸に入り，胆汁と混合しさらに小さなサイズのエマルジョンとなり，膵リパーゼの作用が受けやすくなる。

注）Åはオングストローム。
　　1Å＝10 nm

　膵リパーゼでトリグリセリド（トリアシルグリセロール）は脂肪酸とグリセロールあるいはモノグリセリド（モノアシルグリセロール）に分解され，他の脂質も合わさって複合ミセルを形成して小腸上皮細胞にとり込まれる。そこでふたたびトリグリセリドが合成されて，リン脂質やコレステロール，さらには脂溶性ビタミンなども一緒になってキロミクロンと呼ばれる粒子をかたちづくりリンパへとり込まれ，胸管リンパを経て血中へ運ばれる（図3-7）。小腸で吸収されたものが，毛細血管へとり込まれないという点が，他の水溶性の栄養素と明らかに異なる点である。

### ▶▶ 2　コレステロールの吸収

　食事中のコレステロールは大部分が遊離型であり，胆汁酸ミセルに溶解し吸収される。エステル型のものは，膵液のコレステロールエステラーゼにより加水分解された後，吸収される。吸収されたコレステロールは細胞内でエステル化され，キロミクロンや一部は超低比重リポタンパク質（VLDL）に組み込ま

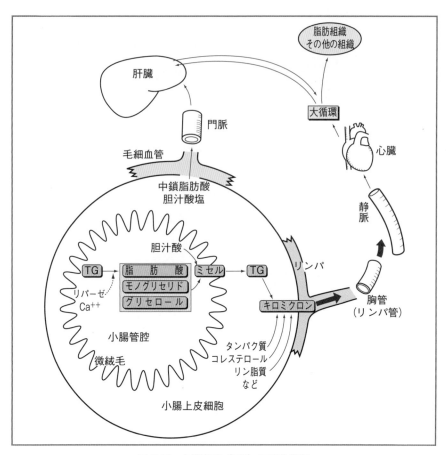

**図 3-7　中性脂肪（TG）の消化吸収**
食事中の脂肪の大部分は中性脂肪であり，中性脂肪の約80％は小腸内でリパーゼなどにより脂肪酸とモノグリセリドに分解される。そしてミセルを形成し，親水性となり，小腸上皮細胞に吸収され，再び中性脂肪を形成する。

れ，リンパ管へ放出され，胸管を経て鎖骨下静脈に入る。

▶▶ **3　リン脂質の吸収**

　リン脂質の一つレシチン（ホスファチジルコリン）は，カルシウムイオンの存在下に膵液中のホスホリパーゼ$A_2$によりリゾレシチンと脂肪酸に加水分解され，粘膜細胞に吸収された後，粘膜細胞内でレシチンに再合成され，リポタンパク質としてリンパ管へ放出される。

▶▶ **4　中鎖脂肪の消化吸収**

　中鎖脂肪（MCT）は，中鎖脂肪酸を構成成分とする中性脂肪のことである。炭素数8～12の中鎖脂肪酸は，通常の脂肪酸より炭素鎖が短く，水溶性の栄養素と同じ吸収経路をたどる。吸収された中鎖脂肪酸はほとんどそのままアルブミンと結合し，毛細血管から門脈を経て直接肝臓へ運ばれる。したがって，胆汁や膵リパーゼの分泌が不十分であってもよく吸収される。

## ⓓ 脂肪の働き

主な働きは，エネルギーを貯蔵することとエネルギーを産生することである。特に食事摂取が途絶えたときは貯蔵脂肪がエネルギー源となる。脂肪は酸化してエネルギーを産生する。このとき，酸素を消費し，$CO_2$を産生し，同時に$H_2O$ができる。この$H_2O$を代謝水という。

---

**●中性脂肪の働き**
1. エネルギーを産生する。
   1 g 当たりのエネルギー産生量は 9 kcal であり，糖質やタンパク質の 2 倍を超える。食事誘導性熱産生（DIT）*が低く，約 4 %。
2. 貯蔵エネルギーを蓄える。
3. 生理活性物質や複合脂質として働く。

\*DIT（SDA）は第 5 章の「エネルギー消費」の項を参照。

---

 **1 エネルギー産生**

さまざまな生理的条件に応じて糖と脂肪がエネルギー産生を分担している。脂肪は効率よくエネルギーを産生することから，脂肪は糖質代謝に欠くことができないビタミン$B_1$の消費を節約し，インスリンの無駄な分泌を制御する特性をもつといえる。また糖質が不足した状況でのタンパク質の異化も防御する。

 **2 脂溶性ビタミンの供給と吸収**

脂肪は脂溶性ビタミンの供給源となるばかりでなく，脂溶性ビタミンの腸管からの吸収に必要である。なかでも野菜類に含まれるカロテンの吸収は一般に悪く，油脂とあわせて調理することによって初めて効率よく吸収されるようになる。プロビタミン D であるエルゴステロールも同じく油脂により吸収が高まる。

 **3 脂肪の呼吸比（RQ）**

脂肪は，呼吸比（RQ：$CO_2$産生量/$O_2$消費量）が約 0.7 で，三大栄養素のなかで最も低い。脂肪の RQ が 0.7，糖の RQ が 1.0 ということを利用して，RQ から体内でエネルギーを産生している栄養素が脂肪なのか糖なのかを判定することができる。糖が十分にゆきわたって主に糖をエネルギー源にしているときは，RQ は 1 に近く，逆にエネルギー源になりうる糖が枯渇し，脂肪が燃焼すると RQ は低下し 0.7 になる。運動時のエネルギー代謝の研究ではよく用いられる。日常生活では糖も脂肪もエネルギー源になっていて，RQ は 0.85 前後である（RQ については第 5 章 p.132 参照）。

**4 その他の特性**

胃で消化されず胃での滞留時間が長いため，満腹感が持続する。あぶら（油・脂）を用いた調理法で献立に変化をもたせることができ，風味，食感をよくすることができる。

## ⓔ 食事と脂質

脂質は欠くことのできない重要な物質であり，栄養素として優れた特性をもつ。しかし，摂取量が多すぎるとエネルギー過剰になり，肥満の原因となる。食事中の脂質の質と量が適切でないと，さまざまな生活習慣病の要因になる。

**1 脂肪酸の摂取と血清コレステロール値**

食事で摂取する脂肪酸の違いは血清コレステロール値に影響する。つまり不飽和脂肪酸はコレステロール値を下げるが，逆に飽和脂肪酸は上げる作用がある。血圧に対しても同様の作用が認められている。高コレステロール血症や高血圧症の予防と治療には，食事の多価不飽和脂肪酸（P）と飽和脂肪酸（S）の比（P/S比）を1〜1.5に保つことが要点の一つとされている。

多価不飽和脂肪酸のうち，n-6/n-3比（n-6系脂肪酸とn-3系脂肪酸の比）を高くしないことも大切といわれている。n-3は魚油に含まれることから，魚をよく食べる日本人の食事ではn-6/n-3の比がおよそ4，欧米ではあまり魚を食べず動物性脂肪をとることから，4より高く10近くである。

**2 食事とコレステロール**

コレステロールはステロイド核を有するさまざまな生理活性物質の前駆体として役立っている。通常，血液中には220 mg/dL以下の濃度でアポタンパクと結合したかたちで各臓器間を運搬されている。しかし，この値が高すぎると将来動脈硬化や虚血性心疾患を引き起こす要因になるため，血中のコレステロール値を正常範囲内に保つことが望ましい。

注）脂質異常症の重症化予防のためには1日200 mg未満にとどめることが望ましい。

コレステロールの由来は食事で摂取するものと体内で合成されるものと両方である。普通の食生活では，1日200〜400 mgのコレステロールを摂取している。ただし，体内ではこれよりも多くの，1日1〜1.5 gのコレステロールが生合成されている。したがって食事から摂取したコレステロールが直接に血中コレステロール値の増大へ結びつくわけではない。ただし，家族性高コレステロール血症の要因がある場合は，コレステロールの摂取の制限を心がけることも必要とされている。

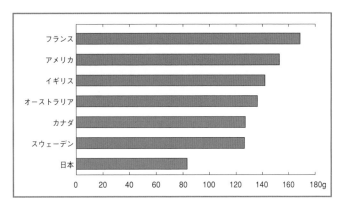

**図3-8 先進国における脂質摂取量の比較**
（国際食糧農業機関（FAO）による2001年の国別の1人1日当たりの食糧供給量より）

▶▶ **3 脂質摂取とがん**

疫学調査や動物実験の結果から，食事中の脂肪の量は乳がん，結腸がんなどと正の相関があることが明らかにされている。

食生活の欧米化に伴い，かつて少なかった日本人の脂質摂取量は十分になってきたが，これ以上はむしろ摂りすぎに注意するほうがよいであろう（図3-8）。

脂肪の摂取量と質，特に脂肪酸の組成とがんを含む生活習慣病との関連が明らかにされ，望ましい摂取量と比率が提唱されている。要点をまとめると次のようになる。

注）P，M，Sおよびn-6,
n-3については表3-7を
参照

> 摂取量·······················総エネルギー量の25%
> 動物性：植物性：魚········4：5：1
> P：M：S ·····················3：4：3
> P/S比 ·····················1～2
> n-6/n-3比 ·················4程度

## ④ 糖 質

### ⓐ 炭水化物の種類

炭水化物は大きく糖質と食物繊維とに分けることができる。さらに糖質には，多糖類，二糖類，単糖類がある。穀類に多く含まれる多糖類はデンプンであり，動物の体内に貯蔵される多糖類はグリコーゲンである。グルコースは糖の代謝に主役として登場する単糖である。

| ●多糖類 | グリコーゲン（動物に含まれる），<br>デンプン（植物に含まれる） |
|---|---|
| ●二糖類 | スクロース（ショ糖），ラクトース（乳糖），<br>マルトース（麦芽糖） |
| ●単糖類 | グルコース（ブドウ糖），フルクトース（果糖），<br>ガラクトース，マンノースなど |

　繊維には，いわゆる粗繊維と呼ばれるセルロースだけでなく，さまざまな種類の食物繊維（DF）が含まれる（食物繊維の項参照）。

　肝臓のグリコーゲンは血糖の維持に使われるが，筋肉中のグリコーゲンはエネルギー産生に使われ，血糖にはならない。このように両者は違った役割を担っている。

## ⓑ 糖質の消化吸収

　食物中の糖質は主に多糖類であるデンプンである。デンプンは唾液中のα-アミラーゼ（プチアリンともいう）の作用を受けてマルトースなどの二糖類にまで分解される。二糖類は，小腸粘膜上皮細胞の細胞膜に局在するマルターゼ，イソマルターゼ，スクラーゼ，ラクターゼなどの二糖類分解酵素によって単糖に分解される。言い換えれば，糖質は消化管腔内で単糖にまで分解（消化）されたものが移動するのではなく，単糖に分解されるのは小腸の細胞膜に存在する膜酵素による。このような消化を膜消化という。図3-9に糖質の消化と吸収の概要を示す。

　小腸における糖の吸収は空腸まででほぼ完了する。それらの吸収速度は単糖類の種類によって異なる。糖の吸収にはナトリウム依存型とナトリウム非依存型の2種類の輸送系がある（ナトリウム依存型のグルコース吸収は図3-17参照）。

## ⓒ 糖質の働き

 **1　エネルギー源としての働き**

　糖質は生物にとって重要なエネルギー源である。ヒトは植物の光合成でつくられたデンプンを主な糖質源としている。糖質の役割で最も重要なのはエネルギー源としての役割である。

| ●糖質の働き |
|---|
| 1. エネルギー源になる。1 g 当たり 4 kcal |
| 2. エネルギーを蓄える（グリコーゲン）。 |
| 3. NADPH，リボース，グリセロールを供給する。 |
| 4. 非必須アミノ酸の炭素骨格を供給する。 |
| 5. 複合糖質として働く。 |

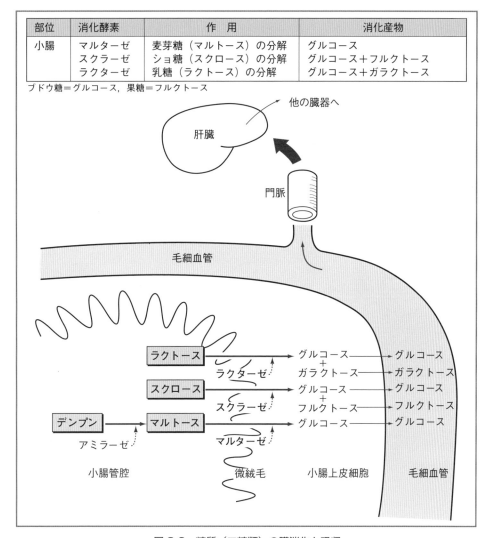

| 部位 | 消化酵素 | 作　用 | 消化産物 |
|---|---|---|---|
| 小腸 | マルターゼ<br>スクラーゼ<br>ラクターゼ | 麦芽糖（マルトース）の分解<br>ショ糖（スクロース）の分解<br>乳糖（ラクトース）の分解 | グルコース<br>グルコース＋フルクトース<br>グルコース＋ガラクトース |

ブドウ糖＝グルコース，果糖＝フルクトース

**図 3-9　糖質（二糖類）の膜消化と吸収**
ラクトース，スクロース，およびデンプンの腔内消化産物であるマルトースは
小腸刷子縁膜中に埋まっている酵素類により消化されつつ吸収される。

注）解糖系：図 3-10 また
は図 3-14 で，グルコース
からピルビン酸あるいは
乳酸までの代謝経路。

　食物として摂取されたデンプンはアミラーゼやマルターゼによりグルコース（ブドウ糖）まで分解されて吸収される。グルコースは解糖系，TCA サイクルで分解されることによりエネルギーを得ることができる（図 3-10）。多くの細胞は糖質をエネルギー源とするとともに脂肪分解によるエネルギー獲得の方法もある。しかし，ほとんど糖質のみをエネルギー源にする神経組織にとっては，血液中の糖質（グルコース）は非常に大事なものとなる。肝臓と筋肉ではグルコースをグリコーゲンの形で貯蔵することができる。

　グルコースを消費してエネルギーを産生するためには，ビタミン B_1 など B 群

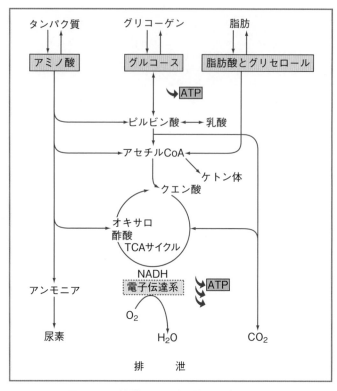

図3-10　糖質とタンパク質および脂質代謝

ビタミンが必要である（本章の「水溶性ビタミンの働き」の項参照）。グルコース
から大量のエネルギーを産生するためには十分量のビタミン $B_1$ を補給しない
と，代謝性アシドーシスをきたす場合がある。

## ▶▶ 2　血糖の維持

　血中のグルコース（血糖）はいろいろな組織が正常な機能を維持するエネル
ギー源として欠かすことができない物質である。なかでも神経組織では必要と
するエネルギーの大部分は血中のグルコースに依存している。このような重要
な役割をもつ血糖は，常に一定の濃度範囲に維持されている。空腹時は70～110
mg/dL，食後は一過性に120～130 mg/dL に上昇するが，約2時間後には元の値
にもどり，それが維持される（第10章 図10-6 参照）。絶食時にも著明に低下す
ることなく，一定の範囲内の濃度が保たれる。

　血糖が一定の濃度に維持されているのは，血液中にグルコースを供給する機
構と，血液中のグルコースを消費する機構とがバランスをとっているからであ
る。これらグルコースの消費と供給の機構は，主にホルモンにより調節されて
いる。

---

●糖質の供給と消費

血液へグルコースを供給するのは
　　1）小腸からの食物の糖質の消化吸収
　　2）肝臓でのグリコーゲン分解によるグルコースの供給
　　3）肝臓での乳酸やアミノ酸からのグルコースの合成（糖新生）
それに対し，血中のグルコースを消費するのは
　　1）いろいろな組織でのエネルギー源としてのグルコースの分解
　　2）脂肪組織での脂肪への変換
　　3）肝臓と筋肉でのグリコーゲンへの変換（貯蔵）

---

　グルコースの利用を高め血糖値を低下させるホルモンは，膵臓のランゲルハンス島 $\beta$ 細胞から分泌されるインスリンであり，逆に血糖値を上昇させるホルモンは膵臓のランゲルハンス島の $\alpha$ 細胞から分泌されるグルカゴンである。

　アドレナリン（エピネフリン），ノルアドレナリン（ノルエピネフリン），成長ホルモン，副腎皮質ホルモンも血糖を上昇させる働きがある（第2章 表2-12参照）。

 **3　糖代謝のさまざまな働き**

注）NADPH：還元型ニコチンアミドアデニンジヌクレオチドリン酸

　グルコースからペントースリン酸回路（経路ともいう）（図3-14 参照）で生成される NADPH は脂肪酸合成やコレステロール生成に必要なものである。同じくペントースリン酸回路では，核酸の成分となる五炭糖（リボース）が生成される。糖質代謝に関連して解糖系の三炭糖リン酸からは，脂肪合成のためのグリセロールが合成される。また糖代謝の中間代謝体は非必須アミノ酸の炭素骨格部分を供給している。

　このように糖質は脂質や核酸とも互いに密接な関連をもっている。グルコースが不足したときは，脂肪酸をエネルギー源にする。脂肪の酸化が不完全な時はケトーシス（ケトアシドーシス）に陥ることがあるが，それを防ぐために糖質は少なくとも1日100gは摂取することが望ましい。

## ⑤ ビタミン

### ⓐ ビタミンとは

　ビタミンとは，微量で生命の維持を支配する不可欠な有機物であり，体内でほとんど合成されないか合成されても必要量に満たないため，必ず外界から摂取しなければならない微量の栄養素と定義されている（ビタミンの定義）。した

がって欠乏すると，そのビタミン固有の欠乏症状を呈する。

### ⓑ ビタミンの種類

ビタミンを化学的な性質から分別すると，次のように水に溶解する水溶性の
ビタミン群と，そうではない脂溶性のビタミン群とに大別することができる（表
3-8，表 3-9）。

| ●水溶性ビタミン | ●脂溶性ビタミン |
| --- | --- |
| チアミン（ビタミン $B_1$），リボフラビン（ビタミン $B_2$），ニコチン酸（ナイアシン），ビタミン $B_6$，パントテン酸，ビオチン，葉酸，ビタミン $B_{12}$，アスコルビン酸（ビタミン C） | レチノール（ビタミン A），カルシフェロール（ビタミン D），トコフェロール（ビタミン E），フィロキノン（ビタミン K） |

体内での機能をみても，この２つに分けて考えることができる。すなわち，
水溶性ビタミンは体内でそれぞれの補酵素型に変換されてから，さまざまな酵
素の補酵素として働く。一方の脂溶性ビタミンは，おのおののもつ生理作用を
発揮することによって生命維持に不可欠なビタミンとして働いている。

### ⓒ ビタミンの発見

ビタミン発見の歴史は，欠乏症研究の歴史でもあった（表 3-10）。エネルギー
と三大栄養素を満たすだけでは成長が抑制され，健康保持が障害される。多量
に必要とされる三大栄養素とミネラルのほかに，量的には微量で十分だが不可
欠の因子（栄養素）があるらしいということから，現在ビタミンとして知られて
いる物質の存在が考えられ，証明されてきた。

実際の必要量は１日当たり mg から $\mu$g という微量であることから，それらの
発見や分離分析は困難なことが多く，多くの努力がはらわれてきた。

もう一つは動物を用いた成長実験から順次明らかにされてきた。ホプキンス
（Hopkins）の実験を例にとると，実験用シロネズミをタンパク質，糖質，脂肪，
無機質を含む基本飼料で飼育すると体重増加は妨げられるが，その基本飼料に
乳汁成分を追加すると体重増加は回復する。この実験から，乳汁成分には，ネズ
ミの成長に不可欠な物質（ビタミン）が含まれているに違いないとして，ビタミ
ン学説が提唱されるきっかけが生まれた（図 3-11）。

その後，多くの研究が進められた結果，現在までに 15 種ほどのビタミンが発
見され，化学的性質，体内での機能などが明らかにされている。ビタミン発見の

表 3-8　水溶性ビタミン　食品と欠乏症

| ビタミン | 化学名 | 補酵素 | 関与する物質代謝 | 多く含む食品 | 欠乏症 |
|---|---|---|---|---|---|
| ビタミンB₁ | チアミン | チアミンニリン酸 (TDP, TPP) | 糖質代謝 | 胚芽（米，小麦），脱脂大豆，ごま，落花生，のり，酵母など。臓器では肝臓，心臓，腎臓，肉類では豚肉 | 脚気 |
| ビタミンB₂ | リボフラビン | FAD FMN | 糖質代謝 脂質代謝 | 動植物界に広く分布し，特にやつめうなぎ，レバー，乳，卵，肉，魚，胚芽，アーモンド，酵母，のり，乾椎茸，とうがらし果実など | 口角炎，舌炎，角膜炎 |
| ナイアシン | ニコチン酸 ニコチンアミド | NAD NADP | 酸化還元反応 | かつお節，魚，乾椎茸，落花生，レバー，肉，とうがらし果実，酵母など | ペラグラ |
| ビタミンB₆ | ピリドキシン ピリドキサル ピリドキサミン | ピリドキサルリン酸 (PLP) ピリドキサミンリン酸 (PMP) | アミノ酸代謝 脂質代謝 | ひらめ，いわしなどの魚，レバー，肉，大豆粉，くるみなど | 皮膚炎 |
| ビタミンB₁₂ | コバラミン | アデノシルコバラミン メチルコバラミン | アミノ酸代謝 脂質代謝 | にしん，さばなどの魚，レバー，肉，かき，脱脂粉乳などの動物性タンパク質 | 悪性貧血 |
| ビタミンC | アスコルビン酸 | ― | アミノ酸代謝 タンパク質代謝 | 新鮮な果実や緑黄色野菜に含まれ，パセリ，ブロッコリー，芽キャベツ，とうがらし果実，レモン，みかん，いちごに多い。のりにも多く，大豆にはないが，もやし，枝豆に含まれる。緑茶に多く，紅茶には含まれない。 | 壊血病 |
| 葉酸 | ― | テトラヒドロ葉酸 THF | 核酸代謝 アミノ酸代謝 | レバー，新鮮な緑黄色野菜（ほうれん草，ブロッコリー，芽キャベツ，ほか），豆類など | 巨赤芽球性貧血 高ホモシステイン血症 |
| パントテン酸 | ― | 補酵素 CoA | 糖質代謝 脂質代謝 | 動植物，微生物界に広く分布する。レバー，そら豆，脱脂粉乳，落花生，さけ，大豆粉，卵など | 成長障害 末梢神経障害 |
| ビオチン | ― | ビオチン | 糖質代謝 脂質代謝 | レバー，卵黄，大豆粉，えんどう，脱脂粉乳，かき，にしん，ひらめなど | 皮膚炎 舌炎 |

FAD：フラビンアデニンジヌクレオチド　　　　NAD：ニコチンアミドアデニンジヌクレオチド
FMN：フラビンモノヌクレオチド　　　　　　　NADP：ニコチンアミドアデニンジヌクレオチドリン酸

表 3-9　脂溶性ビタミン　食品と欠乏症

| ビタミン（化学名） | 多く含む食品 | 欠乏症 |
|---|---|---|
| ビタミンA レチノール | うなぎ，レバー，卵黄，バターなど。カロテンは緑黄色野菜などの黄色野菜（にんじん），のりなど | 夜盲症 角膜軟化症 |
| ビタミンD コレカルシフェロール エルゴカルシフェロール | 魚肝油，魚など。エルゴステロールは乾椎茸など茸類，酵母など | くる病 テタニー |
| ビタミンE トコフェロール | 植物性食品に広く分布し，小麦胚芽，大豆油，糠油，綿実油など | 赤血球の溶血貧血 |
| ビタミンK フィロキノン | キャベツ，ブロッコリー，カリフラワー，ほうれん草，トマト，いちご，海藻 | 出血傾向 血液凝固低下 |

表3-10 ビタミンの発見と同定の歴史

| 名 称 | 化 学 名 | 発見と同定の歴史 |
|---|---|---|
| ビタミンA<br>プロビタミンA | レチノール<br>カロテン<br>カロテノイド | ステップ（1909～1912），オスボーン，メンデル（1913），マッカラム（1913）：脂溶性成長因子発見マッカラム，シモンズ：抗眼疾性発見（1917）カラーら：構造決定（1931） |
| ビタミンD<br>（D₂, D₃）<br>プロビタミンD | カルシフェロール<br><br>エルゴステロール<br>7-デヒドロコレステロール | メランビー：実験的くる病発見（1919）<br>ポール，ウィンダウス，ローゼンハイムら：プロビタミン発見（1927）<br>ウィンダウスら：構造決定（1936） |
| ビタミンE | トコフェロール | エバンス：発見（1922）<br>フェルンホルツ，ララーら，ジョン：構造決定（1938） |
| ビタミンK | フィロキノン<br>メナジオン誘導体 | ダム：発見（1935）<br>アルムクィスト，クロース，ドイジー，フィーザー：構造決定（1939） |
| ビタミンB₁ | チアミン（サイアミン）<br>アノイリン | エイクマン：ニワトリ白米病発見（1890～1897）<br>鈴木：アベリ酸（オリザニン）発見（1910）<br>フンク：ビタミン発見（1911）<br>ヤンセン，ドナト：結晶分離（1926）<br>ウィンダウスら，R. R. ウイリアムスら：構造決定（1936） |
| ビタミンB₂ | リボフラビン<br>ラクトフラビン | クーン，ジェルジーら：フラビン発見（1933）<br>カラーら：構造決定（1934） |
| ナイアシン | ニコチン酸<br>ニコチンアミド | エルビーエムら：同定（1937） |
| ビタミンB₆ | ピリドキシン | ジェルジー：発見<br>スネルら：多元性発見<br>クーンら（1938），L. J. ハリスら（1942）：構造決定 |
| パントテン酸 | パントテン酸 | R. J. ウイリアムスら：発見（1933）<br>R. J. ウイリアムスら：構造決定（1940） |
| ビオチン<br>（ビタミンH） | ビオチン | ケーグル：発見（1936）<br>ジェルジーら：抗皮膚炎性発見（1939）<br>デュビニオーら：構造決定（1942） |
| イノシトール | ミオイノシトール<br>（メゾイノシット） | ウーレイ：同定（1940） |
| コリン | コリン | ベストら：脂肪肝予防作用発見（1933） |
| 葉酸<br>（フォラシン） | 葉酸（PGA） | デイら：発見（1935）<br>ホーガンら：発見（1938）<br>スネルら：発見（1940）<br>ミッチェル，スネル，R. J. ウイリアムスら：発見（1941）<br>アンジアら：構造決定（1945） |
| ビタミンB₁₂ | コバラミン | リッケス，フォルカースら：発見（1948）<br>E. L. スミスら：発見（1948）<br>トッド（1955），ホジキン（1956）：構造決定 |
| ビタミンC | アスコルビン酸 | ホスト，フレーリヒ：実験的欠乏症発見（1907）<br>セント・ジェルジー：ヘキスロン酸発見（1928）<br>ミシェルら，カラーら，ハワースら：構造決定（1933） |

（島薗順雄：栄養学の歴史，朝倉書店，1989，p.120-123 の表より抜粋）

現在では水溶性ビタミンは，生体内で補酵素型に変換しさまざまな酵素に対する補酸素として役割を果たしていることが明らかになっている。各々の補酵素型を次に（　）内に示す。チアミン（TPP：チアミンピロリン酸），リボフラビン（FAD：フラビンアデニンジヌクレオチド，FMN：フラビンモノヌクレオチド），ニコチン酸およびニコチン酸アミド（NAD：ニコチンアミドアデニンジヌクレオチド，NADP：ニコチンアミドアデニンジヌクレオチドリン酸），ビタミンB₆（PLP：ピリドキサルリン酸，PMP：ピリドキサミンリン酸），パントテン酸（CoA：補酵素A），ビオチン（ビオチン），葉酸（THF：テトラヒドロ葉酸），ビタミンB₁₂（アデノシルコバラミン，メチルコバラミン）。

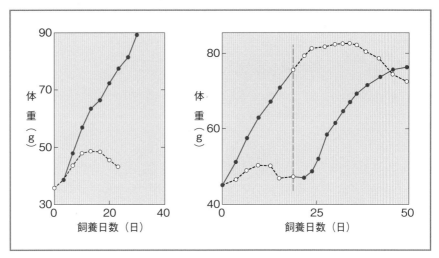

**図 3-11　ホプキンスが行ったネズミ飼育実験**
ホプキンス（Sir Frederick Gowland Hopkins；英国）が 1912 年に行った実験結果である。
左図は，シロネズミに基本飼料としてカゼイン，ラード，ショ糖，塩分を与えると，体重曲線は
図中 ○…○ で示すように十分に増加せず，まもなく低下し始める。この飼料に乳汁 2 mL を追
加すると，●—● で示すように体重はよく増加する。
右図は，途中で乳汁 3 mL の追加を中止した場合と，途中から追加を開始した場合を示す。

めざましい業績は，今世紀初めに次々と成し遂げられた。

### ▶▶ ビタミン様物質

厳密にはビタミンの定義にはあてはまらなくとも，生体が必要とする微量の
有機物質をビタミン様物質という場合もある。ユビキノン，リポ酸，カルニチ
ン，オロト酸，パラアミノ安息香酸などがこれである。

## ⓓ ビタミンの吸収

### ▶▶ 1　脂溶性ビタミンの吸収

脂溶性ビタミン類は，通常，脂質とともに存在しており，腸管から吸収される
際も脂質に混ざって吸収される。油を用いた調理方法では吸収率がよくなる。
吸収された脂溶性ビタミンは，キロミクロンをかたちづくり，リンパ管へ放出
される。

食品中に存在するビタミン A はタンパク質と結合して存在し，消化管内のプ
ロテアーゼによって遊離され，ミセルのなかに取り込まれ，十二指腸より吸収
される。

カロテノイドは胆汁酸存在下に吸収され，キロミクロン内へ取り込まれる。

ビタミン D は回腸から吸収され，キロミクロン内へ取り込まれる。

ビタミン E は，他の脂質や胆汁酸の存在下に小腸中部から吸収される。

　　ビタミンKも脂質と複合ミセルを形成し，能動輸送によって小腸上部から吸収される。

 **2　水溶性ビタミンの吸収**

　　ビタミン$B_1$（チアミン：thiamin）の遊離型のものは十二指腸および空腸より吸収される。

　　ビタミン$B_2$（リボフラビン：riboflavin）は，食品中ではフラビンモノヌクレオチド（FMN）やフラビンアデニンジヌクレオチド（FAD）の形で存在し，消化管内でリボフラビンに加水分解され，能動輸送によって小腸から取り込まれる。

　　ビタミン$B_6$は主に十二指腸から受動輸送によって吸収される。一部回腸からも吸収される。

　　ビタミン$B_{12}$は回腸から吸収される。その吸収には胃壁粘膜から分泌される内因子が関与する。

　　ビタミンCは小腸より吸収される。

　　葉酸は食品中にはほとんど還元型で存在し，まず小腸で加水分解され，小腸上部より吸収され，門脈を介して肝臓へ運ばれる。

　　ナイアシン（ニコチン酸：nicotinic acidとニコチンアミド：nicotinamide）は小腸から拡散により吸収される。

## ⓔ 脂溶性ビタミンの働き

**1　ビタミンA（レチノール Retinol）**

注）β-カロテンは効率よくビタミンAに代謝されるわけでなく，ビタミンA（レチノール）の約1/6の作用しか示さない。

　　ビタミンA（レチノール）は，植物中にプロビタミン（β-カロテン，β-カロチンともいう）の形で存在する。プロビタミンは2分子のレチナールを生成する。レチナールとレチノールは相互変換する。

　　ビタミンAは肝臓に貯蔵され，血中ではレチノール結合タンパク（RBP）と結合して存在する。レチノールは視機能に必須のビタミンとして古くから知られていたが，そればかりでなく，現在では，レチノールが細胞内レチノール結合タンパク質（CRBP）に取り込まれ細胞核に移行し，遺伝子発現を調節すると考えられている。

注）CRBP：cellular retinol binding protein

　　レチナールは視色素であるロドプシンの構成成分であることから，視機能に関与する（図3-12）。したがって，ビタミンAが不足すると夜間の視力障害や，眼球乾燥症をきたす。逆にビタミンAの補完による過剰症も注意を要する。レチノールの量が結合タンパク質（CRBP）量を超えると過剰症をきたすことが知

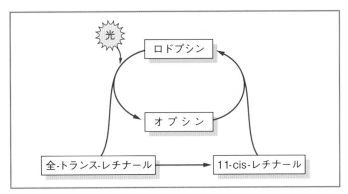

**図3-12 ビタミンA（レチノール）と視紅**
レチノールが酸化されるとレチナールになる。オプシンはタンパク質

られている。非日常的な例だが，ビタミンA含量の高い北極熊を食べた探検隊でのビタミンA中毒（過剰症）の報告もある。

▶▶ **2 ビタミンD（カルシフェロール Calciferol）**

ビタミンDはステロイドプロホルモンであるといういい方をされる。これは活性型ビタミンDが，体内で前駆物質であるビタミンDからつくられるという意味である。

ビタミンDには，動物においてプロビタミンであるデヒドロコレステロールから変換したコレカルシフェロール（ビタミン$D_3$）と，植物において同じくプロビタミンであるエルゴステロールから変換したエルゴカルシフェロール（ビタミン$D_2$）とがある。ビタミン$D_2$とビタミン$D_3$はどちらも同程度の生理活性をもっている。

小腸で吸収されたビタミンDは，ビタミンD結合タンパク質と結合し，肝臓へ取り込まれる。図3-13に示すように肝臓で25位，腎臓で1位が水酸化され，活性型ビタミン$D_3$（カルシトリオール）になる。

ビタミンDはカルシウムとリンの代謝において中心的役割を果たす。腸管からのカルシウムの吸収と腎尿細管でのカルシウムの再吸収を促進，骨の代謝を調節する。不足すると乳幼児ではくる病，成人では骨軟化症，成人以降では骨粗鬆症を引き起こす。

▶▶ **3 ビタミンE（トコフェロール Tocopherol）**

天然にはいくつかのトコフェロール$\alpha$，$\beta$，$\gamma$，$\delta$-が存在する。d-$\alpha$-トコフェロールが最も強い生理活性をもつ。トコフェロールは，他の脂溶性ビタミン同様，食物中の脂肪に溶け，脂肪とともに消化吸収され，キロミクロンに取り込まれ，脂肪組織に貯蔵される。ビタミンEは天然に存在する重要な抗酸化物質で

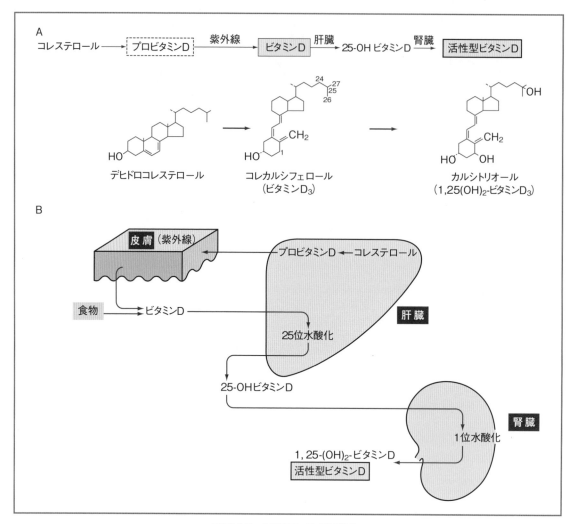

A

コレステロール ──→ プロビタミンD ──紫外線──→ ビタミンD ──肝臓──→ 25-OH ビタミンD ──腎臓──→ 活性型ビタミンD

デヒドロコレステロール
コレカルシフェロール（ビタミン$D_3$）
カルシトリオール（1,25($OH)_2$-ビタミン$D_3$）

B

皮膚（紫外線）
プロビタミンD ←── コレステロール
食物 ──→ ビタミンD
25位水酸化
肝臓
25-OHビタミンD
1位水酸化
腎臓
1, 25-($OH)_2$-ビタミンD
活性型ビタミンD

**図3-13　ビタミンDの活性化**
A：ビタミンDの活性化の反応。化学式はビタミン$D_3$の例である。それぞれの反応は臓器ごとに分担されている。
B：肝臓に局在する25位水酸化酵素，膵臓に局在する1位水酸化酵素の作用で活性型ビタミンDに変換される。

あり，多価不飽和脂肪酸の酸化・過酸化を防御する。したがって，多価不飽和脂肪酸を大量に摂取するときはビタミンEの必要量が増す。

　ビタミンEの欠乏は新生児の貧血や神経症状を起こす可能性がある。ビタミンEは，小麦胚芽，ひまわりの種，トウモロコシの油がよい給源となる。

▶▶ **4　ビタミンK（フィロキノン，メナキノン）**

　ビタミン$K_1$フィロキノン（Phylloquinone）とビタミン$K_2$メナキノン（Menaquinone）がある。緑黄色野菜にはビタミン$K_1$が含まれ，ビタミン$K_2$は腸内菌により1日当たり通常1～1.5 mg生産されるので，ふつう不足症は起こらない。しかし，抗菌薬の服用により腸内菌のビタミン$K_2$産生が抑制されると不足すること

もある。通常成人の必要量は体重 1 kg 当たり 1 μg とされる。

　新生児では腸内菌叢によるビタミン $K_2$ の産生が期待できず，また母乳中の含量も低いことから，ビタミン欠乏症で新生児メレナや頭蓋内出血がまれにみられる。これを防ぐ目的で新生児にはビタミン K の投与が施される。

　ビタミン K も他の脂溶性ビタミンと同様に，過剰投与による過剰症を注意する必要がある。またビタミン K に関連して，次のような注意も覚えておこう。血液の凝固傾向を抑制するため抗凝血薬ワルファリンを服用する場合には，ビタミン K がワルファリンと化学的構造が似ているためにワルファリンの作用を阻害する恐れがあるので，ビタミン K を多く含む食品（たとえば納豆など）をとりすぎないように注意する必要がある。

## f 水溶性ビタミンの働き

### ▶▶ 1　ビタミン $B_1$（チアミン Thiamin）

　ビタミン $B_1$ は，体内でリン酸化されチアミン二リン酸（TDP または TPP）のかたちに変換し，主として糖の代謝に関与する酵素の補酵素として働く（図3-14）。ピルビン酸の酸化的脱炭酸反応は，ピルビン酸デヒドロゲナーゼ酵素複

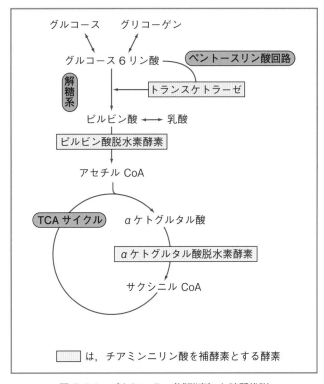

図 3-14　ビタミン $B_1$（補酵素）と糖質代謝

合体による脱炭酸である。ビタミン $B_1$ 欠乏時にはこの代謝系が停滞しピルビン酸や乳酸が蓄積し，アシドーシスをきたす。

　この現象に関連したことがらで，高エネルギー輸液（第 9 章参照）で糖を大量に補給する際に，ビタミン $B_1$ が欠乏すると，アシドーシスになり重篤な症状をきたす。高エネルギー輸液を施行する場合は，ビタミン $B_1$ をあわせて投与するよう勧告されている。ウェルニッケ脳症でグルコースのみを単独投与すると症状が悪化することがある。ビタミン $B_1$ を忘れずに投与するよう注意する。

　ビタミン $B_1$ は食事性の不足がない場合でも，体内で需要が亢進しているとき，あるいは吸収された $B_1$ がリン酸化されにくいとき，およびアノイリナーゼ（ビタミン $B_1$ を分解する酵素）を含む食品を摂取したりアノイリナーゼ産生菌を腸内にもっている場合に，欠乏することがある。アノイリナーゼは，淡水魚，貝類，わらび，ぜんまいなどに含まれる。

　欠乏症としては，脚気（beriberi），多発性神経炎，食欲減退，便秘，腱反射消失，心悸亢進，心肥大，倦怠感，運動失調，精神障害，ウェルニッケ脳症などがある。昔，わが国では白米を多食するためビタミン $B_1$ が欠乏し，脚気が多く発生した。現在でもインスタント食品の過食やアルコールの常用，清涼飲料水の飲みすぎなどで発生している。

 **2　ビタミン $B_2$（リボフラビン　Riboflavin）**

　ビタミン $B_2$（リボフラビン）は体内で補酵素型である，フラビンアデニンジヌクレオチド（FAD），フラビンモノヌクレオチド（FMN）に変換し，生体内酸化還元反応に関与している。これらは，アミノ酸，脂質，糖質の代謝に必要であり，発育のために重要なビタミンでもある。光やアルカリ性で不安定な性質をもつ。

　欠乏すると，口角炎，成長障害などの欠乏症をきたすことが知られている。

**3　ナイアシン　Niacine**

　ニコチン酸とニコチンアミドを合わせてナイアシンという。これらは体内で補酵素ニコチンアミドアデニンジヌクレオチド（NAD）に変換され，さまざまな酸化還元反応に関与する酵素の補酵素として不可欠な生理機能を発揮する。アミノ酸の一つであるトリプトファンもナイアシン活性をもつ[注]。

　ナイアシン欠乏症はペラグラと呼ばれ，皮膚炎，下痢，精神神経障害を起こす。この症状はトリプトファン含量の低いトウモロコシに食料を頼る地域で発見された。

　ニコチン酸の過剰摂取で，皮膚発赤や消化管および肝臓に影響がみられるこ

注）トリプトファン60 $\mu g$ からナイアシン 1 $\mu g$ の割合で，ナイアシンが生合成されるためである。大きな値ではないが無視できるものではない。

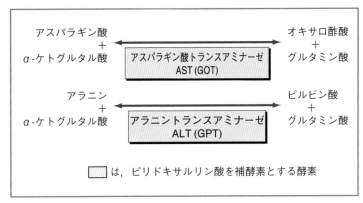

図 3-15　ビタミン B$_6$とアミノ酸代謝

とから，上限量が策定されている。

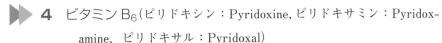　**4**　ビタミン B$_6$（ピリドキシン：Pyridoxine, ピリドキサミン：Pyridox-
amine, ピリドキサル：Pyridoxal）

　ピリドキサル（PL）は体内でピリドキサルリン酸（PLP）に変換し，補酵素
として働く。アミノ酸の代謝を触媒する多くの酵素は PLP を補酵素とする。肝
機能などの診断項目であるアスパラギン酸トランスアミナーゼ AST（GOT）や
アラニントランスアミナーゼ ALT（GPT）は，代表的な B$_6$酵素である（図3-15）。

　ビタミン B$_6$ は穀類をはじめ食品全体に含まれており，また腸内菌によっても
合成されるため，通常の食生活では欠乏症はほとんど生じない。しかし，抗菌薬
の長期投与で腸内菌による合成が止まったり，抗結核薬イソニコチン酸ヒドラ
ジンが PLP と結合して補酵素を不活性化した場合などに，欠乏症状が出現する
ことが知られている。

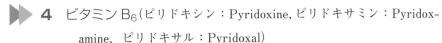　**5**　葉　　酸　Folic acid

　葉酸の補酵素型はテトラヒドロ葉酸（THF）というかたちであり，核酸の合
成，アミノ酸の代謝など重要な働きを担っている。葉酸は赤血球の形成過程に
必要であり，欠乏すると巨赤芽球性貧血（p.244）をきたすことはよく知られて
いた。

　さらに近年，葉酸の代謝が障害されるとさまざまな病態にかかわることが明
らかにされてきた。メチルテトラヒドロ葉酸が形成される過程の律速酵素であ
る MTHFR（5,10-メチレンテトラヒドロ葉酸還元酵素）[注]の働きが滞るとホモシ
ステインからメチオニンへの代謝も滞り（図3-16），その結果ホモシステイン濃
度が上昇する（高ホモシステイン血症）。高濃度のホモシステインは血管内皮細
胞を傷害し，動脈硬化，脳梗塞，心筋梗塞，血栓症にかかわると考えられてい

注）MTHFR（5,10-メチ
レンテトラヒドロ葉酸還
元酵素）には遺伝子多型が
ある。

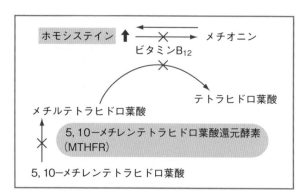

**図 3-16　高ホモシステイン血症**
正常な代謝では，メチルテトラヒドロ葉酸が，ビタミン $B_{12}$ の補酵素的作用を借りてテトラヒドロ葉酸になる過程でホモシステインはメチオニンに変換される。✕印が滞り，ホモシステイン濃度が高くなる。

る。

　また，妊娠初期の葉酸欠乏は先天性の胎児の神経管閉鎖障害（二分脊椎）の要因となる。その発生リスク低減化のためには，妊娠初期に積極的に葉酸を摂取することが推奨されている。成人の推奨量 RDA は 240 $\mu$g であるが，妊婦はそれに加え 200 $\mu$g の付加量が推奨されている（ただし 1 日 1,300 $\mu$g を超えないこと）。葉酸は緑黄色野菜に豊富に含まれる（p.110）が，熱には不安定である。

#### ▶▶ 6　ビタミン $B_{12}$（コバラミン Cobalamin）

　ビタミン $B_{12}$ は抗悪性貧血因子である。ビタミン $B_{12}$ の吸収には，胃から分泌される内因子と呼ばれる糖タンパク質が必要である。吸収された後，体内でアデノシルコバラミンやメチルコバラミンに変換し，葉酸の代謝に関与する酵素の補酵素として働く。

　ビタミン $B_{12}$ が欠乏すると，THF 不足をきたし悪性貧血を生じる。それと同時にメチルマロン酸の代謝が滞り，尿中に排泄されるメチルマロニル酸の増加が観察される。内因子の分泌が低下したり，胃全摘により内因子がなくなると，$B_{12}$ が吸収されず，体内の蓄積が枯渇してしまうと悪性貧血が出現する。

#### ▶▶ 7　ビオチン　Biotin

　ビオチンはカルボキシラーゼの補酵素として炭酸固定反応に関与する。たとえば，マロニル CoA 産生系のマロニル CoA カルボキシラーゼの補酵素となることで，脂肪酸合成に関与する。

　ビオチンは卵白に含まれるアビジンという糖タンパク質と結合しやすく，結合するとビタミンとして働かない。乾燥卵白を多量に摂取するような場合に，

欠乏症状をきたすこともあったが，ビオチンは天然の食品に広く含まれており，また腸内菌により合成されるため，通常の食生活では欠乏症は起こらないと考えられている。

### ▶▶ 8　パントテン酸　Pantothenic acid

パントテン酸は補酵素A（コエンザイムA：CoA）の成分として，糖質代謝，脂質代謝など多くの重要な反応に関与している重要なビタミンである。糖質や脂質の代謝の重要な中間代謝物質であるアセチルCoAは，アセチル基とCoAが結合した反応性に富む物質である（アセチルCoAについては図3-10を参照）。

パントテン酸は卵黄，レバーなどに多く含まれ，通常の食生活では欠乏症は起こりにくい。

### ▶▶ 9　ビタミンC（アスコルビン酸 Ascorbic acid）

抗酸化作用をもつ水溶性ビタミンで，ビタミン類のなかでは比較的大量に必要とされる。従来から抗壊血病因子として，あるいは結合組織のコラーゲンの合成系での機能などで，その必要性が周知されてきた。その他にもニトロソアミンの生成抑制，消化管での鉄の吸収促進など，多くの重要な機能をもつ。

## ⑥　ミネラル・水・食物繊維

### ⓐ　ミネラルの吸収

#### ▶▶ 1　ナトリウムの吸収

ナトリウム（Na）の小腸上皮細胞における吸収（輸送）機構の概略を図3-17に示す。小腸粘膜の上皮細胞におけるNa-K依存性ATPaseによるNa輸送系は能動輸送の代表例であり，通常の状態ではNaポンプの機構に従ってNaは細胞内から外へ汲み出されている。細胞内へのNaの輸送は受動的に行われている。

#### ▶▶ 2　カルシウムの吸収

カルシウム（Ca）の小腸上部での吸収は主として能動輸送であり，下部では受動輸送による。そして，小腸上部での能動輸送時には活性型ビタミン$D_3$を必要とする。Caの吸収は，食物中のCaとPの比が1：1から2：1程度が吸収効率がよいといわれている。

#### ▶▶ 3　鉄の吸収

鉄（Fe）の小腸における吸収は体内における鉄不足時には増大し，過剰時に

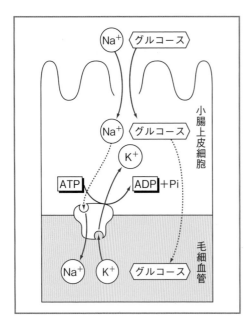

**図3-17　ナトリウムの輸送とグルコースの吸収**
小腸上皮細胞におけるグルコース-$Na^+$輸送体。ATP→ADPの変換を伴って$Na^+$が毛細血管側へ能動的に吸収される（Naポンプ）。グルコースは，小腸管腔より$Na^+$が流入するのと同時に（共役にて）上皮細胞に輸送され，毛細血管へと移る。なお体内での細胞へのグルコースの取り込みはこの機構ではない。

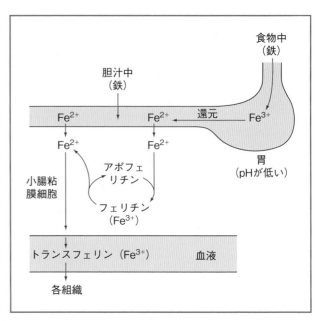

**図3-18　鉄の吸収**
鉄の小腸からの吸収では，ヘム鉄はそのままの形で取り込まれた後，細胞内でヘムが壊され，鉄が遊離してくる。一方，非ヘム鉄は低pHやアスコルビン酸で二価鉄（$Fe^{2+}$）の形になって吸収され，小腸粘膜細胞内で一部は直ちに酸化され，アポフェリチンと結合し，フェリチンの形で貯蔵鉄として粘膜細胞内にとどまる。残りは，血漿中のトランスフェリンと結合して，三価鉄（$Fe^{3+}$）の形で運搬される。

は低下する。鉄は二価（$Fe^{2+}$）と三価（$Fe^{3+}$）があるが，二価鉄の方が吸収されやすい。図3-18に小腸上部上皮細胞における鉄の吸収の概略を示す。

　また，魚肉（赤味）や畜肉中の鉄はヘモグロビンやミオグロビンと結合したヘム鉄が多い。ヘム鉄は吸収されやすく，鉄の担体タンパク質またはレセプター（受容体）を介さないで吸収される。

## ⓑ ミネラルの働き

　細胞内液に含まれるミネラルのうち最も多いものはカリウム（K）であり，一方，細胞外液にはNaが最も多く含まれる。体内では多種類のミネラルが，それぞれの働きをしている。ミネラルは，全体の含量としては人体の4%にすぎないが，このなかで栄養学的に比較的多量摂取しなければならないものをマクロミネラル（多量元素），それよりも摂取量が少なくてよいものをミクロミネラル（微量元素）という分類をする。

　マクロミネラルはCa, P, K, S, Na, Cl, Mgの7元素である。ミクロミネラルはFe, Mn, Cu, I, Co, Zn, Cr, Mo, Se, F, Ni, Si, Sn, V, Asなどで，微量（鉄を基準と

してそれより少ない量）で十分である。

　ミネラルの食事性欠乏はまれであるが，経静脈栄養の際は，微量元素の補給にも注意を要する。

 **1　カルシウム　Ca**

　カルシウムは体内で最も多量に存在する。ほとんどは骨および歯に含まれているが，骨以外に含まれるカルシウムイオンは，微量でさまざまな重要な働きを担っている。酵素反応，ホルモン作用，血液凝固作用，神経および筋の機能になくてはならない。このようにさまざまな場面で重要な血中カルシウムイオン濃度は，ビタミンＤや副甲状腺ホルモン（パラソルモン）により調節されている。

---

●カルシウムの作用

1) 骨・歯の成分（主にリン酸カルシウム）
2) 神経や筋肉の興奮性の調節因子：神経の刺激の伝導にはカルシウムイオンが必要。不足すると興奮性を高める。筋肉の収縮にはカルシウムイオンが必要。不足すると弛緩する。
3) 情報メッセンジャーの役割：カルシウムはカルモジュリンを介して細胞内での機能を調節し，cAMP と同様，情報メッセンジャーの役割を果たす。
4) 血液の凝固：血液中のプロトロンビンをトロンビンに変えるためにはカルシウムイオンが必要。
5) 酵素活性の補助因子：トリプシン・膵リパーゼなどの酵素活性化に必要。
6) 血液の pH：弱アルカリ性に保つ。

---

　血中カルシウムイオンは骨からの動員と腸管からの吸収により供給される。腸管での Ca：P の比率が 1：1 付近でよく吸収されるが，カルシウムよりもリンを多く摂取しすぎると，カルシウムの吸収が悪くなり，骨のカルシウムが取り崩されるようになる。日本人の栄養素摂取量の調査結果では，カルシウムのみが所要量を満たしていない。カルシウムを豊富に含む食品を，成長期はもちろん成人後も十分摂取するよう心がけたい。

 **2　鉄　Fe**

　鉄は血色素ヘモグロビンや筋肉中のミオグロビンの成分として酸素の運搬，保持に関与し，チトクロムの成分や酵素の成分としても重要である。体内の鉄の多くが貯蔵鉄を経て効率よく再利用されている。鉄には二価鉄と三価鉄があるが，吸収されるのは二価鉄で，運搬されるときのトランスフェリンと貯蔵されるときのフェリチンは三価鉄である（図 3-18 参照）。

●鉄の作用
1) 酸素の体内輸送・保持
　a) ヘモグロビン鉄：赤血球のヘモグロビンとして酸素を各組織へ運ぶ役。
　体内鉄の大部分（約70％）は赤血球中に存在。
　b) ミオグロビン鉄：筋肉のミオグロビンとして酸素の利用・保持に関与。
　体内鉄の約４％。
2) チトクローム，カタラーゼ，ペルオキシダーゼなどの成分：各組織のこれ
　らの酵素は細胞の酸化反応に関与。

　鉄が不足するとまず貯蔵鉄が減少し，貯蔵鉄が十分でなくなるとヘモグロビンが減少し，鉄欠乏性貧血を起こす。成人女性では，明らかな貧血をきたしてはいなくても貧血予備群が見つかることもまれではない。鉄を豊富に含む食品を摂取するとともに，鉄は，ビタミンＣやタンパク質と一緒に摂取するとよく吸収されることを上手に利用することが望ましい。

●鉄吸収を高める要因
1) 動物性タンパク質が多い。　肉類，赤身の魚など。
2) ビタミンＣが多い。
3) 体内の貯蔵鉄量が少ない。

 **3 リン P**

　リン酸は，核酸，ヌクレオチド，リン脂質，リンタンパク質など生体内で重要な構成成分である。またビタミンから補酵素型への変換はリン酸が結合することによる。また体内の高エネルギーリン酸化合物を形成し，エネルギー源として働いているなど，重要な機能を多くもっている。体内のリンの約80％は，カルシウムとともにハイドロキシアパタイトの形で，あるいはリン酸マグネシウムの形で，骨や歯の成分となっている。

 **4 マグネシウム Mg**

　成人の組織では，マグネシウムの約60〜65％は骨に含まれている。細胞内液で，カリウムの次に多いミネラルである。マグネシウムイオンは多くの酵素活性の発現や，神経の興奮・伝達に必要である。特にATPを使う酵素反応では欠かすことができない。マグネシウムが不足すると骨から遊離するが，顕著な欠乏症は明らかでない。

 **5 ナトリウム Na**

注）体液のナトリウムイオン濃度：138〜146 mEq/L
カリウムイオン濃度：3.7〜5.0 mEq/L

　ナトリウムは細胞外液の主な陽イオンであり，多くは塩素とともにNaClとなり浸透圧の維持に，また一部はNaHCO₃として緩衝作用によるpHの維持に重要な働きをもつ。そのほか，ナトリウムイオンとして多くの重要な働きをしているが，ナトリウムのとりすぎは高血圧を招き，それを悪化させる要因になる。

### ▶▶ 6 塩 素 Cl

塩素は NaCl のかたちでの役割のほかにも，胃液の塩酸 (HCl) の成分として，あるいは好中球の殺菌作用の発現にも必要である。

日常の生活では，ナトリウム（食塩）を必要量以上にとってしまう傾向にあり，その結果高血圧症を招くため，必要以上に食塩をとらない注意が提唱され，男性 8.0 g，女性 7.0 g 未満に抑えるよう目標が設置された（第 6 章参照）。

### ▶▶ 7 カリウム K

カリウムは細胞内の主要な陽イオンである。エネルギー代謝，細胞膜輸送，細胞内外の電位差の維持を担っている。特に筋肉，なかでも心筋の運動に影響を与える。副腎皮質ホルモンであるアルドステロンは，ナトリウムを体内に貯留し，かわりにカリウムを消費する作用をもつミネラル調節ホルモンである。

食品に含まれるカリウムの調理による損失は，調理方法により異なるが，煮ることで約 30 ％は煮汁へ損失される。

### ▶▶ 8 銅 Cu

銅は，チトクロム c やスーパーオキシドジスムターゼ（SOD）など多くの酵素の成分として含まれている大切なミネラルである。また，鉄の代謝で二価鉄が三価鉄に変換する反応も銅を成分とする酵素によって行われるため，銅不足は鉄の代謝に影響を及ぼし，ひいては鉄欠乏性の貧血をきたす可能性がある。また，銅そのものの代謝が異常な銅代謝異常症もいくつか明らかにされている（例：ウィルソン病）。

注）ウィルソン病：肝臓や脳に銅が蓄積して，肝機能障害，不随意運動などをきたす。

### ▶▶ 9 ヨウ素 I

ヨウ素は甲状腺ホルモン（サイロキシン $T_4$，トリヨードサイロニン $T_3$）の成分である。甲状腺ホルモンはエネルギー代謝を促す。ヨウ素が不足すると甲状腺肥大を起こすが，ヨウ素は海藻，海産物に多く含まれているため，それらをよく食べるわが国では，欠乏症状はほとんどみられない。

### ▶▶ 10 マンガン Mn

マンガンは酵素反応の補助因子として働く。たとえば肝臓での尿素合成系の酵素であるアルギナーゼや，多くのペプチダーゼ（ペプチド分解酵素）の補助因子として重要である。

### ▶▶ 11 セレン Se

セレンの摂取は微量でも有害性重金属化合物の毒性発現を抑制する効果がある。疫学調査では，低セレン状態が心筋疾患（狭心症，心筋梗塞）や種々のがんの発生の危険性を著しく高めるという。セレンは 1 日量の 1/10 で欠乏，10 倍量

で中毒を起こすといわれており，調節レベルの範囲が狭い元素である。中国の克山病や未熟児，静脈栄養での欠乏症が知られている。

## ▶▶ **12** 亜　鉛　Zn

亜鉛は血液，肝臓，筋肉など体内に広く分布し，多くの酵素の活性中心に存在し，あるいはインスリンと結合している。したがって，欠乏で生じる症状は広範囲にわたると考えられる。現在，亜鉛欠乏症として明らかになっているのは，成長遅延，味覚異常，臭覚低下，四肢末端皮膚炎などである。成長後に不足すると，細胞増殖を繰り返している皮膚，粘膜，肝臓，血球，性腺，感覚器などの機能低下，免疫機能低下，インスリン合成の低下などが起こると考えられる。これらの症状は老化に伴う変化でもある。通常の食品，なかでも動物性タンパク質には十分含まれている。特にカキ（牡蛎）は亜鉛を多く含む。

## ▶▶ **13** モリブデン　Mo

銅と拮抗して働き，鉄の利用を高めて貧血を予防する。糖質，脂質の代謝を助ける。1日当たり 30〜35 mg の摂取が望ましい。

## ▶▶ **14** そのほかの微量元素

●**クロム**　Cr：耐糖能に必要な因子である。

●**ケイ素**　Si：コラーゲンやムコ多糖について構造弾性やその石灰化に関与する。

●**スズ**　Sn：酸化還元反応に関与する。

●**バナジウム**　V：脂質代謝に関連し欠乏すると血清中性脂肪が増える。

●**ヒ素**　As：最近必須性が認められた。

●**硫黄**　S：含硫アミノ酸（メチオニン，シスチン）の構成元素としてタンパク質に含まれる。SH 基は，生体の解毒機構や酵素の活性調節で重要な働きをしている。

●**コバルト**　Co：コバルトはビタミン $B_{12}$ に含まれる。

●**フッ素**　F：骨や歯の成分となっているが，火山地帯などでは過剰症が起きやすい。1 ppm 以下の少量のフッ素含有の水を飲用する地域では，う歯の発生頻度が高く，一方，8 ppm 以上では過剰症がみられる。欠乏と過剰になる量の範囲が非常に狭い元素である。フッ素過剰症では骨異常，脂質代謝障害や糖質代謝障害，斑状歯がみられる。

**水**

 **1 水の体内分布**

体内の水分総量は体重の約 2/3 を占める（図 3-19）。体内の水溶液を総称し体液（body fluid）と呼び，下に示すように細胞外液と細胞内液とに大きく分けられる。

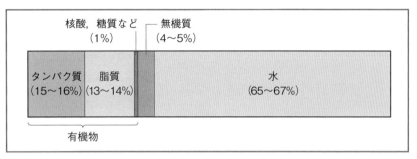

図 3-19 人体の組成

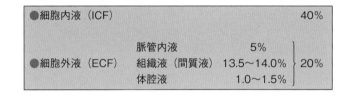

脱水症（dehydration）は，体内からの水分の喪失により生じる。さまざまな原因があるが，速やかに体内に水分を補給し，腎不全などの重篤な合併症をきたさないように対処する必要がある。逆に浮腫（edema）とは体液の過剰状態のことをいう。

●アシドーシスとアルカローシス：体液は普通 pH7.4 付近に保たれている。なんらかの原因で血液の pH が 7.36 以下に低下したときアシドーシス，逆に血液の pH が 7.44 以上の状態をアルカローシスという。どちらも呼吸性に起こる場合と代謝性の場合とがある。代謝性アシドーシス（ケトン性アシドーシスや乳酸アシドーシス）ではアニオンギャップが高値になるが，$HCO_3^-$ 喪失によるアシドーシスでは上昇しない。

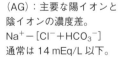

注）アニオンギャップ（AG）：主要な陽イオンと陰イオンの濃度差。$Na^+ - [Cl^- + HCO_3^-]$ 通常は 14 mEq/L 以下。

**2 水の働き**

水は，さまざまな物質の溶媒となり，生化学反応を可能にし，栄養素や老廃物を運搬する。体液には緩衝作用をもつ物質が溶解しており，pH を 7.4 前後（7.35〜7.45）に保つ。肺および皮膚からの水の蒸発や汗により体温の調節にも

携わっている。

 **3 水の出納**

われわれの日常生活では，1日の飲水として約1,200 mL，食物からは約1,000 mL の水分を摂取している。その他に，体内の栄養素が燃焼し代謝水とよばれる水も発生する。これは1日200〜300 mL になる。それらを合計すると約2,500 mL となる。

尿への排泄は1,000〜2,000 mL になるが，体内の老廃物を尿として排泄するための最低尿量は約500 mL である。通常は，摂取した水分に応じた尿排泄を行っている。肺からの呼吸に伴う水蒸気としての排泄，皮膚から汗としての排泄など，意識することなしに常に肺や皮膚から排泄される水分を不感蒸泄と呼び，1日900〜1,000 mL である。排出の合計も2,500 mL に達し，出納バランスがとれている。

| ●摂取量 | | ●排出量 | |
|---|---|---|---|
| 1) 食物 | 1,000 | 1) 尿 | 1,300 |
| 2) 飲水 | 1,200 | 2) 大便 | 200 |
| 3) 代謝水 | 300 | 3) 不感蒸泄 | 1,000 |
| 合計 | 2,500 (mL) | 合計 | 2,500 (mL) |

### ▶水分出納量の測定

臨床で行われる「水分出納量の測定」は体のなかに入った水分量と体から排泄された水分量を比較し，体内の水分，特に細胞外液が一定量に保たれているかどうかを判断するためのものである。食物に含まれる水分および口から飲む水分摂取量の確認を行い，排泄量の把握のためには，1日に排泄される尿の総量を測定する。水分摂取量が排泄量を超えれば体に水分が貯留し，逆に排泄量よりも摂取量が少ないときは枯渇していると判断する。

水分出納の測定は，特に腎疾患において，大事な項目であり，また輸液を施すときは，経口の水分摂取と輸液量とを合わせた値を摂取量とすることを忘れてはならない。

## ⓓ 食物繊維

 **1 食物繊維とは**

食物繊維（dietary fiber：DF）は糖質（多糖類）の仲間であるが，消化酵素では消化されないためにエネルギー源にはならず，以前はその効用は注目されなかった。しかし1970年代に南アフリカのバンツー族の食生活を調査したバーキット（Burkitt）によってその生理的効果が報告されて以来，次第に多くの作

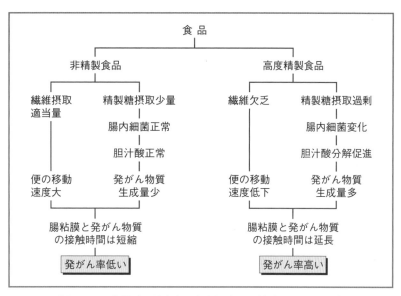

図3-20　大腸がん発生率と食事組成の関係（Burkitt, 1978）

用が明らかにされてきた（図3-20）。

食物繊維はその構成成分から，①不溶性食物繊維，②水溶性食物繊維に分けられる。

| 種　類 | 構　成　成　分 |
|---|---|
| ●不溶性食物繊維 | セルロース，ヘミセルロース，リグニン，キチン |
| ●水溶性食物繊維 | ペクチン，ガム質，アルギン酸 |

また，由来する物質により次のように分類できる。

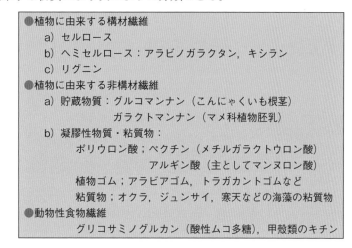

食物繊維は，ヒトの消化酵素で消化されない食品中の難消化性成分の総体と定義されている。主要成分は炭水化物であるが一部非炭水化物も含まれる。エ

ネルギー換算係数の設定は困難であるため，利用不可能な炭水化物とされる。生体のエネルギー利用に関係し，生活習慣病の予防因子である。大腸において一部が発酵し，その代謝産物が吸収されることがわかってきた。

▶▶ **2　食物繊維の効用**

食物繊維は，腸内容物滞留時間の短縮，腸内菌叢の変化，胆汁酸の腸肝循環の抑制，物質の吸着，ミネラルの供給など実にさまざまな作用をもち，その結果，次に示すような効用が考えられる。

①大腸がんの予防効果：糞便量の増加と通過速度の促進による効果である。このような条件では，発がん物質の生成量も少なく，できた発がん物質と腸粘膜との接触時間も短くなるためと考えられている。

②便秘の解消と大腸憩室予防効果：糞便の量を適度に増加させ，規則的な便通が整うことの効用である。

③発酵による短鎖脂肪酸の効用：水溶性食物繊維の発酵で，プロピオン酸や酪酸などの短鎖脂肪酸がつくられ，それによって大腸内環境を酸性化して腸内常在菌を改善し，腐敗物や発がん物質の産生を抑制する。

④血清コレステロール値の是正：コレステロール摂取量が多い場合の食事性のコレステロール上昇を抑制する。これは空腸でのコレステロールの吸収抑制効果と，胆汁酸吸着作用による糞便へのコレステロール排泄を促進する効果とによる。

⑤毒性阻止効果：食物繊維は食物中の有害物質の作用を抑制する。たとえば，食用2号（アマランス）のもつ毒性による成長抑制は，野菜の食物繊維により阻止される。

⑥耐糖能の改善，食事性血糖値上昇の抑制効果：食後の食事性の血糖値の急上昇とそれに伴うインスリン分泌上昇も，並行して抑制される。これは，食物繊維により粘度が高くなると，小腸への胃内容物の移動速度が落ちて糖の吸収速度が抑えられるためと考えられる。

⑦ミネラルの供給：さらに食物繊維にもともと結合していたミネラルは，ミネラル欠乏時にはミネラル源になる。たとえば亜鉛欠乏時には小麦ふすまに含まれている亜鉛が利用される。

▶▶ **3　食物繊維の摂取**

このようにいわゆる非栄養素とされてきた食物繊維も，その栄養学的・生理学的意義が高く評価されるに伴い，五大栄養素に準ずる重要な成分であると考えられるようになった。現代では精製された食品を摂取する割合が高くなり，

通常の食生活での食物繊維の摂取量不足が心配される。1日1回の排便を引き起こすのに必要な150 gの便量をもたらすには，1日最低20 gの食物繊維の摂取が必要であると報告されている。

　1990年代の日本人の成人1人1日当たりの食物繊維摂取量は平均では17 gを下回っていた。さらに，18 g以下では大腸疾患が増大するという疫学的な調査の結果からも，適量の食物繊維をとることを推奨しようということになり，1994年には厚生省から「1人1日20～25 g」という目標摂取量が提示された。2015年版では目標量が男性20 g/日以上，女性18 g/日以上，2020年版では男性21 g/日以上，女性18 g/日以上と設定された。

## 演習課題

●次の文の（　　）内に正しい言葉あるいは数値を入れよ。
1. アミノ酸のうち体内で合成することができないため必ず（①　　）から摂取しなければならないものを（②　　）という。
2. ヒトでは，タンパク質に含まれる窒素は，最終的には（③　　）として尿中に排出される。
3. ビタミンDは（④　　）の代謝を促すという働きを持つ。ビタミンDは体内で水酸化され，（⑤　　）になってはじめて，その大切な機能を発揮する。
4. ビタミンDが水酸化を受ける場所（臓器）は（⑥　　）と（⑦　　）とである。
5. 脂肪は効率の良いエネルギー源である。日本人の食事摂取基準では，成人の場合，総エネルギー量の（⑧　　）％を脂肪でまかなうことが望ましいとされている。
6. ヒトのコレステロール合成の律速酵素は（⑨　　）である。
7. LDLコレステロールは肝臓で合成された（⑩　　）を末梢組織に輸送する役割を担っている。
8. （⑪　　）は，胆汁およびステロイドホルモンの前駆物質である。
9. 体内でのプリンヌクレオチドの合成経路には，既存の（⑫　　）が利用される経路とそうではない経路とがある。

●栄養素の消化吸収について，（　　）内に正しい言葉あるいは数値を入れよ。
1. 麦芽糖は，2分子の（⑬　　）が結合した二糖類で，これを消化する酵素は（⑭　　）である。

2. 乳糖は（⑮　　）と（⑯　　）が結合した二糖類であり，（⑰　　）により消化される。

3. ショ糖は，消化酵素（⑱　　）で分解されると（⑲　　）と（⑳　　）を生じる。

4. タンパク質消化酵素のうち，胃液に含まれるものは（㉑　　），膵液に含まれるものは（㉒　　）（㉓　　）（㉔　　）などである。

5. 脂肪（中性脂肪）は消化されると（㉕　　）や（㉖　　）になる。脂溶性の物質は吸収されると，（㉗　　）を経由せず（㉘　　）を経由して大循環へ運搬される。

●次の文の（　　）内のうち，正しい言葉を選べ。

1. 植物性脂肪には（㉙　飽和脂肪酸，不飽和脂肪酸），動物性脂肪には（㉚飽和脂肪酸，不飽和脂肪酸）が多く含まれる。

2. 脂肪（中性脂肪）の摂取に関する留意点としてよく「P/S 比は 1～2 が望ましい」といわれる。この場合の P は（㉛　飽和脂肪酸，多価不飽和脂肪酸），S は（㉜　飽和脂肪酸，不飽和脂肪酸）の略である。

3. エイコサペンタエン酸は（㉝　n-3 系列, n-6 系列）の脂肪酸である。リノール酸は（㉞　n-3 系列, n-6 系列）の脂肪酸である。
　n-6 系列と n-3 系列との比（n-6/n-3）は 4 程度が望ましいとされており，魚油を摂取しないとこの比は 4 より（㉟　高くなる，低くなる）。

4. ピルビン酸脱水素酵素の補酵素は（㊱　チアミン二リン酸，アデノシン三リン酸，ピリドキサルリン酸）である。したがって（㊲　ビタミン A，ビタミン $B_1$，ビタミン $B_6$，ビタミン D，ナイアシン）が不足するとその酵素反応が十分に進まないおそれがある。

5. 細胞内液に多いミネラルは（㊳　カリウム，ナトリウム）であり，一方，細胞外液に多く含まれるミネラルは（㊴　カリウム，ナトリウム）である。

●次の問題も挑戦してください。ヒント：どれも消化吸収に関する設問です。
　（　）内の正しい言葉を選べ。

1. ガラクトース血症（10 章参照）の治療食の基本は（㊵　ガラクトース，フルクトース，グルコース）の制限である。そのためには二糖類のうちの（㊶　麦芽糖，乳糖，ショ糖）を制限する。

2. 大量の消化管内出血は，血中尿素窒素濃度が（㊷　高値，　低値）を示す要因の一つとなる。

（解答は p.265）

# 第4章

# ライフステージと栄養

【学習目標】

1. 食生活・食習慣は幼いときから成長期を経て成人期や高齢期に達するまで継続しているものであり，各時期が切り離せないものであることを理解する。
2. 幼児期の成長，青年期の活動，高齢期のフレイル防止など，各年代における食事，栄養の要点を理解する。
3. 乳幼児期の疾患のうち，代謝とかかわりの深い例を学ぶ。

## ❶ ライフサイクル

### ⓐ 発育とヒトの一生

ヒトの発育は，

　①年齢に応じた順序で発育する。

　②発育の経過は逆転しない。

　③発育の速さには個人差がある。

という原則に従って，新生児（0〜1 カ月），乳児期（〜1 歳），幼児期（1〜6 歳），学童期（6〜11 歳頃）と進み，思春期・青年期（12〜17 歳頃）を経て，成人期（18〜65 歳），その後に高齢期（65 歳以上）に至る。

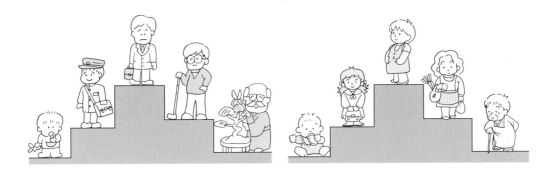

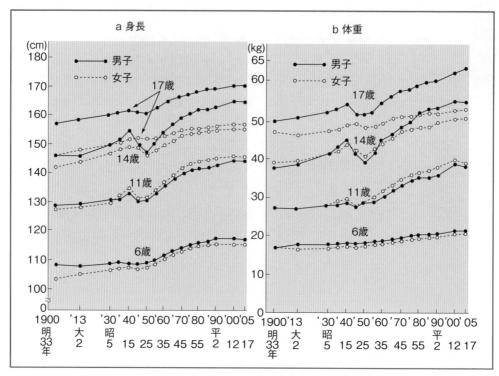

**図4-1　子どもの身長・体重の推移**
（「学校保健統計調査」等，「国民衛生の動向」より）

　ヒトの一生における栄養に関する問題を考えてみると，それぞれの時期が独立して存在するわけではなく，強く関連し合っていることがわかる。たとえば，乳幼児期の成長発達は胎児期の栄養状態に左右されているし，次に続く学童期の栄養状態を左右する。

　戦前と戦後の子どもの体格を比較すると，戦争中の食料事情が不十分なときに育った子どもは身長の伸びが遅かったが，戦後は子どもたちの身長がずっと伸び，成人したときには両親の身長を抜いていることもめずらしくなくなった。

　このように，栄養に関する事情が子どもたちの体格に影響し，ひいては大人になったときの体格にも影響することは，すでに私たちが身近に経験してきたことである（図4-1）。これは戦後に生活様式が変化し，なかでも食生活が豊かになり，タンパク質を含むものを多く食べるようになったことが一番の原因と解釈されている。逆に，食物が豊富になると，小中学生にも過度の肥満児が現われ，問題になっている。そのまま成長すると生活習慣病（成人病）に結びつくおそれが強く，栄養素の過剰摂取もまた一生を通した問題として対策をとる必要がある。乳幼児期からの栄養そのほかに気をつけることが大切であり，食育の重要性の認識が高まってきた。

表 4-1 国・地域別の平均寿命

| 順位 | 男性 | （歳） | 女性 | （歳） |
|---|---|---|---|---|
| 1 | 香港 | 82.17 | 香港 | 87.56 |
| 2 | スイス* | 81.4 | 日本 | 87.32 |
| 3 | 日本 | 81.25 | スペイン* | 85.73 |
| 4 | ノルウェー | 81 | 韓国* | 85.7 |
| 5 | スウェーデン | 80.78 | スイス | 85.4 |

2018 年の数値，*は 2017 年
（WHO および厚生労働省発表（2019 年）より抜粋）

## ⓑ 食生活と寿命

　住む国・地域により寿命には差がある。国際的にみて日本は平均寿命が最も長い国の一つである（表 4-1）。平均寿命の長短には何が影響しているのだろうか。

　世界各地に，また日本にも長寿村と呼ばれる地域がある。調べてみると，気候は温暖，海岸が近く魚，海藻，野菜などいろいろなものを適度に混ぜて食べ，お酒も少々楽しみにするという老人が多い。長寿村で長生き老人が多いのは労働，食物，生活習慣など，すべてが総合した結果であろうと推測される。

# ❷ 乳幼児期の栄養

## ⓐ 乳幼児期の成長と食事

　乳児期は，成長発育が最も盛んである。身長は出生時 50 cm であるのが，1 年で 1.5 倍になる。出生体重は約 3.1 kg であるのが，3〜4 カ月で 2 倍，1 年で 3 倍になる（表 4-2）。骨の発育も進み，歯も生えてくる。吸啜反応が備わっており，吸啜と嚥下ができる。消化器官も発達し，腸内菌が定住するようになり，機能も強化される。乳児期は母乳（breast feeding）または人工栄養物（bottle feeding, artificial feeding）を栄養源とする。後半には栄養素の要求量が増大するととも

表 4-2 乳幼児の身長・体重増加率

| | 出 生 時 | 1 歳 | 5 歳 | 8 歳 |
|---|---|---|---|---|
| 身　長 | 50 cm | 1.5 倍 | 2 倍 | 2.5 倍 |
| 体　重 | 3,000 g | 3 倍 | 6 倍 | 8 倍 |

表 4-3　母乳の組成

| | | 分泌期の違いと組成[1]（100 mL 当たり） | | | 日本食品標準成分表の値（100 g 当たり） | |
|---|---|---|---|---|---|---|
| | | 3〜5日 | 6〜10日 | 21 日〜6カ月齢 | 人　　乳 | 牛　　乳[2] |
| エネルギー | kcal | 62.5 | 65.7 | 67.4 | 65 | 66 |
| 水分 | g | — | — | — | 88.0 | 87.7 |
| 全固形分 | g | 12.43 | 12.76 | 12.62 | — | — |
| タンパク質 | g | 1.93 | 1.77 | 1.22 | 1.1 | 3.2 |
| 脂質 | g | 2.77 | 3.13 | 3.54 | 3.5 | 3.7 |
| 乳糖 | g | 6.05 | 6.07 | 6.60 | — | — |
| 差引糖質 | g | 7.47 | 7.62 | 7.66 | 7.2 | 4.7 |
| 灰分 | g | 0.27 | 0.24 | 0.20 | 0.2 | — |
| カルシウム | mg | 31.0 | 29.0 | 28.4 | 27 | 110 |
| リン | g | 17.2 | 19.2 | 15.3 | 14 | 91 |
| 鉄 | mg | 56.4 | 52.8 | 36.3 | 0.1 | Tr |
| ナトリウム | mg | 33.7 | 28.0 | 14.1 | 15 | 40 |
| カリウム | mg | 67.0 | 62.8 | 41.2 | 48 | 140 |

[1] 山本良郎：小児医学 18（6）：845—865，1985 より数値を引用。
　　初乳は成熟乳と比較するとタンパク質（特にラクトアルブミン，ラクトグロブリン）と灰分（無機質）が多く，乳糖と脂質が少ない。牛乳のアルブミン，グロブリン含量は低く，カゼイン含量は人乳の約6倍で，粗大なカード（ハードカード）をつくる。人乳カゼインは細かなカード（ソフトカード）をつくる。
[2] 牛乳の値はホルスタイン種の値。

に，消化器官の機能・消化酵素の働きが発達してくるので，乳以外に半固形の食物を与え始める。次第にその硬さや量，種類を増やし，乳汁を減らし，離乳食へと移行していく。母乳の成分を表4-3に示した。離乳の基本については表4-4にまとめた。

　幼児期は，すでに固形の食物を食べはじめ，身体的・精神的発達を遂げるだけでなく，味覚，し好，食生活習慣の基礎が形づくられるという意味からも重要な時期である。幼児期になると四肢と内臓の発達が著しくなる。運動機能が発達し，スプーンやコップを持つようになる。歯も個人差があるが，1歳までに8本，2歳までに20本そろう。咀嚼ができるようになる。よく噛むことは上下顎骨の発達を促し，将来の正しい永久歯の歯列や噛み合わせの準備となる。体温調節機能もよくなり，睡眠のリズムもだんだんできてくる。

　幼児期には，急速な成長と活発な活動のために栄養素要求量がからだの大きさの割合に比較して成人の場合よりも大きい。成長期のエネルギーおよびタンパク質の摂取基準を体重当たりの値で成人と比較すると，その違いがよくわかる（表4-5）。

表 4-4　離乳食の進め方の目安

| | 離乳の開始 → 離乳の完了 | | | |
|---|---|---|---|---|
| | 生後5,6カ月頃<br>離乳初期 | 7,8カ月頃<br>中期 | 9～11カ月頃<br>後期 | 12～18カ月頃<br>完了期 |
| 〈食べ方の目安〉 | ○子どもの様子をみながら，1日1さじずつ始める．<br>○母乳やミルクは飲みたいだけ与える． | ○1日2回食で，食事のリズムをつけていく．<br>○いろいろな味や舌ざわりを楽しめるように食品の種類を増やしていく． | ○食事のリズムを大切に，1日3回食に進めていく．<br>○共食を通じて食の楽しい体験を積み重ねる． | ○1日3回の食事のリズムを大切に，生活リズムを整える．<br>○手づかみ食べにより，自分で食べる楽しみを増やす． |
| 〈食事の目安〉<br>調理形態 | なめらかにすりつぶした状態 | 舌でつぶせる固さ | 歯ぐきでつぶせる固さ | 歯ぐきで噛める固さ |
| 一回当たりの目安量　Ⅰ　穀類 (g) | つぶしがゆから始める．<br>すりつぶした野菜なども試してみる．<br>慣れてきたら，つぶした豆腐・白身魚・卵黄などを試してみる． | 全がゆ<br>50～80 | 全がゆ 90<br>～軟飯 80 | 軟飯 80～<br>ご飯 80 |
| Ⅱ　野菜・果物 (g) | | 20～30 | 30～40 | 40～50 |
| Ⅲ　魚 (g)<br>又は肉 (g)<br>又は豆腐 (g)<br>又は卵 (個)<br>又は乳製品 (g) | | 10～15<br>10～15<br>30～40<br>卵黄1/3～全卵1/3<br>50～70 | 15<br>15<br>45<br><br>全卵1/2<br>80 | 15～20<br>15～20<br>50～55<br>全卵1/2<br>～2/3<br>100 |

上記の量は，あくまでも目安であり，子どもの食欲や成長・発達の状況に応じて，食事の量を調節する．

| 〈成長の目安〉 | 成長曲線のグラフに，体重や身長を記入して，成長曲線のカーブに沿っているかどうか確認する． |
|---|---|

（厚生労働省：授乳・離乳の支援ガイド（平成19年3月公表2019年3月改訂）より）

表 4-5　単位体重当たり必要とされるエネルギー量およびタンパク質量

| 年　齢 | エネルギー<br>kcal/kg | タンパク質<br>g/kg |
|---|---|---|
| 0 月～ | 120 | 3.3 |
| 2 月～ | 110 | 2.5 |
| 6 月～ | 100 | 3.0 |
| 1～3 歳 | 90 | 2.8 |
| 4～6 歳 | 85 | 2.7 |
| 7～9 歳 | 70 | 2.4 |
| 10～12 歳 | 60 | 2.1 |
| 13～15 歳 | 50 | 1.6 |
| 20～29 歳 | 40 | 1.1 |
| 70～79 歳 | 33 | 1.2 |

## ⓑ　先天性代謝異常症

　先天性代謝異常症とは，先天的にある特定の酵素が欠損しあるいはなんらかの異常をきたしているために，代謝が変動し，その影響でさまざまな症状があらわれるものをいう．精神発育の遅延をきたすものが多い．

　新生児期マススクリーニングとして表4-6のような代謝異常4項目や，そのほかに2項目の内分泌疾患（クレチン症と先天性副腎過形成）の検査が行われてきた．さらに新規の検査法（タンデムマス法）を用いた拡大マススクリーニングで20を越える疾患の検査

表4-6　先天性代謝異常症

| 代 謝 異 常 | 血中にたまる物質 |
|---|---|
| ●アミノ酸代謝異常 | |
| 　　フェニルケトン尿症 | フェニルアラニン，フェニルピルビン酸 |
| 　　メープルシロップ尿症 | 分岐鎖アミノ酸，分岐鎖ケト酸 |
| 　　ホモシスチン尿症 | メチオニン，ホモシスチン |
| ●糖代謝異常 | |
| 　　ガラクトース血症 | ガラクトース，ガラクトース１リン酸 |

が行われるようになった。

　フェニルケトン尿症（PKU）は，次に述べるように診断基準および治療方針が明確にされ，食事栄養療法による治療が可能な貴重な例である。メープルシロップ尿症は症状が劇症で，予後はよくない。スクリーニングで異常があればすぐに専門の医療機関で対応することが望ましい。クレチン症は甲状腺ホルモンが不足しているので，ホルモン剤の服用で克服できる。

##  フェニルケトン尿症　phenylketonuria；PKU

### 　1　診断と症状

　フェニルケトン尿症はアミノ酸代謝異常症の代表的なもので，フェニルアラニンの代謝に関する酵素が欠損しているため，フェニルピルビン酸やフェニル酢酸などの異常代謝産物が蓄積する。通常，血液中のフェニルアラニンの濃度は 1〜3 mg/dL であるが，本症ではフェニルアラニン水酸化酵素（フェニルアラニンヒドロキシラーゼ）の欠損のために，血中フェニルアラニン濃度が 20 mg/dL 以上と高くなる（高フェニルアラニン血症）。尿中には蓄積したフェニル酢酸などのフェニルケトンが出現する（図4-2）。見つかるのは数万人に１人である。

　主な症状としては精神発育遅延，皮膚色素減少などがある。生後 2〜3 カ月以内の早期から治療を開始しなければ知能障害，痙攣，てんかんなどをきたす。本症は早期に発見すれば対処が可能な先天代謝異常である。

### 　2　PKU 治療指針

　治療は食事療法による。フェニルアラニン制限で発症を防止し，正常な発育をとげることができる。フェニルケトン尿症の治療の基本方針はフェニルアラニン摂取制限である。新生児スクリーニングで異常値が見つかるとただちに，生後 2〜3 カ月以内の早期に，フェニルアラニンを除去した特別のミルクを与えることによって治療を開始する。

注）フェニルアラニンは必須アミノ酸であるので，最少必要量は補充しなければならない。

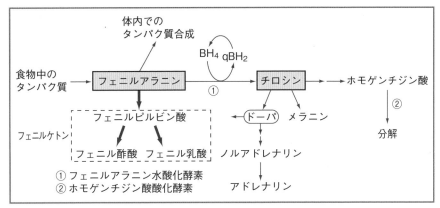

**図 4-2 フェニルアラニンおよびチロシンの代謝**
フェニルアラニン水酸化酵素①が欠損すると，チロシンへの変換が滞る。

　離乳期以降もフェニルアラニンの少ない食事とし，血中フェニルアラニン濃度が，表に示す値を超えないようにする。そのためには血中フェニルアラニン値を定期的に測定しながら，摂取は 10 mg/kg/日程度とする制限を行う。たとえば 6 歳児では，タンパク質摂取量 1.5～2.1 g/kg/ 日でフェニルアラニンは 1 日 400 mg を許容量とする。15 歳以降は制限を緩和することができる。

| ● PKU 治療指針における Phe 維持濃度 | | |
| --- | --- | --- |
| | 1995 年指針の維持範囲 | 2012 年改訂の維持範囲 |
| 乳児期～幼児期前半 | 2～4 mg/dL | 2～4 mg/dL |
| 幼児期後半～小学生前半 | 3～6 mg/dL | 2～6 mg/dL |
| 小学生後半 | 3～8 mg/dL | 2～8 mg/dL |
| 中学生 | 3～10 mg/dL | 2～10 mg/dL |
| それ以降 | 3～15 mg/dL | 2～10 mg/dL |

（PKU 治療指針改定委員会より）

#### ▶▶ 3 食事療法の要点

　フェニルアラニン含量，言い換えるとタンパク質含量の多い食品を避けることが基本である。注意する点は，フェニルアラニンを制限するあまり成長に必要なタンパク質まで不足させないよう，補充することである。フェニルアラニンを除去した治療用ミルクを十分に摂取するようにし，エネルギーも不足にならないように注意する。

注）通常のタンパク質は平均すると約 5％のフェニルアラニンが含まれている。

　主食として摂取する通常の穀類にもかなりのタンパク質（フェニルアラニン）が含まれているので，フェニルケトン尿症治療用に特別に開発された低フェニルアラニン小麦粉や，それを利用した低フェニルアラニンビスケット，タンパク質そのものを除去したデンプンめん，デンプン米などを利用する。

●治療の基本

・フェニルアラニン（Phe）は必須アミノ酸であるから，必要最小限は摂取する。
・Phe許容量は症例により異なるので，血中Phe濃度を頻回に測定しながら量を決定する。
・1日の必要エネルギーは同年齢の健康小児と等しくする。
・タンパク質の大部分はPhe除去ミルクから摂取し，許容量のPheを通常の食物から摂取する。
・タンパク質（窒素源）投与量は乳児期には2 g/kg/日，幼児期は1.5〜1.8 g/kg/日，学童期以後は1.0〜1.2 g/kg/日以下にならないようにする（タンパク質摂取量が0.5 g/kg/日以下になると，Phe摂取制限しても血清Phe値が上昇するので注意する）。
・糖質を十分に与えて，エネルギー不足とならないようにする。

 **4　その他 ─ BH$_4$欠乏による異型高フェニルアラニン血症**

　フェニルケトン尿症の検査では，類似のフェニルアラニンの濃度の高い「異型高フェニルアラニン血症」も見つかることがある。これは，フェニルアラニン水酸化酵素そのものは欠損していないが，その酵素の働きを助ける補酵素（BH$_4$テトラヒドロビオプテリン）の代謝が正常にできないため，フェニルアラニンの代謝が進まずフェニルアラニン濃度が高くなってしまう代謝異常症である。この場合は，フェニルアラニン制限による治療効果はあまりあがらず，脳症状の悪化が進行する。

 **乳幼児期の栄養学的諸問題**

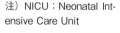 **1　低出生体重児**

　出生体重が2,500 g未満を低出生体重児という。体重が軽いほど，そして在胎期間が短いほど出生時の全身状態が悪い。新生児集中治療室（NICU）での対応が必要となる。吸啜反応や嚥下反応が未熟で乳を飲む力が不十分である。したがって，栄養補給のために輸液や経管栄養を実施し，状態が改善してから授乳を開始する。

注）NICU：Neonatal Intensive Care Unit

 **2　乳糖不耐症**

　小腸のラクターゼが不十分で乳糖を消化できないために，牛乳を飲むと下痢，嘔吐を起こし，やせる。牛乳中の乳糖をあらかじめ分解処理した乳糖除去乳を飲むことで症状はおさまる。

**3　新生児のビタミンK欠乏**

　ビタミンKはブタ肝油，納豆，トマト，キャベツなどに含まれ，また腸管内で腸内常在菌により合成される。ビタミンKが欠乏するとプロトロンビンの活性低下による出血傾向がみられる。乳児にとって理想的な母乳にも，ときにビタミンKが十分でない場合があり，そのためまれに新生児・乳児の頭蓋内出血

や下血が問題となる。乳児・胎児以外では，ビタミンKは食事からのものと腸内菌の合成したものを吸収し，欠乏症状は起こらない。1日100 $\mu$g で足りる。

### ▶ 4　水分の必要性

乳幼児の身体の水分は70％を占め（成人60％），量的にも多く，生体内代謝を円滑に行うためにも欠くことができない。1日の水分必要量は1〜3歳で体重1 kg につき 125 mL，4〜6歳で 100 mL（成人では 40〜50 mL/kg）である。そのため発汗の多い高温時や下痢，嘔吐で水分を失ったときは脱水症に陥りやすい。水分出納バランスを考えて十分に飲み，水分を補うことを忘れてはならない。

### ▶ 5　栄養不足

注）PEM は，経済が安定している地域やわが国においても，乳幼児でなくとも，高齢者で多くみられる。

食料が十分に供給できないような地域や時期に，しばしば重症の乳幼児の栄養障害がみられる。それはタンパク質とそのほかの栄養素不足が原因であり，タンパク質エネルギー栄養障害（PEM）といわれる。タンパク質エネルギー栄養障害（PEM）はクワシオルコル型とマラスムス型に区別する。クワシオルコル型はタンパク質不足が著しく，エネルギー量が軽度に不足のもの，マラスムス型はタンパク質もエネルギーも著しく不足しているものである。前者では発育不良と浮腫，後者では発達遅延や筋委縮を特徴とする。ただし，厳密な区別ができない混在型も実際には見受けられる。

食糧が十分に供給されないような地域や時期に，しばしば乳幼児で発生する。主症状は発育障害，易感染性，無気力な表情，貧血，浮腫などである。クワシオルコル kwashiorkor という言葉は，C. D. ウイリアムス女史（英国）がアフリカで診療にあたっているときに見つけ，1935年に初めて文献に用いた言葉である。

### ▶ 6　食物アレルギー

卵や牛乳などアレルゲンとなる食物（p.20 参照）を摂取することで，消化器症状，全身症状，皮膚症状，呼吸困難などが即時に生じる。食物アレルギーは主にイムノグロブリンE（IgE）が関与するⅠ型アレルギー反応（即時型）により起こる。

食物依存性運動誘発アナフィラキシーは，通常の食物アレルギーより症状が重く，速やかな対応が必要とされる。食物の要因に運動が重なって発症する。予防には小麦，ソバなど原因物質を除去する，緊急時にはエピペンを用いたエピネフリン筋肉内注射で対処する。

注）エピペン：アドレナリン（エピネフリン）の自己注射器

## ❸ 学童期・思春期・青年期の栄養

### ⓐ 学童期の栄養

　6歳から11歳，小学生の時期である。幼児期が終わり学童期になると，男女とも食欲が旺盛になり食べ盛りとなる。必要量は母親（活動強度が中等度の成人女子）のエネルギー約2,000 kcal，タンパク質40〜50 gを超えるようになる（図4-3）。身長は1年間に5〜7 cmも伸びる。

　この時期の栄養は重要である。さらに学童期から食事についての正しい知識と習慣を身につけ，生涯にわたる食を通じた健康づくりが重要である。このような考えに基づいて，平成17年に「食育基本法」が成立し，施行された。

### ⓑ 小児肥満

注）学校給食：ほぼ100年前，明治22（1889）年に山形県のある小学校で行われたのが始まりとされている。スタート時や終戦直後の食料不足時代は，食物の不足を補う事業としての特徴が強かった。今後の課題は，食べ物を補うだけの給食でなく，食育の場として給食を通し望ましい食生活と健康維持の認識を育てることである。

　学童期の肥満度20％以上を示す児童の割合が，1970年と1995年の比較では，その25年間で2倍以上に増加し，肥満小児の対策が講じられるようになった。

　幼児期，学童期を通じて適度な外遊びと，食べ過ぎを避け適量を食べる食習慣を身につけることが大切である。

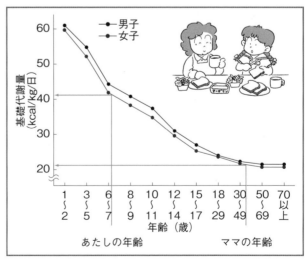

**図4-3　育ち盛りの大食い**
成人の体重当たりの基礎代謝量は，小学生の1/2です。

表 4-7　年齢別　身長・体重の全国平均値

| 区　分 | 男子 | | 女子 | |
|---|---|---|---|---|
| | 身長 (cm) | 体重 (kg) | 身長 (cm) | 体重 (kg) |
| 5歳（幼稚園） | 110.4 | 18.9 | 109.4 | 18.5 |
| 6歳（小学校1年生） | 116.5 | 21.3 | 115.5 | 20.8 |
| 7歳（　　　2年生） | 122.5 | 23.9 | 121.5 | 23.4 |
| 8歳（　　　3年生） | 128.1 | 26.9 | 127.3 | 26.4 |
| 9歳（　　　4年生） | 133.5 | 30.4 | 133.4 | 29.7 |
| 10歳（　　　5年生） | 138.9 | 34.0 | 140.1 | 33.9 |
| 11歳（　　　6年生） | 145.2 | 38.2 | 146.7 | 38.8 |
| 12歳（中学校1年生） | 152.6 | 43.9 | 151.8 | 43.6 |
| 13歳（　　　2年生） | 159.8 | 48.8 | 154.9 | 47.3 |
| 14歳（　　　3年生） | 165.1 | 53.9 | 156.5 | 49.9 |
| 15歳（高等学校1年生） | 168.3 | 59.0 | 157.1 | 51.5 |
| 16歳（　　　2年生） | 169.8 | 60.6 | 157.6 | 52.6 |
| 17歳（　　　3年生） | 170.7 | 62.5 | 157.9 | 53.0 |

※年齢は，4月1日現在の満年齢である。
（平成27年度学校保健統計より作成）

##  思春期の栄養

　5歳から17歳頃までの間，身長・体重で著しい発育がみられる（表4-7）。女子は10歳頃から，男子は12歳頃からほぼ18歳まで，成長が促進され二次性徴が現われる思春期となる。思春期～青年期にかけては学童期よりさらに社会的活動範囲が広くなる。この頃になると自分で食物（食事）を選ぶ機会も増える。

## ⓓ 神経性食欲不振症　anorexia nervosa；AN

▶▶　**1　神経性食欲不振症とは**

　神経性食欲不振症は，思春期やせ症ともいわれ，15～24歳の女子に多発する摂食障害である。患者は太ることを極度に嫌い，食べることを拒否して極端にやせるが，活動はそれほど低下しない。栄養不足や代謝障害に陥り，さまざまな身体症状が出てくる。内科的治療だけでなく，心理的な面にも重点をおいた治療が必要となる。原因としては，心因性のものと視床下部系摂食調節機構の障害とが考えられている。

　食欲不振症や過食症，異食症などを含め，病的に節食したり多食したりすることを摂食障害（eating disorder）または摂食異常症という。

```
●神経性食欲不振症の診断基準
１．標準体重の－20％以上のやせ
２．食行動の異状（不食，大食，隠れ食い，など）
３．体重や体型について歪んだ認識（体重増加に対する極端な恐怖など）
４．発症年齢：30 歳以下
５．（女性ならば）無月経
６．やせの原因と考えられる器質性疾患がない
```
（厚生省特定疾患・神経性食欲不振症調査研究班）

## ▶▶ **2** 早期発見と治療

### ▶早期発見

　早期発見し早期に治療を開始すれば直りやすい。しかし，発見が遅れ適切な時期における治療開始を逃すと，治療が困難になる。重症になってからの治療は長期化し，10 年〜20 年かかる例もある。

　初期は本人が元気なため周囲は気づきにくい。異常な体重減少や，食べ方と行動の異常や，次のような症状がみられたらできるだけ早期に受診をすすめる。

```
極端な体重減少，食べ方の変化，隠れ食いや嘔吐，月経の停止（女性），体
温・脈拍の低下，うぶ毛増加
```

### ▶早期発見のための指針

　拒食症の多くは思春期に発症し強度のるいそう（やせ）を呈するので思春期やせ症とも呼ばれる。早期発見のため，体重と脈拍を指標とした「思春期やせ症早期診断の指針」が厚生労働省より示された（2005）。それによると 1）または 2）があり，3）も認められる場合は医療機関で受診する必要がある。

注）1〜18 歳の身長と体重の７本の成長曲線から自分の5〜6歳時の値があてはまる曲線を選択する。診断時の自分の値がその選んだものより一段下の曲線に落ちている状態。

```
●思春期やせ症早期診断の指針
1）成長曲線が一段下に落ちた注）
2）体重が標準体重の 85％以下になった
3）安静時の脈拍数が１分間に 60 以下である
```

### ▶治療の開始

　患者の多くは病識がなく，治療への導入は困難である。極端な体重減少のために通常の日常生活が送れない場合は入院治療となる。治療に抵抗するような抑うつや精神状態の場合は，緊急入院や精神科受診も必要となる。

注）refeeding syndrome：feeding＝摂食（栄養補給）の re＝再開による急激な糖質補給のために生ずる不具合。血液中のリン，カリウム，マグネシウム濃度が低下する。

　重症の栄養不良（低栄養状態）に陥っているときはただちに輸液，中心静脈栄養法による栄養素の補給を適用する。ただし，重篤な重症例での急激な栄養素補給開始はリフィーディングシンドローム注）をきたすので禁忌である。体液の

管理をしつつ段階的に栄養素補給量を増加し，栄養状態の判定による見直しと補正を繰り返すのが原則である。

### ▶治療の目標

普通に食べて，社会生活を送ることができる体重と栄養状態と心理的（精神的）状態をとりもどすこと。無理に体重を増やすことにはこだわらず，できる範囲で栄養状態の改善を図り，適切な体重の回復と患者自身の自信確立（回復）を目標と考える。

## ❹　成　人　期

### ⓐ　成人の栄養

青年期になると人格も実際の生活も親から独立することになる。成人期は，結婚，出産，子どもの養育そして次の世代に生活の知恵を伝えていく時期である。この年代はエネルギーのとりすぎと栄養素のアンバランス，不規則な生活リズム，運動不足と肥満などの問題をもちやすいが，それを放置すると「生活習慣病予備群」になりかねない。

女性の場合，妊娠・出産を経験し，また閉経の頃は，ホルモン分泌状態の変化による，さまざまな不快な症状や不定愁訴が現われる時期でもある。

### ⓑ　妊産婦・授乳婦

　**1　妊娠によるからだの変化**

妊娠した母体は胎児の発達と出産に備えて全身が変化していく。

①妊娠期間は280日で，妊娠前期と後期に分けて考えられる。

②内分泌系の変動に伴って特に子宮，乳腺，皮下脂肪などは著しく変化する。胎児は胎盤その他の付属物とともに生育し，子宮は肥大する。

③妊娠維持のため代謝が変化する。後期になると基礎代謝は2割増しとなる。

④体重は5カ月で3.8 kg，10カ月で10～12 kg（平均11 kg）近く増加する。

⑤全身の血流量は，非妊娠時4 Lであるが5.6 Lに増大し，循環器系の負担が増す。

⑥分娩と産褥期に適応する準備が進み，産後の授乳のため乳腺の発育が進む。

**2 妊婦の栄養要求量と食生活**

　胎児は臍帯を経由して母体から栄養素をもらって，妊娠期間280日のあいだに急速に成長する。したがって妊婦は自分自身のためと胎児のために2人分の栄養補給が要求される。妊娠後期には基礎代謝が20～30％増すためエネルギー要求量が増し，タンパク質の窒素出納は正（タンパク質蓄積）を保ち，体重増加と胎児の成長，胎児付属物の増大をまかなうだけの量が必要となる（第6章参照）。無機物質のなかでもカルシウムは重要であるが，付加量は定められていない。ただし，胎盤機能の低下がある場合には十分量を摂取することが大切とされている。鉄も重要である。

▶**葉　　酸**

　葉酸は赤血球の形成過程に必要な補酵素であり，古くから欠乏することが巨赤芽球性貧血の要因となることは知られていた。血清中の通常濃度は3～10 ng/mLである。その葉酸が妊婦で欠乏すると，その子どもに神経管閉鎖障害（無脳症，二分脊椎など）の発生が増えることがわかってきた。

　食事摂取基準では240 μg/日とされているが，妊娠1～3カ月はさらに240 μgを上乗せすることで神経管閉鎖症の発症リスクを集団として低減化できるとされ，妊娠の可能性がある女性の積極的な葉酸摂取が推奨されている。ただし1日1,000 μgを超えないこととされている[注]。

注）プテロイルモノグルタミン酸量として示されている。

　葉酸は，緑黄色野菜やその他の野菜類，海そう類，穀類や豆類に含まれる。

| ●葉酸含量（μg/100 g） | | | |
|---|---|---|---|
| 緑黄色野菜 | 200～300 | 穀類（米） | 150 |
| 野菜類 | 70～100 | きのこ類 | 150 |
| 豆類（大豆） | 150 | | |

▶**妊娠高血圧症候群**

　従来は"妊娠中毒症"と呼ばれていたが，2005年より改められた。妊娠末期に発症し，主症状は高血圧で，タンパク尿をきたす。浮腫を伴うことが多いが，診断基準からはずされ，次の4病型に分類される。

| ●妊娠高血圧症候群判定基準 |
|---|
| 1）血圧（軽症）収縮期140～160 mmHg 未満，拡張期90～110 mmHg 未満 |
| 　　　（重症）収縮期160 mmHg 以上，拡張期90 mmHg 以上 |
| 2）タンパク尿（軽症）300 mg/日～2 g/日以内 |
| 　　　　　（重症）2 g/日以上 |
| ※浮腫（むくみ）：診断基準からはずされた。 |

　①妊娠高血圧腎症：妊娠高血圧（妊娠20週以降に発症）にタンパク尿を伴う

もので，分娩後12週までに正常に回復するもの。

　②妊娠高血圧：高血圧が，妊娠20週以降に発症し，分娩後12週までに正常に回復するもの。

　③加重型妊娠腎症：従来の混合型。

　④子癇（しかん）：妊娠20週以降に痙攣発作があるが，てんかんや二次性痙攣ではないもの。

　対策としては，栄養と休養をバランスよくとり，体調を崩さないことが基本とされる。浮腫の発生を早期に発見するために体重に注意し，1週間に500g以上増えるときは検診を受ける。食生活の注意としては，食塩を制限すること，タンパク質を適度にとることである。

### ▶妊娠糖尿病

　妊娠中に発症あるいは初めて発見された耐糖能低下をいう。軽度であっても早期に発見し，血糖値管理をすることが重要である。妊娠前に明らかな糖尿病と診断されていたもの（糖尿病合併妊娠）とは異なる。

### ▶▶ 3　授乳期の栄養

　授乳期には基礎代謝の増加はみられない。母乳生産と育児のための余分の栄養摂取が必要となる。したがって，母乳栄養の場合は次の2つに注意する。

　①乳児の側からは，哺乳量が不足していないかどうか。

　②母体側からは，バランスのとれた食事で特に良質のタンパク質，脂質，カルシウム，ビタミン$B_1$，ビタミン$B_2$の不足がないように栄養供給状態が十分に満たされているかどうか。

　母乳は平均して1日780mL分泌されるものとして栄養素の付加量が算出されている（第6章 表6-5〜6-23参照）。なお哺乳量には個人差がある。平均（780mL）より多い，あるいは少ない場合はもちろん必要量が増減する。人工栄養のときはこの授乳に対する付加量は必要ない。

## ⓒ ライフサイクルと生活習慣病

　近年，肥満と肥満が引き金になる疾病が増加してきた。生活習慣が，消費エネルギーを上回るエネルギーを摂取するようになったことが，原因としてまず挙げられる。従来はそのような疾患すなわち脳血管障害，心疾患，動脈硬化，糖尿病などを成人病と呼んできたが，1997年頃から呼び名を見直して，生活習慣病と呼ぶことになった。

　内臓脂肪の蓄積による，メタボリックシンドロームの疑いが強いかその予備

軍とみられる人が40歳を超えると急増し，40〜70歳男性で約半数，女性で約2割が該当し，全国では合計約2,000万人を超えると推計されている。

　今後肥満が引き金となる生活習慣病がさらに増加することが懸念される。食べ過ぎや運動不足の解消，禁煙といった生活習慣の改善が推奨されている。主な生活習慣病には糖尿病，脂質異常症，高血圧症，痛風（高尿酸血症を含む）や，他に次のようなものがある。

　●動脈硬化とそれに伴う虚血性心疾患や脳血管疾患：脳血管疾患（脳出血，脳梗塞）や心疾患（心筋梗塞，狭心症）は動脈硬化によるところが大きい。動脈硬化症とは，動脈壁に脂肪が沈着し線維性の肥厚を生じて動脈が硬くなる状態である。大動脈や冠動脈，脳底動脈，腎動脈などに発生するものは，粥状アテローム硬化症と呼ばれる。冠状動脈（心臓に酸素，栄養素を送り届ける動脈）の循環障害による虚血状態が一過性のものは狭心症，心筋が壊死したものは心筋梗塞である。脳動脈硬化は脳出血や脳梗塞の，腎動脈硬化は腎不全の原因となる。

　●悪性新生物：腫瘍には悪性腫瘍と良性腫瘍があるが，そのうちの悪性腫瘍であるがん（carcinoma）と肉腫（sarcoma）をあわせて悪性新生物（がん）と称する場合が多い。がんの原因は環境因子や内因などさまざまである。

## d 生活習慣病の予防

 **1　肥満予防**

　生活習慣病の予防のためには，まず第一に肥満を防ぐことが重要である。動脈硬化の危険因子は肥満，高脂血症，高血圧，糖尿病，喫煙，ストレスなどであり，食生活および生活習慣が関係するところが大きい。欧米では心疾患が脳血管疾患より多いが，日本では逆に心疾患は脳血管疾患より少ない。これには主に脂肪摂取量など，食生活の違いが反映していると考えられている。

　表4-8に生活習慣病と関連がある食事性の因子のうちリスクファクターとなるものを×印，予防効果があるものを○印で示した。このような食事性の因子を考慮し，全体として総エネルギーのとりすぎを避けることが生活習慣病の予防には欠かせない。

このようなライフスタイルが生活習慣病の原因に……

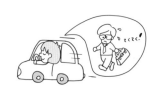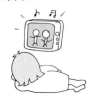

表4-8 生活習慣病のリスク

| | エネルギーの取り過ぎ | 脂肪* | 塩 | ビタミン類** | 食物繊維 | プリン体 |
|---|---|---|---|---|---|---|
| 糖尿病 | × | × | — | — | ○ | — |
| 動脈硬化 | × | × | — | ○ | ○ | — |
| 脂質異常症 | × | × | — | — | ○ | — |
| 高血圧症 | × | — | × | ○ | ○ | — |
| 痛風 | × | — | — | — | — | × |
| がん | × | × | × | ○ | ○ | — |

*脂肪のうちでも特に動物性脂肪がリスクファクターとなる。
**ビタミン類はビタミンA，E，とビタミンCなどをあわせたものとして表現した。

## ▶▶ 2 対象特性別食生活の指針

1985年，厚生省（当時）から食生活の指針が出された。

さらに，1990年には対象特性別食生活の指針が出された。このような指針は諸外国においても提唱され，基本的な原則はわが国のものと共通である（p.166参照）。米国では特に脂質の摂取が過剰なことが問題であるため，脂質摂取の抑制が提唱されている。

## ▶▶ 3 運動量のめやす

適度にからだを動かすことも大切である。運動不足は骨や筋肉の衰え，心肺機能の低下をきたし，体力低下と老化を促進する。どのくらい運動をしたら健康のためによいかという指標（ガイドライン）が厚生省（当時）から運動所要量として示された（1989年）（第7章 表7-14参照）。それによると1日20分以上，毎日続けるのがよいとされた。その後，健康づくりのための運動指針と休養の指針も示された（1993年）。

最近では，さらに具体的な運動量のめやすとして運動基準と運動指針が提示された（2006年）。生活習慣病予防のためには1週間に23エクササイズが目標とされている（エクササイズ数についてはp.167～169参照）。高齢であっても，ロコモティブ症候群（要介護や寝たきり）の予防のため適度な運動が推奨される（第7章参照）。

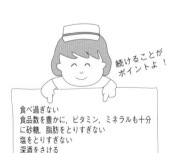

続けることがポイントよ！

食べ過ぎない
食品数を豊かに，ビタミン，ミネラルも十分
に砂糖，脂肪をとりすぎない
塩をとりすぎない
深酒をさける
食物繊維を十分に
朝食，昼食，夕食をしっかりと食べ，
バランスよく

## ❺ 高　齢　期

### ⓐ 高齢期とは

　一般に高齢者とは65歳以上を指し，75歳未満と75歳以上とに区分される。人の成長の過程においても個人差はあり，年を重ねるとさらに個体間の差が開いてくる。たとえば75歳で元気に旅行に出かける人，社会的な仕事をもって活躍している人もあれば，すでにからだが弱り，病気になり，日常生活に他人の助けを借りる必要のある人もいる。このように暦年齢の数値だけで一概に高齢期を論じることはできないのが事実である。

### ⓑ 骨粗鬆症　Osteoporosis

 **1　骨粗鬆症とは**

　骨はカルシウムを主成分とする石灰化した部分と，コラーゲン繊維などの結合組織成分とから成り立っている。骨には，骨を壊す破骨細胞と，骨をつくる骨芽細胞とがあり，硬い骨も常に代謝回転している。骨粗鬆症とは，骨塩量の減少があり，骨密度の減少と強度の低下があり，骨折の危険があるもの，あるいはすでに骨折のあるものをいう。

　骨折しやすい部位は，椎骨（背骨），大腿骨頸部（つけ根），橈骨（手首）の3カ所である。また大腿骨の骨折は全身の動作を制限し，老化を加速させることになる。

 **2　カルシウム代謝と骨代謝**

　体内のカルシウムの99％は骨をかたちづくっている（表4-9）。カルシウムイオンは細胞機能を保つための情報伝達，酵素が働くための補助因子などとして重要で不可欠であるため，その血中濃度は常に10 mg/dLという一定の濃度に保たれている。カルシウム摂取が不足あるいは吸収が不十分だと，血中濃度を保つため手っとり早く自分自身の骨のカルシウムが利用される。そのようなことが繰り返されると，骨のカルシウムは徐々に減少する。

表4-9　体内のカルシウム分布

| 臓　　器 | カルシウム（g） | （％） |
|---|---|---|
| 骨 | 1,300 | （99　） |
| 歯 | 7 | （ 0.6 ） |
| 組織 | 7 | （ 0.6 ） |
| 細胞外液 | 0.70 | （ 0.06） |
| 血漿 | 0.35 | （ 0.03） |

注）骨形成のマーカー：オステオカルシンを測定する

カルシウム代謝に関係するホルモンとして，甲状腺から分泌されるカルシトニンは，血中カルシウム濃度を下げ骨吸収を抑制するように働き，女性ホルモン（エストロゲン）は骨カルシウム量を維持するほうに働く。

 **3　予防と治療**

①カルシウムの多い食事をする：現在の日本人の平均カルシウム摂取量は1日約540 mgである。これは，必要とされる量（推定平均必要量および推奨量）に達していない。

②適度に運動する：運動しないとカルシウムが体外へ放出される。

③太陽にあたる：紫外線にあたりすぎることは皮膚には有害である。しかし，プロビタミンDをビタミンDに変えるためには適度の紫外線が必要である。

| ●カルシウムの多い食品　(mg/100 g) | | | |
|---|---|---|---|
| 牛乳 | 100 | 小松菜 | 290 |
| ナチュラルチーズ | 600 | 木綿豆腐 | 120 |
| スキムミルク | 1,100 | しらすぼし | 530 |

---

 コラム　▶**カルシウムの吸収を良くするために**

①ビタミンDはカルシウムの吸収を助ける（第3章ビタミンD）

②カルシウム：リンの比が1：1程度が望ましい。リンが多すぎるとカルシウムの吸収率が低下する。リンはタンパク質性の食品や，現代では加工食品中に多く含まれるので，カルシウムとのバランスのうえでとりすぎないように注意する。

---

**ⓒ　嚥下障害**

嚥下障害とは，老化やさまざまな疾病により飲食物の咀嚼や飲み込みが困難になる状態のことをいう。通常ものを飲み込む時は，咀嚼した食物を舌を使って咽頭へ送り，順序よく4つの段階を経て嚥下する。気管は喉頭蓋で蓋をされ，食道は嚥下の瞬間だけ開くようになっている。これらの複雑な嚥下反射にかかわる神経や筋肉になんらかの障害が生じると嚥下障害となる。

本来は気管へは取り込まれない飲食物や唾液が気管に送り込まれると，それが原因の誤嚥性肺炎を引き起こす。特に高齢者では，誤嚥性肺炎は全身状態の悪化を招く。

 **1　咀嚼力の低下**

60歳を超えると平均15本を超える歯を喪失，70歳以上になると平均20本の

| ●嚥下運動の4つの段階 | |
|---|---|
| 1) 口腔準備期<br>（咀嚼期） | 食物を口腔内で咀嚼し飲み込みやすい物性に変える |
| 2) 口腔期 | 舌を使って食物を後方に送り込む |
| 3) 咽頭期 | 嚥下反射が誘発され食塊が咽頭を通過する |
| 4) 食道期 | 食道の蠕動運動によって食塊を胃に送り込む |

●嚥下障害の原因

| | | |
|---|---|---|
| ・脳卒中後遺症 | ・外傷性脳損傷 | ・脳性麻痺 |
| ・認知症 | ・パーキンソン病 | ・ハンチントン病 |
| ・ウィルソン病 | ・筋萎縮性側索硬化症 | ・多発性硬化症 |
| ・脳腫瘍 | ・重症筋無力症 | ・頭頸部領域癌 |

その他：薬剤，歯牙の喪失などによる咀嚼力の低下など

歯を失い，過半数の人が全部（28本）の歯をなくしてしまう。その結果，咀嚼力が著しく低下する。

 **2 嚥下障害時の栄養管理**

調理の仕方としては細かく刻む。さらに，刻んだだけでは噛みやすくてもざらざらするので，のどごしをよくするためにゼリー寄せ，あんかけなどにするとよい。飲み物やスープ類もとろみをつける。経口での食物摂取総量が必要量に満たない場合には，栄養状態を維持するために非経口栄養法の適用も考慮する。

## ⓓ 老化と栄養

 **1 なぜ老化するか？**

生物はすべて時間の経過とともに成長・成熟し老化する。その変化は形態的，機能的に，また代謝的にもみられる。これは逆方向へは行かない。成長期にも老化はすでに始まっているが，外からみられる老化現象は目立たない。成長が終わるといよいよ老化現象が目立ちはじめる。それぞれの生物でその生物としての寿命は遺伝によって規定されている。ヒトの場合は110〜120歳が限界と推定される。

加齢や老化とはどのようなことなのか，どのような仕組みで起こるのかが明らかになれば，加齢に伴う機能の低下，老化による発病を防ぐこともできるであろうと期待されている。

 **2 臓器重量と筋肉**

年齢の上昇に伴って全身の水分含量が減り，脂肪含量，結合組織のコラーゲンタンパク質量が増加する（図4-4）。高齢期にさしかかると臓器重量が減少す

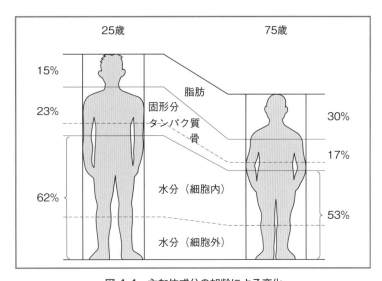

**図 4-4　主な体成分の加齢による変化**
25 歳男子体重を 63 kg，75 歳男子体重を 52 kg とし，Goldman（1970）の
体成分パーセント値をもとに作図した。

る。減少の程度は臓器により異なる。腎臓，肝臓などは 10〜20％減少し，胸腺
はほとんどなくなる。心臓の重量はあまり変わらないので体重当たりに表現す
ればむしろ増加する。骨格筋は総量も体重当たりの量も減少する。

 **3　味　　覚**

高齢者の味覚の感度は加齢に伴って変化することが知られている。

特に塩味の味覚のいき値が上昇し，言い換えると識別能力が低下し，塩辛い
ものや濃い味でないと満足することができない。

また甘味のものを好む傾向になりがちである。酸味の識別能力はよく保たれ
ている。

注）いき値（閾値）；味覚
を感じる最低濃度のこと。
いき値が高いと濃い濃度
でないと味覚を感じない。
成人では，ショ糖の甘味，
食塩の塩味は約 10 mM，
クエン酸の酸味は 2 mM
がいき値である。

**ⓔ 高齢期の食事摂取基準**

高齢期のエネルギー消費量は，基礎代謝が低下しているので成人より少ない
値である。タンパク質に関しては 1.0〜1.5 g/kg を保つことが望ましい。

脂肪，コレステロールのとりすぎはよくないが，高齢者の場合むしろ淡泊な
食事を好む結果，脂肪が不足している場合が目立つ。脂質が少なすぎると脳卒
中の発生率が高くなる。適度の脂肪摂取，つまり総摂取エネルギーの 20〜30％
を脂肪としてとることが望ましい。

**1　高齢期の食生活の工夫**

高齢者の食生活の実態を調査すると，疾病の有無や健康状態ばかりでなく，

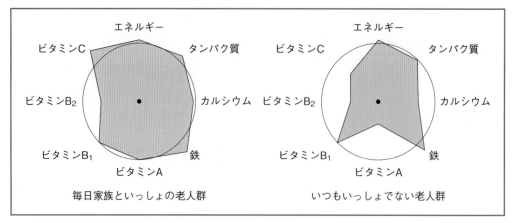

**図4-5　老人の食事の栄養素構成**
全円は老人の栄養所要量（100%）
（足立己幸ほか：よりよく生きるための食事学，有斐閣，1981 より）

家族構成の違いなど社会的・経済的状況の影響を大きく受けていることがわかる。たとえば，いつもひとりで食事をする高齢者は食事回数も2回であったり，主食・主菜・副菜がそろっていない，材料の緑黄色野菜・乳製品・卵が少ないなどの傾向があり，その結果，摂取栄養素でみてもビタミン，カルシウムなどが不足している。それに比べ若い世代の家族と一緒に食べる高齢者では，献立の種類も使われる材料の種類も多くなり，1日に3回食べ，栄養素の摂取もバランスがとれている（図4-5）。施設の場合は，用意される献立は栄養学的に満たされるものであるが，各人のし好が異なり，出されるもの全部をおいしいと思って食べるか残してしまうかなど，また違った問題もある。

　おいしいものを食べる満足感は，どの世代においても情緒を安定させ，ゆとりを生むものであるが，高齢者の生活においては他の世代よりさらに比重を重く考えてもよいであろう。

### ▶▶　2　若返りのビタミン

　生物の老化の原因についてはいくつかの学説があるが，そのうちの一つでは過酸化反応による生体膜の傷害が虚血性疾患，動脈硬化，白内障などの病変の原因となることが推測されている。

　ビタミンEは抗酸化物質であるため，遊離基（フリーラジカル）や過酸化物を取り除くスカベンジャー（scavenger）作用をもつ。そのことから，ビタミンEは老化を防ぐことができるのではないだろうかと関心をよんでいる。

　日本人は諸外国に比べ魚脂など多価不飽和脂肪酸の摂取が多い（10 mgを超過）ため，ビタミンEを十分とることが望ましいと考えられている。しかしビ

タミン E は脂溶性ビタミンであるため，誤った概念で多量に薬として飲むことは避けるべきである。では 1 日当たりどれだけ摂取するのが適量であろうか。ビタミン E 摂取の目安量は日本人成人（18〜29 歳）男子 1 日 6.0 mg，女子 5.0 mg とされているが，高齢者でもほぼ同じ値が示されており，十分に摂取することが望ましいとされている。

　ビタミン C についても，抗酸化作用をもつことから，E と同じくスカベンジャーとして働くと考えられており，ビタミン C の大量飲用（1 日 5〜10 g）が老化や発がんを防ぐという説が，ノーベル化学賞受賞者ライナス・ポーリング（L. C. Pauling）により提唱されたことがある。現在，日本人のビタミン C の推奨量は 1 日 100 mg である。

 **3　若返りの食事**

　食事量については腹八分目食べることが長寿につながるかもしれないということが推測されている。ネズミを用いた実験では，ネズミに与える餌の量を，欲しいだけ自由に食べるときの量の約 7 割に制限すると，寿命が長くなる。残念なことにヒトの場合は実験による証明はまだないが，暴飲暴食を避け，昔からいわれている腹八分目がよいと推測されている。

**演習課題**

●次の文の（　　）内のうち，正しい言葉を選べ。
1. 高齢者は体内の水分含量が，成人に比べ（①　上昇，低下）する。
2. 高齢者の体脂肪率は成人に比べ（②　高い，かわらない，低い）。
3. 加齢により心身の機能が衰えた状態のことを（③　アノレキシア，フレイル，アナフィラキシー）という。
4. 先天性アミノ酸代謝異常症には（④　フェニルケトン尿症，メチルマロン酸尿症，メープルシロップ尿症，ガラクトース血症　※ 2 つ選べ。）などがある。これらは少量の血液で（⑤　判定できる，判定できない）。

●次の文の（　　）に正しい言葉あるいは数値を入れよ。
1. 生活習慣病を予防するための日常の食生活の指針として（⑥　　）を十分摂取することが推奨されている。また，成人の食塩摂取の目標量は男子（⑦　　），女子（⑧　　）とされている。
2. 高齢期は（⑨　　）歳以上（⑩　　）歳未満，と（⑪　　）歳以上とに区分

される。

3. 甘味，塩味，酸味，苦味のうち，加齢によって味覚の感度が最も鈍くなるのは（⑫　　）である。

4. 小児の栄養状態で，体重が身長相当標準体重の（⑬　　）以下は，栄養失調症である。

5. 妊娠高血圧症候群では，妊娠20週以降から分娩後12週までの（⑭　　）と（⑮　　）が診断に重要である。

6. 先天性代謝異常症の一つである（⑯　　）は，分岐鎖アミノ酸制限食とする。

7. ガラクトース血症の乳児に対しては（⑰　　）を用いる。

8. フェニルケトン尿症の患児では血中フェニルアラニン値が（⑱　　）以上で治療食の適応となる。

9. フェニルケトン尿症は，誕生直後のスクリーニングで（⑲　　）の（⑳　　）の濃度を測定することにより発見できる。本症は生後（㉑　　）以内に食事療法を開始すれば精神発達の遅延を解消することができる。この食事療法の原則は食事中の（㉒　　）の量を制限することである。

●次の文の（　）内のうち，正しい言葉を選べ。

1. 葉酸は（㉓　小松菜，じゃがいも，ほうれんそう，わかめ，パセリ　※注：3つ選ぶ）に多く含まれる。

2. 緑黄色野菜は葉酸を多く含む，その含量は100 g当たりおよそ（㉔　50，100，200，400）μg である。

3. 葉酸は，成人では1日240 μg 程度必要である。妊娠期にはそれより多く摂取することが望ましい。妊婦付加量は（㉕　100，200，240，400，800，1000）μg とされている。

（解答は p.265）

# 第5章

# エネルギー代謝

【学習目標】

1. 体内での栄養素からのエネルギー産生の過程を学ぶ。
2. エネルギー代謝について，基本である基礎代謝を理解する。
3. 生活活動，運動，食事，そのほかの要因によってエネルギー代謝がどのように変動するかを理解する。
4. RMR と METs の意味と用い方を学ぶ。

## ❶ エネルギーの獲得

### ⓐ 食品のエネルギー

食品を構成する糖質，脂質，タンパク質は，消化吸収され体内へ取り込まれたのち，体内で代謝（酸化）され，熱エネルギーとなる（図5-1）。同じものを空気中で酸化（燃焼）すると，その総エネルギーが短時間で熱エネルギーとなる。

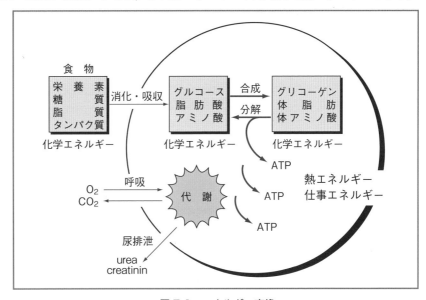

図5-1　エネルギー変換

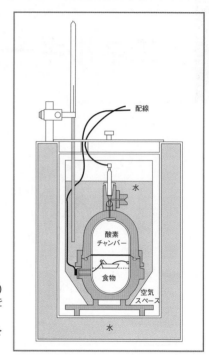

**図5-2 ボンブ熱量計(カロリーメーター)**
燃焼（酸化）により発生したエネルギーを
逃がさずに測定できる。
（Human nutrition and dietetics, Fig. 3.2 を
参考に作製）

したがって食品を実際に完全燃焼させ，そのとき発生する熱エネルギーをまっ
たく逃がさないように熱量計（カロリーメーター）で測定すると，その総エネル
ギーを求めることができる。図5-2にカロリーメーターの概要を示した。

このようなカロリーメーター内で実際に食品あるいは糖質，脂質，タンパク
質を完全燃焼させて発生した熱量を測定して求めたエネルギー値を，物理的燃
焼価という。これはそのものが持っているエネルギーの総量である。それに対
し体内利用エネルギーを生理的燃焼価という。

### ⓑ エネルギーの変換

生命現象に伴いエネルギーの出入りがある。すなわち，物質代謝をエネル
ギーの面からみたものがエネルギー代謝である。エネルギー代謝では，化学結
合のエネルギー（呼吸・発酵）や光エネルギー（光合成）が熱に転化される前に
ATPなどの高エネルギー結合に捕えられることが特徴の一つである。この転化
の効率は30〜60％であり，熱に転化したエネルギー部分は体温保持に充てられ
る。

捕捉・貯蔵された化学エネルギーは必要に応じて，力学的エネルギー（筋運
動)，電気エネルギー（神経細胞)，光エネルギーなどに変換される。生体のエネ

ルギー代謝も熱力学第二法則に支配され，生物界のエネルギー代謝の流れをさかのぼれば太陽エネルギーがほとんどすべての源である。

 **ATP**

糖をはじめ三大栄養素からエネルギーが産生される。

生体内では，この体内利用可能なエネルギーを高エネルギーリン酸化合物であるアデノシン三リン酸（ATP）に変換し，そのエネルギーを生命維持と身体活動のエネルギーとして用いる（図5-3）。

---

> **コラム** ▶ **エネルギーの単位**
>
> キロカロリーは非SI単位である。熱量のSI単位はキロジュールである。通常，両者を併記する。
>
> | 仕事のエネルギー | |
> | --- | --- |
> | 　機械的基本単位 | erg（エルグ） |
> | 　実用的共通単位 | J（ジュール） |
> | 熱エネルギー | cal（カロリー） |
> | 電気的エネルギー | A（アンペア） |
>
> **SI単位**：国際単位系（International System of Units）の単位，MKSA（長さmメートル，質量kgキログラム，時間s秒，電流Aアンペア）を基準とする単位系。これによると力の単位はNニュートン，仕事およびエネルギーの単位はJジュール，物質の量はMモルである。
>
> 食物が体内で燃焼（酸化）すると，最終的にはエネルギーのほとんどが熱エネルギーに変わるため，食品のエネルギー価を表わす単位は古くから熱量を表わす単位であるカロリーが用いられてきた。エネルギーの種類は熱量の他，化学エネルギー，光エネルギーなどさまざまな種類があり，それぞれのエネルギーの種間には定量的互換性がある。したがって，熱量のエネルギーもSI単位で示す方が適切であり，国際的にはジュールが使用されている。しかし日本ではまだ従来どおりカロリー（cal），キロカロリー（kcal）を単位として用いることが多い。
>
> **1 cal（カロリー）は，4.184 J（ジュール）に相当する。**
>
> 例：2,400 kcal＝約 10,000kJ＝約 10 メガ J

注）実際の食品のエネルギー価を示すには，cal や J では数字が大きくなりすぎるので，その 1,000 倍値である kcal（キロカロリー）や kJ（キロジュール）が用いられている。

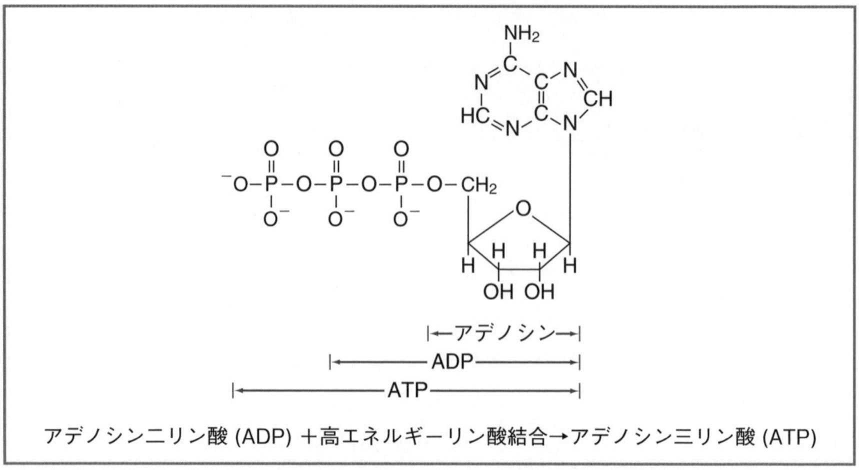

アデノシン二リン酸 (ADP) ＋高エネルギーリン酸結合→アデノシン三リン酸 (ATP)

図 5-3　ATP（アデノシン三リン酸）の構造

## ② 生理的燃焼価

### ⓐ 体内利用エネルギー

　　生体は摂取食物の100％を消化吸収するわけではない。さらに消化吸収された糖質および脂質は，最終的に完全燃焼して炭酸ガスと水になるが，タンパク質では酸化された後に最終代謝産物として尿素やクレアチニンなど，未利用エネルギーを含むものが尿中に捨てられる。つまり食品中のエネルギー総量と，そのうち体内に吸収されるエネルギーと，体内で実際に利用されるエネルギーとの間には差がある。

　　したがって，体内で実際に利用可能な燃焼価（生理的燃焼価）を求めるには，食品の総エネルギーから吸収されないエネルギーと未利用エネルギーとを差し引かなければならない。

　　体内利用エネルギー

　　＝（食品の総エネルギー）−（吸収されないエネルギー）−（利用されないエネルギー）

　　＝（食品の総エネルギー）−（糞便のエネルギー）−（尿のエネルギー）

### ⓑ アトウォーターの係数

　　糖質と脂質は，消化吸収率の補正を行い，タンパク質は消化吸収率とさらに，尿中排泄窒素化合物中の未エネルギーを1g当たり1.25 kcal として補正し，正味体内利用エネルギーを求めると表5-1のようになる。

表 5-1　三大栄養素の物理的燃焼価と生理的燃焼価

|  | 物理的燃焼価<br>(kcal/g) |  | 消化吸収率 |  | 未利用エネルギー<br>(kcal/g) |  | 体内利用エネルギー<br>(kcal/g) |
| --- | --- | --- | --- | --- | --- | --- | --- |
| 糖質 | 4.10 | × | 0.97 | − | 0 | ≒ | 4 |
| 脂質 | 9.40 | × | 0.95 | − | 0 | ≒ | 9 |
| タンパク質 | 5.65 | × | 0.92 | − | 1.25 | ≒ | 4 |

　生理的燃焼価を概算する係数としてよく用いられるアトウォーターの係数では，糖質，脂質，タンパク質それぞれ 1 g 当たり 4 kcal，9 kcal，4 kcal とする。

## ③ エネルギー消費

### ⓐ エネルギー消費量の測定方法

　ヒトの基礎代謝や安静時代謝の測定などの基礎的な研究に用いられるエネルギー消費量の測定方法は，大きく 4 つに分けられる。すなわち，①直接法，②間接法，③熱量計によらない推定法，④その他の方法である（表 5-2）。

#### ▶▶ 1　直接法

　直接法は最も精度の高いエネルギー測定方法ではあるが，装置も大がかりで簡便な方法ではない。そのため通常のエネルギー消費量測定には適さない。

表 5-2　エネルギー消費量の測定方法

| 方　法 |  | 適用場面 |
| --- | --- | --- |
| ①直接法 |  | 基礎代謝，安静時代謝などの研究 |
| ②間接法 | 代謝室法<br>ダグラス・バッグ法<br>携帯型酸素分析器 *<br>二重標識水法 | 活動時運動時などのエネルギー消費量の測定 |
| ③推定法 | 心拍数から推定<br>METs から推定<br>加速度計法<br>生活時間調査法 |  |
| ④その他<br>　ハリス・ベネディクトの式 |  | 臨床でのエネルギー消費量アセスメントなど |

＊携帯型酸素分析器，あるいは換気フード式間接熱量計などは臨床で用いられる。

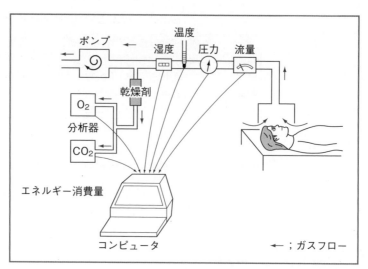

図5-4　換気フード式間接カロリーメーター
（Human nutrition and dietetics, Fig. 3.5 を参考に作製）

## ▶▶ **2** 間 接 法

　エネルギー消費量（生体で利用されるエネルギー量）の測定でよく用いられる
のは間接熱量測定法である。これは，ヒトが消費した酸素量と産生した二酸化
炭素量の両方またはどちらか一方を測定し，熱量を求める方法である。換気
フード式間接カロリーメーター（図5-4）などが用いられる。

　酸素消費量からエネルギー消費量を求めることができるのは，消費エネル
ギーが一定時間内に消費する酸素（$O_2$）量に比例することに基づいている。酸
素1Lを消費すると約5 kcalのエネルギーを発生する（正確には酸素1Lの消
費に対し，糖質だけ燃焼した場合5.047 kcal，脂質だけ燃焼した場合4.686 kcal）。

　そこで一定時間内に消費した$O_2$量を測定することにより，その時間内に消費
したエネルギーを知ることができる。

　● RQと酸素消費量からエネルギー消費量を求める例：呼吸比（RQ）から糖
質と脂質の燃焼比を知り，消費された$O_2$量，排出された$CO_2$量から体内で酸化
された糖質，脂質の量を求め，それからエネルギー発生量を算出する。

【算出例】　測定値：1時間の消費$O_2$量 20 L，1時間の排出$CO_2$量 16.2 L

　　この場合の呼吸比RQ：16.2/20＝0.81，糖質が燃焼した場合1.0，脂質が燃

　　焼した場合0.707，酸素消費量1Lごとに発生するエネルギーは

$$4.686+\frac{0.81-0.707}{1.0-0.707}\times(5.047-4.686)=4.812$$

すなわち，4.812 kcal ということになる。

二重標識水法は新しい手法であり，被験者が日常生活を続けながら数日間以上の総エネルギー消費量を測定することができる。これは水素と酸素の安定（非放射性）同位体（$^2H$ と $^{18}O$）を含む水を飲用し，それぞれの消失速度からエネルギー消費量を求めるものである。

注）通常の水素は$^1H$，酸素は$^{16}O$。

▶▶ **3 熱量計によらない方法**

直接法や間接法の装置を用いなくとも，推定法で消費エネルギー量を出すことができる。これらは運動時の心拍数や運動強度や運動継続時間をもとにエネルギー消費量を算出する方法である。

加速度計でからだの動きの加速度を測定し，身体活動量とエネルギー消費量を求める方法もある。ただし，これは動きを伴わないウエイトリフティングのような運動によるエネルギー消費は測定不可能である。生活時間の記録（タイムスタディ）から求める方法もある。

▶▶ **4 そのほかの方法**

身長と体重を基準として安静時代謝量を推定する場合もあるが，これは運動時というよりは臨床においてよく用いられる。ただし，消費エネルギー量は身体サイズや身体活動のみで決定されるのではなく，さまざまな体内要因あるいは環境要因により変動するため，正しい値に近づけるための補正が必要とされる。ハリス・ベネディクトの式（p.174）も参照のこと。

## ⓑ 基礎代謝

基礎代謝とは，生命を維持するためだけに必要なエネルギーである。何もせず，ただ横たわっているだけでも，体内では呼吸，循環，代謝が絶えず行われ，かなりのエネルギーを消費し続けている。快適な室温のなかで，安静に横たわった状態で，食事をとらず，目をさました状態で消費するエネルギー量が基礎代謝量である。

注）基礎代謝量（早朝，覚醒，空腹時）：およそ22～24 kcal/kg/day＝1 kcal/kg/hr

通常の活動では，1日の総エネルギー消費量の約60％が基礎代謝である（図5-5）。基礎代謝は，体格，年齢，性の要因でほぼ決まる（表5-3，表5-4）。エネルギー消費量が多い臓器は，脳と肝臓で，それぞれがエネルギー消費量の約20％を占める。

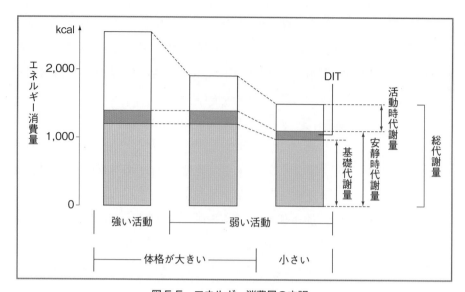

**図5-5　エネルギー消費量の内訳**
基礎代謝量は年齢・性別・体格でほぼ決まる。総代謝量は活動による代謝量で大きく変動する。

表5-3　基礎代謝に影響を及ぼす因子

| | |
|---|---|
| 年齢 | 体重当たりで表わすと，年齢とともに低下する |
| 性 | 除脂肪体重当たりの代謝量の男女差は小さい |
| 環境温度 | 環境温度が低いと基礎代謝は高くなる |
| 体格，身体鍛錬 | 体重そのものより，除脂肪体重と相関する |
| その他 | 発熱，内分泌（例：甲状腺機能亢進で基礎代謝が亢進，逆の粘液水腫では低下する） |

表5-4　性・年齢階級別基礎代謝量

| 年　齢<br>（歳） | 男　　　　性 | | | 女　　　　性 | | |
|---|---|---|---|---|---|---|
| | 基礎代謝基準値<br>（kcal/kg 体重/日） | 参照体重<br>（kg） | 基礎代謝量<br>（kcal/日） | 基礎代謝基準値<br>（kcal/kg 体重/日） | 参照体重<br>（kg） | 基礎代謝量<br>（kcal/日） |
| 1～2 | 61.0 | 11.5 | 700 | 59.7 | 11.0 | 660 |
| 3～5 | 54.8 | 16.5 | 900 | 52.2 | 16.1 | 840 |
| 6～7 | 44.3 | 22.2 | 980 | 41.9 | 21.9 | 920 |
| 8～9 | 40.8 | 28.0 | 1,140 | 38.3 | 27.4 | 1,050 |
| 10～11 | 37.4 | 35.6 | 1,330 | 34.8 | 36.3 | 1,260 |
| 12～14 | 31.0 | 49.0 | 1,520 | 29.6 | 47.5 | 1,410 |
| 15～17 | 27.0 | 59.7 | 1,610 | 25.3 | 51.9 | 1,310 |
| 18～29 | 23.7 | 64.5 | 1,530 | 22.1 | 50.3 | 1,110 |
| 30～49 | 22.5 | 68.1 | 1,530 | 21.9 | 53.0 | 1,160 |
| 50～64 | 21.8 | 68.0 | 1,480 | 20.7 | 53.8 | 1,110 |
| 65～74 | 21.6 | 65.0 | 1,400 | 20.7 | 52.1 | 1,080 |
| 75 以上 | 21.5 | 59.6 | 1,280 | 20.7 | 48.8 | 1,010 |

### ⓒ　安静時代謝

　　椅子に座って，静かに休息している状態で消費されるエネルギー量のことを安静時代謝という。これは基礎代謝と比較し，姿勢を保ったり食事摂取の影響を受けるため，約20％高くなる。

#### ▶睡眠時代謝

　　睡眠時の代謝は基礎代謝より低くなる。70～95％といわれているが，通常は基礎代謝の90％として扱う。

#### ▶食事誘導性体熱産生（DIT）

注）TEF（thermic effect of food）ともいう。

　　食事摂取により代謝は亢進し，摂取後数時間は熱産生量が増大する。この現象を食事誘導性体熱産生（diet induced thermogenesis；DIT）という。あるいは特異動的作用（specific dynamic action；SDA）ともいわれる。この代謝亢進率は栄養素により異なり，糖質約6％，脂質約4％，タンパク質約30％とされている。それらを合わせた通常の食事では，消費エネルギー全体の10％程度と考える。

### ⓓ　活動時代謝

　　運動（労作）によるエネルギー消費は，活動強度とその継続時間とに依存する。活動強度を示す指標として，従来はRMR（エネルギー代謝率）がよく用いられてきたが，近年はMETs（メッツ）が使われることも多い。

　**1　RMR**

RMRは，Relative Metabolic Rate（エネルギー代謝率）の略で，「安静時代謝

注）RMRはResting Metabolic Rate（安静時代謝率）の略語の場合もあるため間違わないように判断すること。

量を除く運動に要したエネルギー量が基礎代謝量の何倍になるか示した数値」である。次の式で求める。

$$RMR＝\frac{総代謝量　－　安静時代謝量}{基礎代謝量}$$

あるいは，次の式も同じ内容である。

$$RMR＝\frac{総代謝量　－　基礎代謝量　×1.2}{基礎代謝量}$$

このRMRは，安静時の数値が0になることや睡眠時の数値が0より小さくなることがあるため，運動強度の比較には適さない。

　**2　METs**

METs（メッツ）は，Metabolic Equivalents（代謝当量）の意味で，「総代謝量が安静時代謝量の何倍になるかを示す数値」である。次の式で表わされる。

$$METs = \frac{総代謝量}{安静時代謝量}$$

また，次の式も同じ意味である。

$$METs = \frac{運動時酸素摂取量}{安静時酸素摂取量}$$

安静時の酸素摂取量は約 3.5 mL/kg/分で，これが 1MET である。これは 1.0 kcal/kg/h と同値である。このことから，運動強度を METs で表わすと，METs に体重をかければおよそのエネルギー消費量が求められるという利点がある。

全米スポーツ医学会（ACSM）では METs による運動強度の記述を積極的に採用し，現在では他の分野でも普及してきている。各種の日常の労作の METs とエネルギー代謝量の比較を図 5-6 に示す。

注）ACSM：American College of Sports Medicine

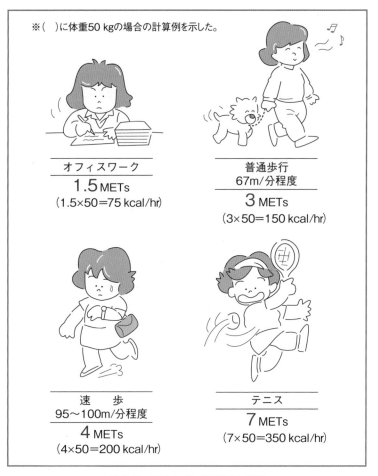

図 5-6　エネルギー消費量の比較

## ④　エネルギー収支

　　エネルギー摂取が消費量を上回ると，過剰のエネルギーは体内でグリコーゲンまたは中性脂肪の形で蓄積される。これは生物にとって，エネルギーが枯渇してもすぐに生命の危機を招かないためになくてはならない仕組みである。

　　しかし，過剰の脂肪は主に肝臓と脂肪組織に蓄積され，それが長期にわたると脂肪肝あるいは肥満をきたし，さまざまな障害をもたらす。適度な摂取エネルギー量を守り，摂取したエネルギーは使い切って，余分な脂肪を蓄積しないようにすることが大切である。

```
●体内で貯蔵されるエネルギー貯蔵物質
グリコーゲン（肝・筋）　　　：　比較的短期
脂肪（脂肪組織・脂肪細胞）：　比較的長期
●エネルギーの収支バランス
出納が正　　⇒肥満
出納が負　　⇒貯蔵エネルギーを消費する。
　　　　　　⇒体タンパク質を取り崩す。
```

## ⑤　貯蔵エネルギー

### ⓐ　エネルギーの貯蔵

　　食物からとるエネルギーが消費エネルギーより多いとき，すなわちエネルギー出納が正のとき，過剰のエネルギーはグリコーゲンや中性脂肪（TG）の形で体内に貯蔵することができ，エネルギーが足りないときに必要に応じて再びエネルギーとして利用される。

### ⓑ　グリコーゲンと脂肪

　　グリコーゲンは肝臓と筋肉とに，肝重量の5%，筋肉重量の1%，それぞれ貯蔵され，それらを合わせたエネルギーは1,000～2,000 kcal に相当する。

　　脂肪は肝臓および脂肪組織などに5 kgほど蓄えられ，そのエネルギーは50,000～60,000 kcal にも達する（図5-7）。

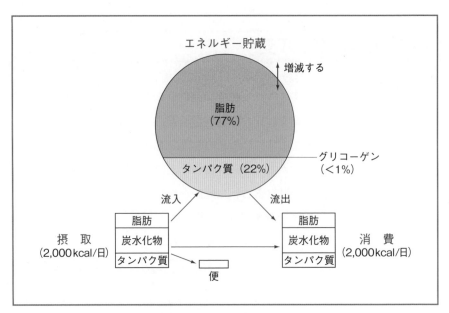

**図 5-7　エネルギーの貯蔵**
貯蔵エネルギーはほとんどが脂肪として貯蔵される。この図は体重 60 kg，体脂肪率
25%の非肥満女性の例である。エネルギーの総貯蔵量は 1 日に摂取するエネルギー
2,000 kcal の約 90 倍に相当し，約 18 万 kcal に達する。その内訳は脂肪が 10～12
万 kcal，タンパク質が約 5～6 万 kcal，炭水化物は 1,000～2,000 kcal である。

## ⒞ 貯蔵エネルギーの消費と呼吸比（RQ）

　体内で栄養素が酸化燃焼して発生する $CO_2$ 量とそのとき消費された $O_2$ 量との
容積比を呼吸比（respiratory quotient；RQ＝$CO_2/O_2$）という。その比率は糖質
が燃焼した場合 1.0，脂質が燃焼した場合 0.707 である。

●糖質（グルコースの例）
　　$C_6H_{12}O_6 + 6 O_2 = 6 CO_2 + 6 H_2O$

$$RQ = \frac{6\ CO_2}{6\ O_2} = 1.0$$

●脂質（トリステアリンの例）
　　$C_{57}H_{110}O_6 + 81.5 O_2 = 57 CO_2 + 55 H_2O$

$$RQ = \frac{57\ CO_2}{81.5\ O_2} \fallingdotseq 0.7$$

　通常は糖と脂肪が同時に燃焼し，RQ としては 0.85 付近を示す。エネルギー源
となる糖が枯渇し脂肪の燃焼に移行すると，RQ は低下し 0.7 に近づく（図 5-
8）。このように消費された $O_2$ 量，排出された $CO_2$ 量からエネルギー源の推定と
エネルギー産生量の算出ができる。

　なお，タンパク質の燃焼量は尿中に排泄された窒素量から求めることができ

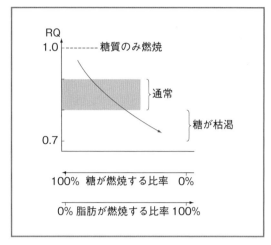

**図5-8　RQからわかること**
糖のみが燃焼すると$CO_2/O_2$は1.0，脂肪のみが燃焼すると0.7。

る。しかし，タンパク質の燃焼を無視しても，計算上ほとんど誤差を生じない。したがって，エネルギー代謝量を求める場合には，タンパク質の酸化は計算に入れなくてもよいとされている。

## 演習課題

●次の文の（　　）内に正しい言葉あるいは数値を入れよ。
1. 基礎代謝量はヒトのエネルギー消費量の（①　　　）を占める。
2. 高齢者の基礎代謝量は成人に比べ（②　　　）。
3. ボンブカロリーメーター内で実際に食品あるいは糖質，脂質，タンパク質を完全燃焼させて発生した熱量を測定して求めたエネルギー値を（③　　　）といい，体内で実際に利用可能な熱量を（④　　　）という。
4. 体内で栄養素が酸化燃焼して発生する$CO_2$量とそのとき消費された$O_2$量との容積比を（⑤　　　）といい，糖質のみが燃焼した場合（⑥　　　）を示す。
5. （⑦　　　）は，活動に必要としたエネルギー量が基礎代謝量の何倍に相当するかを示す。
6. 食物を摂取することでエネルギー消費量が増加する現象を（⑧　　　）という。
7. 1カロリーは，国際単位系であるジュール単位では約（⑨　　　）ジュールに相当する。
8. 2,200 kcal キロカロリーは（⑩　　　）キロジュールである。

● METs（メッツ）と Ex（エクササイズ）についての問題である。（　　）内の正しい言葉または数字を1つ選べ。

1. METs（メッツ）は，運動の強さを（⑪　基礎代謝量，安静時代謝量）の何倍かで示す単位である。

2. 1Ex（エクササイズ）とは3 METs（メッツ）の強さの運動を（⑫　10分間，20分間，30分間，40分間，60分間）継続する運動量である。

3. 体重60 kgのヒトが3 METsの運動を20分間行うと，消費エネルギー量は（⑬　約55 kcal，約63 kcal，約80 kcal）である。体重70 kgのヒトでは（⑭　約74 kcal，約80 kcal，約100 kcal）である。

（解答は p.265）

# 第6章

# 食事摂取基準

【学習目標】

1. 栄養素の必要量を調べる方法について考えてみる。

2. 「日本人の食事摂取基準」の意義とその内容を理解する。

3. エネルギー必要量，タンパク質必要量の決め方について学ぶ。

4. ミネラル類，ビタミン類の必要量を決める要点を理解する。

## ❶ 食事摂取基準とは

栄養素摂取基準量策定の目的は，「健康な個人および集団を対象として，国民の健康の維持・増進・生活習慣病の予防のためのエネルギー量および各栄養素の摂取量の基準を示すことである」と述べられている。以前は「日本人の栄養所要量」として，健康の維持増進や生活習慣病の予防のために標準となるエネルギーおよび各栄養素の摂取量が策定されていた。

注）食事摂取基準とは，"食事による摂取基準"という意味である。

注）「推奨量（RDA）」および「目安量（AI）」は，第6次改定日本人の栄養所要量では所要量と呼ばれた指標に相当する。

2005年の第7次改定からは名称が「日本人の食事摂取基準」となり，2010年，2015年，2020年と5年ごとに改訂されている。

年齢区分については2015版までは，50歳以上の年齢区分は，50〜69歳，70歳以上の2段階とされていたが，「食事摂取基準2020」では50歳以上の年齢区分が見直され，50〜64歳，65〜74歳，75歳以上の3区分となり，そのうち高い方の2区分，65〜74歳と75歳以上とを高齢者と称することに改訂された。

摂取量の基準を示す指標として，推定平均必要量（EAR），推奨量（RDA），目安量（AI），耐容上限量（UL）と目標量（DG）とが示されている（図6-1参照）。

推定平均必要量（EAR）とは，特定の集団を対象として測定された必要量から，性・年齢階層別に日本人の必要量の平均値を推定したものであり，当該性・年齢階級に属する人びとの50％が必要量を満たすとされる1日の摂取量である。推定平均必要量と推奨量を設定できない栄養素は目安量が設定された。

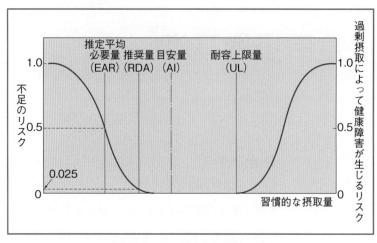

**図6-1　食事摂取基準の各指標を理解するための概念図**
推定平均必要量（EAR：estimated average requirement）
推奨量（RDA：recommended dietary allowance）
目安量（A I：adequate intake）
耐容上限量（UL：tolerable upper intake level）
※目標量（DG：tentative dietary goal for preventing life-style related dis-eases）については，他の概念であるため，ここには図示できない。

　また生活習慣病の一次予防を視野に，現在の日本人が当面の目標とすべき摂取量としての指標が目標量である。

## ❷　参照体位

　食事摂取基準値を策定する際には性・年齢階級内の最も典型的な体位として表6-1に示す参照体位が用いられた[注]。

注）従来は「基準体位」としていたが，2015年版より改められた。

　年齢区分は，乳児については6カ月未満（0〜5カ月）と6カ月以上1歳未満（6〜11カ月）の2つに区分されている。1〜17歳が小児，18歳以上が成人と区分され，高齢者（65歳以上）をさらに区分する必要がある場合は，65〜74歳と75歳以上とに区分する。

　なお，1歳未満で，6〜11カ月のうちより詳細な年齢区分が必要な場合（推定エネルギー必要量，タンパク質の摂取の目標量）には，6〜8カ月と9〜11カ月に分けた区分が設けられている。

表 6-1　参照体位（参照身長，参照体重）[1]

| 性別 | 男性 | | 女性[2] | |
|---|---|---|---|---|
| 年齢 | 参照身長（cm） | 参照体重（kg） | 参照身長（cm） | 参照体重（kg） |
| 0〜5（月） | 61.5 | 6.3 | 60.1 | 5.9 |
| 6〜11（月） | 71.6 | 8.8 | 70.2 | 8.1 |
| 6〜8（月）* | 69.8 | 8.4 | 68.3 | 7.8 |
| 9〜11（月）* | 73.2 | 9.1 | 71.9 | 8.4 |
| 1〜2（歳） | 85.8 | 11.5 | 84.6 | 11.0 |
| 3〜5（歳） | 103.6 | 16.5 | 103.2 | 16.1 |
| 6〜7（歳） | 119.5 | 22.2 | 118.3 | 21.9 |
| 8〜9（歳） | 130.4 | 28.0 | 130.4 | 27.4 |
| 10〜11（歳） | 142.0 | 35.6 | 144.0 | 36.3 |
| 12〜14（歳） | 160.5 | 49.0 | 155.1 | 47.5 |
| 15〜17（歳） | 170.1 | 59.7 | 157.7 | 51.9 |
| 18〜29（歳） | 171.0 | 64.5 | 158.0 | 50.3 |
| 30〜49（歳） | 171.0 | 68.1 | 158.0 | 53.0 |
| 50〜64（歳） | 169.0 | 68.0 | 155.8 | 53.8 |
| 65〜74（歳） | 165.2 | 65.0 | 152.0 | 52.1 |
| 75 以上（歳） | 160.8 | 59.6 | 148.0 | 48.8 |

[1] 0〜17歳は，日本小児内分泌学会・日本成長学会合同標準値委員会による小児の体格評価に用いる身長，体重の標準値を基に，年齢区分に応じて，当該月齢および年齢区分の中央時点における中央値を引用した。ただし，公表数値が年齢区分と合致しない場合は，同様の方法で算出した値を用いた。18歳以上は，平成28年国民健康・栄養調査における当該の性および年齢階級における身長・体重の中央値を用いた。
[2] 妊婦，授乳婦を除く。
* 6〜11月のうち，より詳細な年齢区分が必要な場合の区分。

## ③　エネルギーおよび栄養素の食事摂取基準

　「日本人の食事摂取基準」で基準量策定の対象となったのはエネルギーと，タンパク質，脂質，炭水化物，食物繊維，水溶性ビタミン（ビタミン $B_1$，ビタミン $B_2$，ナイアシン，ビタミン $B_6$，葉酸，ビタミン $B_{12}$，ビオチン，パントテン酸，ビタミン C），脂溶性ビタミン（ビタミン A，ビタミン E，ビタミン D，ビタミン K），多量ミネラル（ナトリウム，カリウム，カルシウム，マグネシウム，リン），微量ミネラル（鉄，亜鉛，クロム，モリブデン，マンガン，銅，セレン，ヨウ素）である。

　さらに，個々の栄養素別の基準値にとどまらず，エネルギー産生栄養素バランス（％エネルギー）が新たに示されることとなった（p.144 表 6-7）。

　なかでもエネルギーと，タンパク質，脂質，食物繊維，ビタミン $B_1$，ビタミン C，ビタミン A，カルシウム，鉄，ナトリウムなどの栄養素について十分に考

表 6-2　食事摂取基準で策定した栄養素と設定した指標（1 歳以上）

| | | 推定平均必要量<br>（EAR） | 推奨量<br>（RDA） | 目安量<br>（AI） | 目標量<br>（DG） | 耐容上限量<br>（UL） |
|---|---|---|---|---|---|---|
| タンパク質 | | ○ | ○ | — | ○ | — |
| 脂質 | 脂質 | — | — | — | ○ | — |
| | 飽和脂肪酸 | — | — | — | ○ | — |
| | n-6 系脂肪酸 | — | — | ○ | — | — |
| | n-3 系脂肪酸 | — | — | ○ | — | — |
| | コレステロール | — | — | — | — | — |
| 炭水化物 | 炭水化物 | — | — | — | ○ | — |
| | 食物繊維 | — | — | — | ○ | — |
| | 糖類 | — | — | — | — | — |
| 主要栄養素バランス | | — | — | — | ○ | — |
| ビタミン | ビタミン B$_1$ | ○ | ○ | — | — | — |
| | ビタミン C | ○ | ○ | — | — | — |
| | ビタミン A | ○ | ○ | — | — | ○ |
| ミネラル | 多量ミネラル | | | | | |
| | ナトリウム | ○ | ○ | — | ○ | — |
| | カリウム | — | — | ○ | ○ | — |
| | カルシウム | ○ | ○ | — | — | ○ |
| | 微量ミネラル | | | | | |
| | 鉄 | ○ | ○ | — | — | ○ |

（食事摂取基準で示されたものより抜粋して作成）

慮するのが望ましいとされている（表 6-2）。

### ⓐ エネルギー

　エネルギーについては推定エネルギー必要量（Estimated Energy Requirement；EER）が指標として策定された。EER は，不足および過剰のリスクが最も小さくなる量とした。エネルギー摂取量と消費量がつり合って，体重に変化がない状態が最も望ましいと考えられる。

　そのような考えにもとづき，身体活動のレベルを，年齢別にレベル I（低い），レベル II（ふつう），レベル III（高い）に群分けして，EER が求められた。その群分けは表 6-3 に示す。

　それぞれの群の身体活動の内容および時間は表 6-4 のとおりである。活動の単位時間当たりの強度は Af（activity factor）で示されるが，これは，基礎代謝量の何倍に相当するかという数値である。

　推定エネルギー必要量 EER は，成人あるいはライフステージ別に，次のような考え方で求められた（表 6-5）。

表 6-3 年齢階級別にみた身体活動レベルの群分け（男女共通）

| 身体活動 レベル | レベル I （低い） | レベル II （ふつう） | レベル III （高い） |
|---|---|---|---|
| 1〜2（歳） | ― | 1.35 | ― |
| 3〜5（歳） | ― | 1.45 | ― |
| 6〜7（歳） | 1.35 | 1.55 | 1.75 |
| 8〜9（歳） | 1.40 | 1.60 | 1.80 |
| 10〜11（歳） | 1.45 | 1.65 | 1.85 |
| 12〜14（歳） | 1.50 | 1.70 | 1.90 |
| 15〜17（歳） | 1.55 | 1.75 | 1.95 |
| 18〜29（歳） | 1.50 | 1.75 | 2.00 |
| 30〜49（歳） | 1.50 | 1.75 | 2.00 |
| 50〜64（歳） | 1.50 | 1.75 | 2.00 |
| 65〜74（歳） | 1.45 | 1.70 | 1.95 |
| 75 以上（歳） | 1.40 | 1.65 | ― |

表 6-4 身体活動レベル別にみた活動内容と活動時間の例

| | 低い（I） | ふつう（II） | 高い（III） |
|---|---|---|---|
| 身体活動レベル | 1.50 （1.40〜1.60） | 1.75 （1.60〜1.90） | 2.00 （1.90〜2.20） |
| 日常生活の内容 | 生活の大部分が座位で，静的な活動が中心の場合 | 座位中心の仕事だが，職場内での移動や立位での作業・接客等，通勤・買物での歩行，家事，軽いスポーツ等のいずれかを含む場合 | 移動や立位の多い仕事への従事者，あるいは，スポーツなど余暇における活発な運動習慣をもっている場合 |
| 中程度の強度（3.0〜5.9 メッツ）の身体活動の 1 日当たりの合計時間（時間/日） | 1.65 | 2.06 | 2.53 |
| 仕事での 1 日当たりの合計歩行時間（時間/日） | 0.25 | 0.54 | 1.00 |

▶成 人

推定エネルギー必要量 EER（kcal/日）
＝基礎代謝量（kcal/日）×身体活動レベル
基礎代謝量（kcal/日）＝基礎代謝基準値（kcal/kg/日）×基準体重（kg）
（基礎代謝量は第 5 章，身体活動レベルは表 6-4 参照）

▶小 児

推定エネルギー必要量 EER（kcal/日）
＝基礎代謝量（kcal/日）×身体活動レベル＋エネルギー蓄積量（kcal/日）

注）2010年版以降妊婦の付加量が2005年版に比べ減った。それまでは適正な最終体重増加量を12 kgとしていたのを11 kgとしたため減った。

▶**妊 婦**（妊娠期別に付加量が示されている）

付加量
＝妊娠による総エネルギー消費量（kcal/日）＋エネルギー蓄積量（kcal/日）

初期＝ 19＋ 44 → 50（kcal/日）
中期＝ 77＋167 → 250（kcal/日）
後期＝285＋170 → 450（kcal/日）

▶**授乳婦**

推定エネルギー必要量 EER（kcal/日）
＝総エネルギー消費量（kcal/日）＋〔泌乳量相当分－体重減少分（kcal/日）〕
＝総エネルギー消費量（kcal/日）＋付加量（kcal/日）
（総エネルギー消費量（kcal/日）＝非妊時と同様とする）

泌乳量相当分（kcal/日）
＝0.78 L/日（泌乳量＝哺乳量）×663 kcal/L
≒517 kcal/日
体重減少分のエネルギー量（kcal/日）
＝6,500 kcal/kg体重×体重減少量（0.8 kg/月）÷30日
≒173 kcal/日

付加量
＝泌乳量相当分（kcal/日）－体重減少分（kcal/日）
＝517－173 → 350（kcal/日）

以上の結果をまとめたものが，表6-5である。さらに，この推定エネルギー必要量を，エネルギー産生する三大栄養素の間で偏ることなく，脂質で20～30％，炭水化物で50～65％を摂取するのが望ましいと示されるようになった。

## ⓑ タンパク質

タンパク質の必要量は，基本的に体外損失分＋新生組織蓄積分である。推定平均必要量（EAR）は維持必要量に利用効率90％を考慮して算出された。推奨量（RDA）は個人間および個人内での変動を加味するため変動係数（推奨量換算計数）1.25を乗じたものである。

タンパク質維持必要量は，1歳以上すべての年齢区分で男女とも0.66 g/kg体重/日として（2020基準の制定時より），日常食混合タンパク質の利用効率は90％として推定平均必要量が求められた。

表 6-5　エネルギーの食事摂取基準：推定エネルギー必要量　(kcal/日)

| 性別 | 男性 | | | 女性 | | |
|---|---|---|---|---|---|---|
| 身体活動レベル[1] | Ⅰ | Ⅱ | Ⅲ | Ⅰ | Ⅱ | Ⅲ |
| 0〜5（月） | — | 550 | — | — | 500 | — |
| 6〜8（月） | — | 650 | — | — | 600 | — |
| 9〜11（月） | — | 700 | — | — | 650 | — |
| 1〜2（歳） | — | 950 | — | — | 900 | — |
| 3〜5（歳） | — | 1,300 | — | — | 1,250 | — |
| 6〜7（歳） | 1,350 | 1,550 | 1,750 | 1,250 | 1,450 | 1,650 |
| 8〜9（歳） | 1,600 | 1,850 | 2,100 | 1,500 | 1,700 | 1,900 |
| 10〜11（歳） | 1,950 | 2,250 | 2,500 | 1,850 | 2,100 | 2,350 |
| 12〜14（歳） | 2,300 | 2,600 | 2,900 | 2,150 | 2,400 | 2,700 |
| 15〜17（歳） | 2,500 | 2,800 | 3,150 | 2,050 | 2,300 | 2,550 |
| 18〜29（歳） | 2,300 | 2,650 | 3,050 | 1,700 | 2,000 | 2,300 |
| 30〜49（歳） | 2,300 | 2,700 | 3,050 | 1,750 | 2,050 | 2,350 |
| 50〜64（歳） | 2,200 | 2,600 | 2,950 | 1,650 | 1,950 | 2,250 |
| 65〜74（歳） | 2,050 | 2,400 | 2,750 | 1,550 | 1,850 | 2,100 |
| 75 以上（歳）[2] | 1,800 | 2,100 | — | 1,400 | 1,650 | — |
| 妊婦（付加量）[3]初期 | | | | +50 | +50 | +50 |
| 中期 | | | | +250 | +250 | +250 |
| 後期 | | | | +450 | +450 | +450 |
| 授乳婦（付加量） | | | | +350 | +350 | +350 |

[1] 身体活動レベルは，低い，ふつう，高いの3つのレベルとして，それぞれⅠ，Ⅱ，Ⅲで示した。

[2] レベルⅡは自立している者，レベルⅠは自宅にいてほとんど外出しない者に相当する。レベルⅠは高齢者施設で自立に近い状態で過ごしている者にも適用できる値である。

[3] 妊婦個々の体格や妊娠中の体重増加量，胎児の発育状況の評価を行うことが必要である。

※活用にあたっては，食事摂取状況のアセスメント，体重およびBMIの把握を行い，エネルギーの過不足は，体重の変化またはBMIを用いて評価する。

※身体活動レベルⅠの場合，少ないエネルギー消費量に見合った少ないエネルギー摂取量を維持することになるため，健康の保持・増進の観点からは，身体活動量を増加させる必要がある。

▶推定平均必要量

推定平均必要量（EAR）（g/kg 体重/日）
＝タンパク質維持必要量/日常食混合タンパク質の利用効率

1日当たりの推定平均必要量（EAR）（g/日）は，これに参照体重（表 6-1）を乗じる。

▶推奨量

推奨量（RDA）（g/日）
＝推定平均必要量×推奨量算定係数（1.25）

性別年齢別の1日当たりの推定平均必要量と推奨量を表 6-6 にまとめた（以

下，表6-6〜6-23はp.143からの次項にまとめて記載）。

### c 脂　質

　脂肪摂取の目標量は，成人も小児も20〜30％エネルギーとされた（表6-7）。ここで用いられる「％エネルギー」とは，総エネルギー摂取量に占める総脂質に由来するエネルギー量の比率（脂肪エネルギー比率）である。そのうち，飽和脂肪酸（目標量）は成人では7.0％エネルギー以下とされた。コレステロールの摂取量は低めに抑えることが好ましいと考えられているが，目標量は設定されていない。

### d ビタミン

　ビタミン類についても新たな基準値が策定された。ビタミン$B_1$，ビタミン$B_2$，ナイアシンの推定平均必要量（EAR）は推定エネルギー必要量に対応した検討が行われ，ビタミン$B_6$の推奨量（RDA）はタンパク質摂取の推奨量に応じて決められた。

　それぞれのビタミンの推定平均必要量（EAR）と耐容上限量（UL）について，18〜29歳を例として表6-8にまとめた。またビタミンA，ビタミンD，ビタミンE，ビタミン$B_1$，ビタミン$B_{12}$，葉酸，ビタミンCについての詳細は個別の表に示した（表6-9〜15）。

### e ミネラル

注）カルシウムは推奨量として提示された。
注）ナトリウム（食塩相当量）目標量は，男性7.5g未満，女性6.5g未満とされた（2015年版では男性8.0g未満，女性7.0g未満であった）。

　ミネラル類についても新たな基準値が策定されたので，推定平均必要量（EAR）と耐容上限量（UL）について18〜29歳の例をまとめた（表6-16）。ナトリウム（表6-17），カルシウム（表6-19），リン（表6-20），鉄（表6-21），亜鉛（表6-22）についてはそれぞれの表に示すように詳細が策定された。また，カリウムについては目安量と目標量の基準（表6-18），高血圧予防を目的とした基準とが示されたが，推定平均必要量は策定されていない。

### f 食物繊維

　食物繊維はエネルギー1,000 kcal当たり10gが必要と考えられている。現在の日本人の食物繊維摂取量は十分とはいえないため，目標量として成人男性21g/日以上，女性18g/日以上と策定された（表6-23）。

# ④ 各種摂取基準一覧表

以下に日本人の食事摂取基準2020年版よりエネルギーおよび各種栄養素の摂取基準を掲載する。

表 6-6　タンパク質の食事摂取基準

| 年齢 | 男性 | | | | 女性 | | | |
|---|---|---|---|---|---|---|---|---|
| | 推定平均必要量(g/日) | 推奨量(g/日) | 目安量(g/日) | 目標量[1](% エネルギー) | 推定平均必要量(g/日) | 推奨量(g/日) | 目安量(g/日) | 目標量[1](% エネルギー) |
| 0～5（月） | — | — | 10 | — | — | — | 10 | — |
| 6～8（月） | — | — | 15 | — | — | — | 15 | — |
| 9～11（月） | — | — | 25 | — | — | — | 25 | — |
| 1～2（歳） | 15 | 20 | — | 13～20 | 15 | 20 | — | 13～20 |
| 3～5（歳） | 20 | 25 | — | 13～20 | 20 | 25 | — | 13～20 |
| 6～7（歳） | 25 | 30 | — | 13～20 | 25 | 30 | — | 13～20 |
| 8～9（歳） | 30 | 40 | — | 13～20 | 30 | 40 | — | 13～20 |
| 10～11（歳） | 40 | 45 | — | 13～20 | 35 | 45 | — | 13～20 |
| 12～14（歳） | 50 | 60 | — | 13～20 | 45 | 55 | — | 13～20 |
| 15～17（歳） | 50 | 65 | — | 13～20 | 45 | 55 | — | 13～20 |
| 18～29（歳） | 50 | 65 | — | 13～20 | 40 | 50 | — | 13～20 |
| 30～49（歳） | 50 | 65 | — | 13～20 | 40 | 50 | — | 13～20 |
| 50～64（歳） | 50 | 65 | — | 14～20 | 40 | 50 | — | 14～20 |
| 65～74（歳）[2] | 50 | 60 | — | 15～20 | 40 | 50 | — | 15～20 |
| 75 以上（歳）[2] | 50 | 60 | — | 15～20 | 40 | 50 | — | 15～20 |
| 妊婦（付加量）初期 | | | | | +0 | +0 | 初期 | 13～20 |
| 中期 | | | | | +5 | +5 | — | 13～20 |
| 後期 | | | | | +20 | +20 | | 15～20 |
| 授乳婦（付加量） | | | | | +15 | +20 | — | 15～20 |

[1] 範囲については，おおむねの値を示したものであり，弾力的に運用すること。
[2] 65歳以上の高齢者について，フレイル予防を目的とした量を定めることはむずかしいが，身長・体重が参照体位に比べて小さい者や，特に75歳以上であって加齢に伴い身体活動量が大きく低下した者など，必要エネルギー摂取量が低い者では，下限が推奨量を下回る場合があり得る。この場合でも，下限は推奨量以上とすることが望ましい。

表 6-7　エネルギー産生栄養素バランス（％エネルギー）

| 性別 | 男性 | | | | 女性 | | | |
|---|---|---|---|---|---|---|---|---|
| | 目標量 | | | | 目標量 | | | |
| 年齢等 | タンパク質 | 脂質 | | 炭水化物 | タンパク質 | 脂質 | | 炭水化物 |
| | | 脂質 | 飽和脂肪酸 | | | 脂質 | 飽和脂肪酸 | |
| 0〜11（月） | — | — | — | — | — | — | — | — |
| 1〜2（歳） | — | — | — | — | — | — | — | — |
| 3〜5（歳） | 13〜20 | 20〜30 | 10 以下 | 50〜65 | 13〜20 | 20〜30 | 10 以下 | 50〜65 |
| 6〜7（歳） | 13〜20 | 20〜30 | 10 以下 | 50〜65 | 13〜20 | 20〜30 | 10 以下 | 50〜65 |
| 8〜9（歳） | 13〜20 | 20〜30 | 10 以下 | 50〜65 | 13〜20 | 20〜30 | 10 以下 | 50〜65 |
| 10〜11（歳） | 13〜20 | 20〜30 | 10 以下 | 50〜65 | 13〜20 | 20〜30 | 10 以下 | 50〜65 |
| 12〜14（歳） | 13〜20 | 20〜30 | 10 以下 | 50〜65 | 13〜20 | 20〜30 | 10 以下 | 50〜65 |
| 15〜17（歳） | 13〜20 | 20〜30 | 8 以下 | 50〜65 | 13〜20 | 20〜30 | 8 以下 | 50〜65 |
| 18〜29（歳） | 13〜20 | 20〜30 | 7 以下 | 50〜65 | 13〜20 | 20〜30 | 7 以下 | 50〜65 |
| 30〜49（歳） | 13〜20 | 20〜30 | 7 以下 | 50〜65 | 13〜20 | 20〜30 | 7 以下 | 50〜65 |
| 50〜64（歳） | 14〜20 | 20〜30 | 7 以下 | 50〜65 | 14〜20 | 20〜30 | 7 以下 | 50〜65 |
| 65〜74（歳） | 15〜20 | 20〜30 | 7 以下 | 50〜65 | 15〜20 | 20〜30 | 7 以下 | 50〜65 |
| 75 以上（歳） | 15〜20 | 20〜30 | 7 以下 | 50〜65 | 15〜20 | 20〜30 | 7 以下 | 50〜65 |
| 妊婦　初期 | | | | | 13〜20 | 20〜30 | 7 以下 | 50〜65 |
| 中期 | | | | | 13〜20 | | | |
| 後期 | | | | | 15〜20 | | | |
| 授乳婦 | | | | | 15〜20 | | | |

表 6-8　ビタミン類の推定平均必要量 EAR と耐容上限量 UL のまとめ

| | 男 | | 女 | |
|---|---|---|---|---|
| | 推定平均必要量 | 耐容上限量 | 推定平均必要量 | 耐容上限量 |
| ●水溶性ビタミン類 | | | | |
| 　ビタミン B₁　（mg/日） | 1.2 | — | 0.9 | — |
| 　ビタミン B₂　（mg/日） | 1.3 | — | 1.0 | — |
| 　ナイアシン　（mgNE/日） | 13 | 300 | 9 | 250 |
| 　ビタミン B₆　（mg/日） | 1.2 | 55 | 1.0 | 45 |
| 　葉酸　（μg/日） | 200 | 900 | 200 | 900 |
| 　ビタミン B₁₂　（μg/日） | 2.0 | — | 2.0 | — |
| 　ビオチン　（μg/日） | — | — | — | — |
| 　パントテン酸　（mg/日） | — | — | — | — |
| 　ビタミン C　（mg/日） | 85 | — | 85 | — |
| ●脂溶性ビタミン類 | | | | |
| 　ビタミン A（μgRAE/日） | 600 | 2,700 | 450 | 2,700 |
| 　ビタミン E　（mg/日） | — | 850 | — | 650 |
| 　ビタミン D　（μg/日） | — | 100 | — | 100 |
| 　ビタミン K　（μg/日） | — | — | — | — |

—：値は定められていない
（日本人の食事摂取基準量より，18〜29 歳の例）

表 6-9　ビタミン A の食事摂取基準

| 年　齢 | ビタミン A （μgRAE/日）[1] | | | | | | | |
| | 男性 | | | | 女性 | | | |
| | 推定平均必要量[2] | 推奨量[2] | 目安量[3] | 耐容上限量[3] | 推定平均必要量[2] | 推奨量[2] | 目安量[3] | 耐容上限量[3] |
|---|---|---|---|---|---|---|---|---|
| 0〜5 （月） | ― | ― | 300 | 600 | ― | ― | 300 | 600 |
| 6〜11 （月） | ― | ― | 400 | 600 | ― | ― | 400 | 600 |
| 1〜2 （歳） | 300 | 400 | ― | 600 | 250 | 350 | ― | 600 |
| 3〜5 （歳） | 350 | 450 | ― | 700 | 350 | 500 | ― | 850 |
| 6〜7 （歳） | 300 | 400 | ― | 950 | 300 | 400 | ― | 1,200 |
| 8〜9 （歳） | 350 | 500 | ― | 1,200 | 350 | 500 | ― | 1,500 |
| 10〜11 （歳） | 450 | 600 | ― | 1,500 | 400 | 600 | ― | 1,900 |
| 12〜14 （歳） | 550 | 800 | ― | 2,100 | 500 | 700 | ― | 2,500 |
| 15〜17 （歳） | 650 | 900 | ― | 2,500 | 500 | 650 | ― | 2,800 |
| 18〜29 （歳） | 600 | 850 | ― | 2,700 | 450 | 650 | ― | 2,700 |
| 30〜49 （歳） | 650 | 900 | ― | 2,700 | 500 | 700 | ― | 2,700 |
| 50〜64 （歳） | 650 | 900 | ― | 2,700 | 500 | 700 | ― | 2,700 |
| 65〜74 （歳） | 600 | 850 | ― | 2,700 | 500 | 700 | ― | 2,700 |
| 75 以上 （歳） | 550 | 800 | ― | 2,700 | 450 | 650 | ― | 2,700 |
| 妊婦（付加量）初期 | | | | | +0 | +0 | ― | ― |
| 中期 | | | | | +0 | +0 | ― | ― |
| 後期 | | | | | +60 | +80 | ― | ― |
| 授乳婦（付加量） | | | | | +300 | +450 | ― | ― |

[1] レチノール活性当量 （μgRAE）＝レチノール （μg）＋β-カロテン （μg）×1/12＋α-カロテン （μg）×1/24＋β-クリプトキサンチン （μg）×1/24＋その他のプロビタミン A カロテノイド （μg）×1/24

[2] プロビタミン A カロテノイドを含む。

[3] プロビタミン A カロテノイドを含まない。

表 6-10　ビタミン D の食事摂取基準

| 年　齢 | ビタミン D （μg/日） | | | |
| | 男性 | | 女性 | |
| | 目安量 | 耐容上限量 | 目安量 | 耐容上限量 |
|---|---|---|---|---|
| 0〜5 （月） | 5.0 | 25 | 5.0 | 25 |
| 6〜11 （月） | 5.0 | 25 | 5.0 | 25 |
| 1〜2 （歳） | 3.0 | 20 | 3.5 | 20 |
| 3〜5 （歳） | 3.5 | 30 | 4.0 | 30 |
| 6〜7 （歳） | 4.5 | 30 | 5.0 | 30 |
| 8〜9 （歳） | 5.0 | 40 | 6.0 | 40 |
| 10〜11 （歳） | 6.5 | 60 | 8.0 | 60 |
| 12〜14 （歳） | 8.0 | 80 | 9.5 | 80 |
| 15〜17 （歳） | 9.0 | 90 | 8.5 | 90 |
| 18〜29 （歳） | 8.5 | 100 | 8.5 | 100 |
| 30〜49 （歳） | 8.5 | 100 | 8.5 | 100 |
| 50〜64 （歳） | 8.5 | 100 | 8.5 | 100 |
| 65〜74 （歳） | 8.5 | 100 | 8.5 | 100 |
| 75 以上 （歳） | 8.5 | 100 | 8.5 | 100 |
| 妊　婦 | | | 8.5 | ― |
| 授乳婦 | | | 8.5 | ― |

表6-11　ビタミンEの食事摂取基準

| 年　齢 | ビタミンE（mg/日）[1] | | | |
| | 男性 | | 女性 | |
| | 目安量 | 耐容上限量 | 目安量 | 耐容上限量 |
|---|---|---|---|---|
| 0～5（月） | 3.0 | ― | 3.0 | ― |
| 6～11（月） | 4.0 | ― | 4.0 | ― |
| 1～2（歳） | 3.0 | 150 | 3.0 | 150 |
| 3～5（歳） | 4.0 | 200 | 4.0 | 200 |
| 6～7（歳） | 5.0 | 300 | 5.0 | 300 |
| 8～9（歳） | 5.0 | 350 | 5.0 | 350 |
| 10～11（歳） | 5.5 | 450 | 5.5 | 450 |
| 12～14（歳） | 6.5 | 650 | 6.0 | 600 |
| 15～17（歳） | 7.0 | 750 | 5.5 | 650 |
| 18～29（歳） | 6.0 | 850 | 5.0 | 650 |
| 30～49（歳） | 6.0 | 900 | 5.5 | 700 |
| 50～64（歳） | 7.0 | 850 | 6.0 | 700 |
| 65～74（歳） | 7.0 | 850 | 6.5 | 650 |
| 75 以上（歳） | 6.5 | 750 | 6.5 | 650 |
| 妊　婦 | | | 6.5 | ― |
| 授乳婦 | | | 7.0 | ― |

[1] $\alpha$-トコフェロールについて算定した。$\alpha$-トコフェロール以外のビタミンEは含んでいない。

表6-12　ビタミンB$_1$の食事摂取基準

| 年齢 | ビタミンB$_1$（mg/日）[1] | | | | | |
| | 男性 | | | 女性 | | |
| | 推定平均必要量[2] | 推奨量 | 目安量 | 推定平均必要量[2] | 推奨量 | 目安量 |
|---|---|---|---|---|---|---|
| 0～5（月） | ― | ― | 0.1 | ― | ― | 0.1 |
| 6～11（月） | ― | ― | 0.2 | ― | ― | 0.2 |
| 1～2（歳） | 0.4 | 0.5 | ― | 0.4 | 0.5 | ― |
| 3～5（歳） | 0.6 | 0.7 | ― | 0.6 | 0.7 | ― |
| 6～7（歳） | 0.7 | 0.8 | ― | 0.7 | 0.8 | ― |
| 8～9（歳） | 0.8 | 1.0 | ― | 0.8 | 0.9 | ― |
| 10～11（歳） | 1.0 | 1.2 | ― | 0.9 | 1.1 | ― |
| 12～14（歳） | 1.2 | 1.4 | ― | 1.1 | 1.3 | ― |
| 15～17（歳） | 1.3 | 1.5 | ― | 1.0 | 1.2 | ― |
| 18～29（歳） | 1.2 | 1.4 | ― | 0.9 | 1.1 | ― |
| 30～49（歳） | 1.2 | 1.4 | ― | 0.9 | 1.1 | ― |
| 50～64（歳） | 1.1 | 1.3 | ― | 0.9 | 1.1 | ― |
| 65～74（歳） | 1.1 | 1.3 | ― | 0.9 | 1.1 | ― |
| 75 以上（歳） | 1.0 | 1.2 | ― | 0.8 | 0.9 | ― |
| 妊婦（付加量） | | | | +0.2 | +0.2 | ― |
| 授乳婦（付加量） | | | | +0.2 | +0.2 | ― |

[1] 身体活動レベルⅡの推定エネルギー必要量を用いて算定した。
[2] 推定平均必要量は，ビタミンB$_1$の欠乏症である脚気を予防するに足る最小必要量からではなく，尿中にビタミンB$_1$の排泄量が増大し始める摂取量（体内飽和量）から算定。

表 6-13　ビタミン B$_{12}$の食事摂取基準

| 年　齢 | ビタミン B$_{12}$（µg/日） | | | | | |
|---|---|---|---|---|---|---|
| | 男性 | | | 女性 | | |
| | 推定平均必要量 | 推奨量 | 目安量 | 推定平均必要量 | 推奨量 | 目安量 |
| 0〜5（月） | — | — | 0.4 | — | — | 0.4 |
| 6〜11（月） | — | — | 0.5 | — | — | 0.5 |
| 1〜2（歳） | 0.8 | 0.9 | — | 0.8 | 0.9 | — |
| 3〜5（歳） | 0.9 | 1.1 | — | 0.9 | 1.1 | — |
| 6〜7（歳） | 1.1 | 1.3 | — | 1.1 | 1.3 | — |
| 8〜9（歳） | 1.3 | 1.6 | — | 1.3 | 1.6 | — |
| 10〜11（歳） | 1.6 | 1.9 | — | 1.6 | 1.9 | — |
| 12〜14（歳） | 2.0 | 2.4 | — | 2.0 | 2.4 | — |
| 15〜17（歳） | 2.0 | 2.4 | — | 2.0 | 2.4 | — |
| 18〜29（歳） | 2.0 | 2.4 | — | 2.0 | 2.4 | — |
| 30〜49（歳） | 2.0 | 2.4 | — | 2.0 | 2.4 | — |
| 50〜64（歳） | 2.0 | 2.4 | — | 2.0 | 2.4 | — |
| 65〜74（歳） | 2.0 | 2.4 | — | 2.0 | 2.4 | — |
| 75 以上（歳） | 2.0 | 2.4 | — | 2.0 | 2.4 | — |
| 妊　婦（付加量） | | | | +0.3 | +0.4 | — |
| 授乳婦（付加量） | | | | +0.7 | +0.8 | — |

表 6-14　葉酸の食事摂取基準

| 年齢 | 葉酸（µg/日） | | | | | | | |
|---|---|---|---|---|---|---|---|---|
| | 男性 | | | | 女性 | | | |
| | 推定平均必要量 | 推奨量 | 目安量 | 耐容上限量[1] | 推定平均必要量 | 推奨量 | 目安量 | 耐容上限量[1] |
| 0〜5（月） | — | — | 40 | — | — | — | 40 | — |
| 6〜11（月） | — | — | 60 | — | — | — | 60 | — |
| 1〜2（歳） | 80 | 90 | — | 200 | 90 | 90 | — | 200 |
| 3〜5（歳） | 90 | 110 | — | 300 | 90 | 110 | — | 300 |
| 6〜7（歳） | 110 | 140 | — | 400 | 110 | 140 | — | 400 |
| 8〜9（歳） | 130 | 160 | — | 500 | 130 | 160 | — | 500 |
| 10〜11（歳） | 160 | 190 | — | 700 | 160 | 190 | — | 700 |
| 12〜14（歳） | 200 | 240 | — | 900 | 200 | 240 | — | 900 |
| 15〜17（歳） | 220 | 240 | — | 900 | 200 | 240 | — | 900 |
| 18〜29（歳）[2] | 200 | 240 | — | 900 | 200 | 240 | — | 900 |
| 30〜49（歳）[2] | 200 | 240 | — | 1,000 | 200 | 240 | — | 1,000 |
| 50〜64（歳）[2] | 200 | 240 | — | 1,000 | 200 | 240 | — | 1,000 |
| 65〜74（歳） | 200 | 240 | — | 900 | 200 | 240 | — | 900 |
| 75 以上（歳） | 200 | 240 | — | 900 | 200 | 240 | — | 900 |
| 妊　婦（付加量）[2],[3] | | | | | +200 | +240 | — | — |
| 授乳婦（付加量） | | | | | +80 | +100 | — | — |

[1] サプリメントや強化食品に含まれる葉酸（プテロイルモノグルタミン酸）の量である。
[2] 妊娠を計画している女性，妊娠の可能性がある女性および妊娠初期の妊婦は，神経管閉鎖障害のリスク低減のために，付加的に 400 µg/日の葉酸（プテロイルモノグルタミン酸）の摂取が望まれる。
[3] 付加量は中期および末期にのみ設定する。

表6-15 ビタミンCの食事摂取基準

| 年齢 | ビタミンC（mg/日） | | | | | |
|---|---|---|---|---|---|---|
| | 男性 | | | 女性 | | |
| | 推定平均必要量 | 推奨量 | 目安量 | 推定平均必要量 | 推奨量 | 目安量 |
| 0〜5（月） | — | — | 40 | — | — | 40 |
| 6〜11（月） | — | — | 40 | — | — | 40 |
| 1〜2（歳） | 35 | 40 | — | 35 | 40 | — |
| 3〜5（歳） | 40 | 50 | — | 40 | 50 | — |
| 6〜7（歳） | 50 | 60 | — | 50 | 60 | — |
| 8〜9（歳） | 60 | 70 | — | 60 | 70 | — |
| 10〜11（歳） | 70 | 85 | — | 70 | 85 | — |
| 12〜14（歳） | 85 | 100 | — | 85 | 100 | — |
| 15〜17（歳） | 85 | 100 | — | 85 | 100 | — |
| 18〜29（歳） | 85 | 100 | — | 85 | 100 | — |
| 30〜49（歳） | 85 | 100 | — | 85 | 100 | — |
| 50〜64（歳） | 85 | 100 | — | 85 | 100 | — |
| 65〜74（歳） | 80 | 100 | — | 80 | 100 | — |
| 75以上（歳） | 80 | 100 | — | 80 | 100 | — |
| 妊　婦（付加量） | | | | +10 | +10 | — |
| 授乳婦（付加量） | | | | +40 | +45 | — |

表6-16 ミネラル類の推定平均必要量EARと耐容上限量ULのまとめ

| | | 男 | | 女 | |
|---|---|---|---|---|---|
| | | 推定平均必要量 | 耐容上限量 | 推定平均必要量 | 耐容上限量 |
| ●多量ミネラル | | | | | |
| ナトリウム | （mg/日） | 600 | — | 600 | — |
| カリウム | （mg/日） | — | — | — | — |
| カルシウム | （mg/日） | 650 | 2,500 | 550 | 2,500 |
| マグネシウム | （mg/日） | 280 | — | 230 | — |
| リン | （mg/日） | — | 3,000 | — | 3,000 |
| ●微量ミネラル | | | | | |
| 鉄 | （mg/日） | 6.5 | 50 | 8.5 | 40 |
| 亜鉛 | （mg/日） | 9 | 40 | 7 | 35 |
| 銅 | （mg/日） | 0.7 | 10 | 0.6 | 10 |
| マンガン | （mg/日） | — | 11 | — | 11 |
| ヨウ素 | （μg/日） | 95 | 3,000 | 95 | 3,000 |
| セレン | （μg/日） | 25 | 420 | 20 | 330 |
| クロム | （μg/日） | — | — | — | — |
| モリブデン | （μg/日） | 20 | 550 | 20 | 450 |

—：値は定められていない。
※カリウムは目安量と目標量，クロムは目安量と耐容上限量が示されている。
（日本人の食事摂取基準量より18〜29歳の例）

表 6-17　ナトリウムの食事摂取基準　（　）は食塩相当量（g/日）

| 年齢 | ナトリウム（mg/日） | | | | | |
| | 男性 | | | 女性 | | |
| | 推定平均必要量 | 目安量 | 目標量 | 推定平均必要量 | 目安量 | 目標量 |
|---|---|---|---|---|---|---|
| 0〜5（月） | — | 100（0.3） | — | — | 100（0.3） | — |
| 6〜11（月） | — | 600（1.5） | — | — | 600（1.5） | — |
| 1〜2（歳） | — | — | （3.0 未満） | — | — | （3.0 未満） |
| 3〜5（歳） | — | — | （3.5 未満） | — | — | （3.5 未満） |
| 6〜7（歳） | — | — | （4.5 未満） | — | — | （4.5 未満） |
| 8〜9（歳） | — | — | （5.0 未満） | — | — | （5.0 未満） |
| 10〜11（歳） | — | — | （6.0 未満） | — | — | （6.0 未満） |
| 12〜14（歳） | — | — | （7.0 未満） | — | — | （6.5 未満） |
| 15〜17（歳） | — | — | （7.5 未満） | — | — | （6.5 未満） |
| 18〜29（歳） | 600（1.5） | — | （7.5 未満） | 600（1.5） | — | （6.5 未満） |
| 30〜49（歳） | 600（1.5） | — | （7.5 未満） | 600（1.5） | — | （6.5 未満） |
| 50〜64（歳） | 600（1.5） | — | （7.5 未満） | 600（1.5） | — | （6.5 未満） |
| 65〜74（歳） | 600（1.5） | — | （7.5 未満） | 600（1.5） | — | （6.5 未満） |
| 75 以上（歳） | 600（1.5） | — | （7.5 未満） | 600（1.5） | — | （6.5 未満） |
| 妊　婦 | | | | 600（1.5） | — | （6.5 未満） |
| 授乳婦 | | | | 600（1.5） | — | （6.5 未満） |

表 6-18　カリウムの食事摂取基準

| 年齢 | カリウム（mg/日） | | | |
| | 男性 | | 女性 | |
| | 目安量 | 目標量 | 目安量 | 目標量 |
|---|---|---|---|---|
| 0〜5（月） | 400 | — | 400 | — |
| 6〜11（月） | 700 | — | 700 | — |
| 1〜2（歳） | 900 | — | 900 | — |
| 3〜5（歳） | 1,000 | 1,400 以上 | 1,000 | 1,400 以上 |
| 6〜7（歳） | 1,300 | 1,800 以上 | 1,200 | 1,800 以上 |
| 8〜9（歳） | 1,500 | 2,000 以上 | 1,500 | 2,000 以上 |
| 10〜11（歳） | 1,800 | 2,200 以上 | 1,800 | 2,000 以上 |
| 12〜14（歳） | 2,300 | 2,400 以上 | 1,900 | 2,400 以上 |
| 15〜17（歳） | 2,700 | 3,000 以上 | 2,000 | 2,600 以上 |
| 18〜29（歳） | 2,500 | 3,000 以上 | 2,000 | 2,600 以上 |
| 30〜49（歳） | 2,500 | 3,000 以上 | 2,000 | 2,600 以上 |
| 50〜64（歳） | 2,500 | 3,000 以上 | 2,000 | 2,600 以上 |
| 65〜74（歳） | 2,500 | 3,000 以上 | 2,000 | 2,600 以上 |
| 75 以上（歳） | 2,500 | 3,000 以上 | 2,000 | 2,600 以上 |
| 妊　婦 | | | 2,000 | 2,600 以上 |
| 授乳婦 | | | 2,200 | 2,600 以上 |

表 6-19 カルシウムの食事摂取基準

| 年齢 | カルシウム（mg/日） | | | | | | | |
| | 男性 | | | | 女性 | | | |
| | 推定平均必要量 | 推奨量 | 目安量 | 耐容上限量 | 推定平均必要量 | 推奨量 | 目安量 | 耐容上限量 |
|---|---|---|---|---|---|---|---|---|
| 0〜5（月） | — | — | 200 | — | — | — | 200 | — |
| 6〜11（月） | — | — | 250 | — | — | — | 250 | — |
| 1〜2（歳） | 350 | 450 | — | — | 350 | 400 | — | — |
| 3〜5（歳） | 500 | 600 | — | — | 450 | 550 | — | — |
| 6〜7（歳） | 500 | 600 | — | — | 450 | 550 | — | — |
| 8〜9（歳） | 550 | 650 | — | — | 600 | 750 | — | — |
| 10〜11（歳） | 600 | 700 | — | — | 600 | 750 | — | — |
| 12〜14（歳） | 850 | 1,000 | — | — | 700 | 800 | — | — |
| 15〜17（歳） | 650 | 800 | — | — | 550 | 650 | — | — |
| 18〜29（歳） | 650 | 800 | — | 2,500 | 550 | 650 | — | 2,500 |
| 30〜49（歳） | 600 | 750 | — | 2,500 | 550 | 650 | — | 2,500 |
| 50〜64（歳） | 600 | 750 | — | 2,500 | 550 | 650 | — | 2,500 |
| 65〜74（歳） | 600 | 750 | — | 2,500 | 550 | 650 | — | 2,500 |
| 75以上（歳） | 600 | 700 | — | 2,500 | 500 | 600 | — | 2,500 |
| 妊　婦 | | | | | +0 | +0 | — | — |
| 授乳婦 | | | | | +0 | +0 | — | — |

表 6-20 リンの食事摂取基準

| 年　齢 | リン（mg/日） | | | |
| | 男性 | | 女性 | |
| | 目安量 | 耐容上限量 | 目安量 | 耐容上限量 |
|---|---|---|---|---|
| 0〜5（月） | 120 | — | 120 | — |
| 6〜11（月） | 260 | — | 260 | — |
| 1〜2（歳） | 500 | — | 500 | — |
| 3〜5（歳） | 700 | — | 700 | — |
| 6〜7（歳） | 900 | — | 800 | — |
| 8〜9（歳） | 1,000 | — | 1,000 | — |
| 10〜11（歳） | 1,100 | — | 1,000 | — |
| 12〜14（歳） | 1,200 | — | 1,000 | — |
| 15〜17（歳） | 1,200 | — | 900 | — |
| 18〜29（歳） | 1,000 | 3,000 | 800 | 3,000 |
| 30〜49（歳） | 1,000 | 3,000 | 800 | 3,000 |
| 50〜64（歳） | 1,000 | 3,000 | 800 | 3,000 |
| 65〜74（歳） | 1,000 | 3,000 | 800 | 3,000 |
| 75以上（歳） | 1,000 | 3,000 | 800 | 3,000 |
| 妊　婦 | | | 800 | — |
| 授乳婦 | | | 800 | — |

表 6-21　鉄の食事摂取基準

| 年齢 | 鉄（mg/日） | | | | | | | | | |
| --- | --- | --- | --- | --- | --- | --- | --- | --- | --- | --- |
| | 男性 | | | | 女性 | | | | | |
| | | | | | 月経なし | | 月経あり | | | |
| | 推定平均必要量 | 推奨量 | 目安量 | 耐容上限量 | 推定平均必要量 | 推奨量 | 推定平均必要量 | 推奨量 | 目安量 | 耐容上限量 |
| 0〜5（月） | — | — | 0.5 | — | — | — | — | — | 0.5 | — |
| 6〜11（月） | 3.5 | 5.0 | — | — | 3.5 | 4.5 | — | — | — | — |
| 1〜2（歳） | 3.0 | 4.5 | — | 25 | 3.0 | 4.5 | — | — | — | 20 |
| 3〜5（歳） | 4.0 | 5.5 | — | 25 | 4.0 | 5.5 | — | — | — | 25 |
| 6〜7（歳） | 5.0 | 5.5 | — | 30 | 4.5 | 5.5 | — | — | — | 30 |
| 8〜9（歳） | 6.0 | 7.0 | — | 35 | 6.0 | 7.5 | — | — | — | 35 |
| 10〜11（歳） | 7.0 | 8.5 | — | 35 | 7.0 | 8.5 | 10.0 | 12.0 | — | 35 |
| 12〜14（歳） | 8.0 | 10.0 | — | 40 | 7.0 | 8.5 | 10.0 | 12.0 | — | 40 |
| 15〜17（歳） | 8.0 | 10.0 | — | 50 | 5.5 | 7.0 | 8.5 | 10.5 | — | 40 |
| 18〜29（歳） | 6.5 | 7.5 | — | 50 | 5.5 | 6.5 | 8.5 | 10.5 | — | 40 |
| 30〜49（歳） | 6.5 | 7.5 | — | 50 | 5.5 | 6.5 | 9.0 | 10.5 | — | 40 |
| 50〜64（歳） | 6.5 | 7.5 | — | 50 | 5.5 | 6.5 | 9.0 | 11.0 | — | 40 |
| 65〜74（歳） | 6.0 | 7.5 | — | 50 | 5.0 | 6.0 | — | — | — | 40 |
| 75 以上（歳） | 6.0 | 7.0 | — | 50 | 5.0 | 6.0 | — | — | — | 40 |
| 妊婦（付加量）初期 | | | | | +2.0 | +2.5 | — | — | — | — |
| 中期・後期 | | | | | +8.0 | +9.5 | — | — | — | — |
| 授乳婦（付加量） | | | | | +2.0 | +2.5 | — | — | — | — |

表 6-22　亜鉛の食事摂取基準

| 年　齢 | 亜鉛（mg/日） | | | | | | | |
| --- | --- | --- | --- | --- | --- | --- | --- | --- |
| | 男性 | | | | 女性 | | | |
| | 推定平均必要量 | 推奨量 | 目安量 | 耐容上限量 | 推定平均必要量 | 推奨量 | 目安量 | 耐容上限量 |
| 0〜5（月） | — | — | 2 | — | — | — | 2 | — |
| 6〜11（月） | — | — | 3 | — | — | — | 3 | — |
| 1〜2（歳） | 3 | 3 | — | — | 2 | 3 | — | — |
| 3〜5（歳） | 3 | 4 | — | — | 3 | 3 | — | — |
| 6〜7（歳） | 4 | 5 | — | — | 3 | 4 | — | — |
| 8〜9（歳） | 5 | 6 | — | — | 4 | 5 | — | — |
| 10〜11（歳） | 6 | 7 | — | — | 5 | 6 | — | — |
| 12〜14（歳） | 9 | 10 | — | — | 7 | 8 | — | — |
| 15〜17（歳） | 10 | 12 | — | — | 7 | 8 | — | — |
| 18〜29（歳） | 9 | 11 | — | 40 | 7 | 8 | — | 35 |
| 30〜49（歳） | 9 | 11 | — | 45 | 7 | 8 | — | 35 |
| 50〜64（歳） | 9 | 11 | — | 45 | 7 | 8 | — | 35 |
| 65〜74（歳） | 9 | 11 | — | 40 | 7 | 8 | — | 35 |
| 75 以上（歳） | 9 | 10 | — | 40 | 6 | 8 | — | 30 |
| 妊　婦（付加量） | | | | | +1 | +2 | — | — |
| 授乳婦（付加量） | | | | | +3 | +4 | — | — |

表6-23　食物繊維の食事摂取基準

| 年齢 | 食物繊維（g/日） | |
| --- | --- | --- |
| | 男性 | 女性 |
| | 目標量 | 目標量 |
| 0～5（月） | ― | ― |
| 6～11（月） | ― | ― |
| 1～2（歳） | ― | ― |
| 3～5（歳） | 8以上 | 8以上 |
| 6～7（歳） | 10以上 | 10以上 |
| 8～9（歳） | 11以上 | 11以上 |
| 10～11（歳） | 13以上 | 13以上 |
| 12～14（歳） | 17以上 | 17以上 |
| 15～17（歳） | 19以上 | 18以上 |
| 18～29（歳） | 21以上 | 18以上 |
| 30～49（歳） | 21以上 | 18以上 |
| 50～64（歳） | 21以上 | 18以上 |
| 65～74（歳） | 20以上 | 17以上 |
| 75以上（歳） | 20以上 | 17以上 |
| 妊　婦 | | 18以上 |
| 授乳婦 | | 18以上 |

## 演習課題

●次の文の（　　）内に正しい言葉あるいは数値を入れよ。

1. タンパク質の必要量は維持必要量を基本として策定された。（①　　）は，その値0.66 g/kg体重に，（②　　）を0.90として，0.66/0.90＝0.72 g/kg体重と策定された。

　　さらに（③　　）は，変動係数を1.25として0.72×1.25＝0.90 g/kg体重と策定された。

2. 日本人の食事摂取基準の表では脂質摂取の目標量は（④　　）である。

3. 食物繊維の摂取目標量は，成人男性（⑤　　），成人女性（⑥　　）とされている。

4. 栄養素の摂取基準量として，脂溶性ビタミン類やナイアシン，ミネラル類について，過剰摂取をしないようにという意味の（⑦　　）が定められている。

5. 消費エネルギー量が多いと必要量が増すビタミンは，ビタミン（⑧　　）やビタミン（⑨　　）である。

6. 日本人の食事摂取基準において，推定平均必要量EARが推定エネルギー必要量に応じて決められているビタミンは（⑩　　）（　　　）（　　　）の3種

である。

7. 推奨量 RDA が，タンパク質摂取の推奨量に応じて決められているビタミンは（⑪　　）である。

8. 葉酸の食事摂取基準について，妊娠の可能性のある女性は，（⑫　　）のリスク低減のために，付加的に 400 μg/日のプテロイルモノグルタミン酸の摂取が望ましい。

●次の文章の（　　）内から，正しい文言をそれぞれ一つ選べ。

1. ある性・年齢階級に属する人びとの 50％ が必要量を満たすと推定される 1 日の摂取量を（⑬　推定平均必要量 EAR，推奨量 RDA，目安量 AI，目標量 DG）と呼び，ある性・年齢階級に属する人びとのほとんどが 1 日の必要量を満たすと推定される 1 日の摂取量を（⑭　推定平均必要量 EAR，推奨量 RDA，目安量 AI，目標量 DG）と呼ぶ。

2. 推定平均必要量 EAR あるいは推奨量 RDA を求めるための十分な科学的根拠がない場合に，良好な栄養状態を維持するのに十分な量を（⑮　推定平均必要量 EAR，推奨量 RDA，目安量 AI，目標量 DG）として設定した。

3. （⑯　推定平均必要量 EAR，推奨量 RDA，目安量 AI，目標量 DG）とは，生活習慣病の一次予防のために現在の日本人が当面の目標とすべき摂取量である。

（解答は p.265）

# 第7章

# 健康の維持増進と栄養

【学習目標】

1. 国民健康・栄養調査の調査法と活用の仕方を理解する。
2. 国民健康づくり対策の流れ（歴史）を学ぶ。
3. 諸外国の健康づくり施策に関心を持つ。
4. 食育についての考え方を理解する。

## ❶ 疫学的調査と衛生統計

　　統計に基づき，人間集団で健康に関して発現する事象を，宿主，環境，病因の3つの側面から研究する学門を疫学という。人口や出生数，公衆衛生などに関する調査は疫学調査といわれ，栄養学には欠かせないものである。地域別，国別の比較，時代の移り変わりによる変化などからもさまざまな情報が判明する。

　　各種の衛生統計，周産期死亡率，乳児死亡率，疾病罹患率，死因別死亡率は衛生状態，健康状態一般を反映する。

　　また経済統計，産業，食料輸出入，食料供給などの統計から，全体としてどれだけの食料が供給されたか，つまりそのエネルギーや栄養素が供給された量を推測することができる。

---

コラム　▶健康の定義（WHO）

　　Health is a state of complete physical, mental and social well-being and not merely the absence of disease or infirmity.
（健康とは，身体的，精神的および社会的に完全に良好な状態であって，単に病気や虚弱でないということにとどまるものではない。）

---

## ❷ 国民健康・栄養調査

　栄養素摂取量や食物摂取状況の調査を，一定の地域や集団で行うことを栄養調査という。わが国では栄養改善法に基づいて国民栄養調査が行われてきた。2003（平成15）年，それまでの栄養改善法に変わって，同年施行の健康増進法のもと栄養調査は国民健康・栄養調査に改変され，「国民の健康の増進の総合的な推進を図る基礎資料にするため実施する」と規定された。旧「国民栄養調査」では血液検査，身長，体重といった身体状況，タンパク質やビタミンなどの栄養素や各種食品の摂取状況を主に調べていた。国民健康・栄養調査では，新たに生活習慣状況として飲酒や喫煙，運動習慣なども調査項目に加わった。

　調査目的，調査方法などの概要をまとめたものが表7-1である。調査項目は，身体状況，栄養摂取状況および生活習慣である（表7-2）。調査結果は，各種の健康増進対策，保健行政などの基礎資料として重要である。

　●食事摂取調査の方法：国民健康・栄養調査では秤量記録法が用いられている。ほかにも目的や状況に応じていくつかの調査方法があるが，それぞれ利点と欠点がある。（表7-3）

表7-1　国民健康・栄養調査の概要

| 根拠法令 | 健　康　増　進　法（第10〜16条） | |
|---|---|---|
| 目　　　的 | 国民の身体の状況，栄養素等摂取量および生活習慣の状況を明らかにし，国民の健康の増進の総合的な推進を図るための基礎資料を得ること。 | |
| 調査対象および抽出方法 | 国民生活基礎調査において設定された単位区内の世帯の世帯員で，11月1日現在で満1歳以上の者<br>国民生活基礎調査において設定された単位区から，層化無作為抽出した300単位区内の世帯および世帯員 | |
| 調査項目と調査時期 | ● 身 体 状 況 調 査：　11月<br>● 栄養摂取状況調査：　11月の特定の1日（日曜日および祝日は除く）<br>● 生 活 習 慣 調 査：　栄養摂取状況調査日と同日 | |
| 調査方法 | ● 身 体 状 況 調 査：　被調査者を会場に集めて，調査員である医師，管理栄養士，保健師等が調査項目の計測および問診を実施。<br>● 栄養摂取状況調査：　世帯ごとに被調査者が摂取した食品を秤量記録することにより実施。調査員である管理栄養士等が調査票の説明，回収および確認。<br>● 生 活 習 慣 調 査：　留め置き法による自記式質問紙調査を実施。 | |
| 調 査 員 | 国民健康・栄養調査員は，医師，管理栄養士，保健師その他の者のうちから，毎年，都道府県知事が任命する。国民健康・栄養調査員は，非常勤とする。 | |

表 7-2　国民健康・栄養調査の調査項目

1. 身体状況調査
　　1）身長，腹囲
　　2）体重
　　3）血液検査，血圧
　　4）その他，身体状況に関する事項

2. 栄養摂取状況調査
　　1）世帯および世帯員の状況
　　2）食事の状況
　　3）食事の料理名，食品の名称およびその摂取量
　　4）その他，栄養摂取状況に関する事項

3. 生活習慣調査
　　1）食習慣の状況
　　2）運動習慣・睡眠習慣の状況
　　3）休養習慣の状況
　　4）喫煙習慣の状況
　　5）飲酒習慣の状況
　　6）歯の健康保持習慣の状況
　　7）その他，生活習慣の状況に関する事項

表 7-3　さまざまな食事調査法

| 方　　法 | 概　　要 | 特徴・栄養状態判定における意義 | 利　　点 | 欠　　点 |
|---|---|---|---|---|
| 24時間思い出し法 | 対象者に摂取した食事の内容を思い出してもらい，栄養士が摂取した重量を推測し，1日の摂取栄養量を算出する | 個人よりも集団を対象にした栄養摂取状況の把握に適している | 被験者の負担が大きくない | 重量見積に差異が生じる。日差変動が大きいので1回では判定しにくい |
| 秤量調査法（記録） | 調理前あるいは喫食前の食品を秤量して，食品成分表を用いて，摂取栄養量を算出する | 国民健康・栄養調査で使われている（現在は1日のみ） | 精度の高い摂取状況がつかめる | 短期間の調査に限られる |
| 簡易食事記録法 | 1日の献立と，用いた食材を記録してもらう | | 秤量法より精度は落ちるが，被験者の協力を得やすい | 精度を増すためには，調査員が被験者に記録内容を確認する必要が生じる場合がある |
| 食物摂取頻度調査食事歴法 | 代表的な食品や食料を1日，1週間，あるいは1カ月間に何回どのくらいの量を食べたかを調査する | | 長期間の摂取状況が判断できる | 調査項目が多くなる。正確な摂取頻度を聞き取るのはむずかしい |
| 陰膳法 | 被調査者が喫食した食品の同一量を買い上げて，化学分析を行い，摂取栄養量を把握する | 特定の栄養素に的を絞って正確な摂取状況をつかむ | 24時間思い出し法や食事記録法より精度の高い摂取状況がつかめる | 全ての栄養素の摂取状況の把握は困難。費用がかかる |

## ❸ 食生活の変遷と疾病の変遷

### ⓐ 食生活の変遷

　　日本人の食生活や栄養状態はめざましく改善されてきた。1945（昭和 20）年から 1960（昭和 35）年，栄養改善という目標が立てられ，主に妊産婦，乳幼児，学童を対象に栄養改善の事業が進められた。その結果，乳幼児死亡率が低下し，この期間にわが国の平均寿命もよく延びた。青少年の体位（身長，体重）もめざましく向上した（図 4-1 参照）。

　　1965（昭和 40）年から 1975（昭和 50）年ごろまでの 10 年の間は，経済成長を契機に栄養素摂取内容は著しく向上した。特に脂質と動物性タンパクの摂取が増えた。これは肉，卵，乳製品などの動物性の食品を多く食べるようになったからである。総エネルギー摂取はあまり増えないが，糖質からとるエネルギーの比率は減少し，逆に脂質によるエネルギー摂取は増加して，すでに望ましい摂取割合（総エネルギーの 25％）を超えるまでになった（表 7-4）。

　　1975（昭和 50）年以降は，「摂取不足」は解決してきた。しかし食物が豊かになったことで，むしろ過剰摂取の弊害が現われて，肥満，生活習慣病の増加が目立つようになるなど，反省を迫られる現象も顕著になってきた。

　　現在，栄養素摂取量は平均ではほぼ満たされるようになった。しかし一部で

表 7-4　栄養素等摂取量の年次推移

（国民 1 人 1 日当たり）

| 栄　養　素 | | 昭和 35 年<br>(1960) | 昭和 45 年<br>(1970) | 昭和 55 年<br>(1980) | 平成 2 年<br>(1990) | 平成 12 年<br>(2000) | 平成 22 年<br>(2010) |
|---|---|---|---|---|---|---|---|
| エネルギー | (kcal) | 2,096 | 2,210 | 2,119 | 2,026 | 1,948 | 1,849 |
| タンパク質 | 総量　　　(g) | 69.7 | 77.6 | 78.7 | 75.7 | 77.7 | 67.3 |
| | （うち動物性）(g) | 24.7 | 34.2 | 39.2 | 41.4 | 41.7 | 36.0 |
| 脂質 | (g) | 24.7 | 46.5 | 55.6 | 56.9 | 57.4 | 53.7 |
| 炭水化物 | (g) | 398.8 | 368.3 | 309.0 | 287.0 | 266.0 | 258.0 |
| 無機質 | カルシウム (mg) | 389 | 536 | 539 | 531 | 547 | 503 |
| | 鉄　　　　(mg) | 13 | — | 10.4 | 11.1 | 11.3 | 7.4 |
| ビタミン | A　(IU/μgRE) | 1,180 | 1,536 | 1,986 | 2,567 | 2,654 | 529* |
| | B$_1$　　　(mg) | 1.05 | 1.13 | 1.37 | 1.23 | 1.17 | 0.83 |
| | B$_2$　　　(mg) | 0.72 | 1.00 | 1.21 | 1.33 | 1.40 | 1.13 |
| | C　　　　(mg) | 75 | 96 | 123 | 120 | 128 | 90 |

*ビタミン A について，2010 年までは IU，2020 年は μgRE の単位で表示。
※特に増加の著しい脂質の摂取量にアンダーラインをひいた。
（厚生労働省「国民栄養調査」および「国民健康・栄養調査」から 10 年間隔で抜粋）

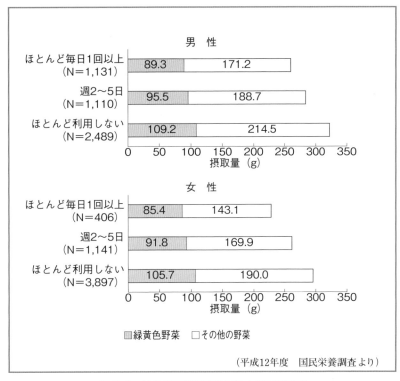

図 7-1　外食の利用頻度別にみた野菜摂取量

は簡素な食生活が好まれたり，単独世帯では食事の内容に偏りがみられ，その結果，食事内容がアンバランスで摂取栄養素の不足する者もみられる。特にカルシウム，鉄，ビタミン A が不十分な者がかなりみられることが充足率の調査でも明らかとなった。

　外食の回数が増え，加工食品・調理済み食品が普及してきた。便利ではあるが，それらに頼りすぎると野菜の摂取が不足する傾向がみられる（図7-1）。

## ⓑ 疾病の変遷

　　生活全般とさまざまの因子の移り変わりにより国民の疾病構造も変化して，生活習慣病（いわゆる成人病）が明らかに増加してきた。主要死因は明治・大正・昭和初期までは結核，肺炎，胃腸病などの感染性疾患が優位を占めていたが，脳血管疾患，心疾患などの生活習慣病や悪性新生物（がん）が増加し，それらを合わせた数値が今では7割以上を占めるようになった（図7-2）。

　　悪性新生物による死亡者数は1981（昭和56）年以降は第1位である。そのなかで胃がんと子宮頸・体がんは早期治療の推進で減少傾向をみせるようになったが，肺がん，結腸がん，膵臓がん，乳がん，卵巣がんなどが年々増加している。

　　死亡率は減少を続け，平均寿命（0歳時の平均余命）は大正期には男42歳・女43歳，1947（昭和22）年には男50歳・女54歳であったのが，1984（昭和59）年には男74.54歳・女80.18歳と，世界中でも最も長寿を示すようになった。平均寿命の延長や出生率の低下に伴って，65歳以上が総人口に占める割合

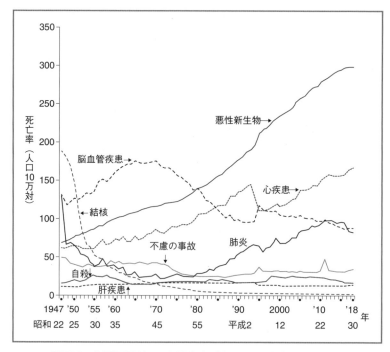

**図7-2　主要死因別にみた死亡率（人口10万対）の年次推移**
※平成6・7年「心疾患」の低下と「脳血管疾患」の上昇や，平成29年「肺炎」の低
　下などはそれぞれ，死亡診断書様式改正や原死因選択ルールの明確化によるものと
　考えられる。

は約3割に達し過去最高となり，今後も高くなると予測されている。

## ❹　栄養改善

### ⓐ　栄養の改善

わが国での栄養改善行政は，1952（昭和27）年に栄養改善法が制定され，国民栄養調査，栄養指導員の配置，集団給食管理における栄養管理，食品の表示などが進められるようになった（表7-5）。

2002（平成14）年には栄養改善法が廃止となり，新たに健康増進法が制定され，2003（平成15）年に施行された。現在も，食品成分表の改訂と充実，栄養所要量（現在では，日本人の食事摂取基準）の5年ごとの見直しなどが継続して進められている（第6章参照）。

ここまでにも述べたが，栄養改善法制定当時の課題であった不足や欠乏の問題から，現在ではむしろ栄養素，なかでも脂質の摂取過剰や食生活を含む生活習慣が生みだす慢性疾患（生活習慣病）とが，解決すべき課題として浮上してきた（図7-3, 4）。

表 7-5　昭和期の日本における
栄養改善の推進

・食品成分表の編纂
・栄養所要量の策定
・栄養調査の実施
・食糧需給の調査
・体位・寿命・疾病の調査
・学校給食の実施
・病院給食の実施
・栄養改善の方策
　　強化食品
　　食品群の設定
　　食生活指針

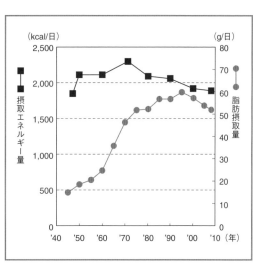

図 7-3　日本人の1日当たり脂質摂取量と摂取エネルギー量
（国民健康栄養調査より）

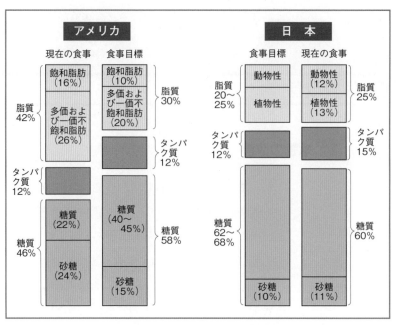

図 7-4　日米の食事の当時（1980 年頃）の現状と目標

表 7-6　栄養改善から健康増進への変遷

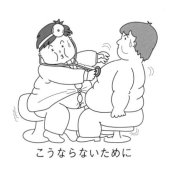

こうならないために

| |
|---|
| ・栄養改善法から健康増進法へ<br>　栄養改善法：昭和 27 年公布，平成 14 年廃止<br>　健康増進法：平成 14 年 8 月制定，平成 15 年 5 月より施行 |
| ・栄養所要量から食事摂取基準へ<br>　第 5 次栄養所要量　平成 7 年〜11 年<br>　第 6 次栄養所要量　平成 12 年〜16 年<br>　日本人の食事摂取基準（2005 年版）平成 17 年〜<br>　日本人の食事摂取基準（2010 年版）平成 22 年〜<br>　日本人の食事摂取基準（2015 年版）平成 27 年〜<br>　日本人の食事摂取基準（2020 年版）令和 2 年〜 |
| ・食育の推進<br>　食育基本法：平成 17 年新たに制定 |
| ・新食品表示制度への移行<br>　食品表示法：平成 25 年新たに制定 |

### ⓑ 健康の増進

　　栄養不足の改善から，適切な栄養摂取と運動を活用した健康増進という方向
性にシフトした（表 7-6）ことで，一般市民への正しい栄養・健康知識の普及が

重要となってきた。各地の教育機関，医療機関ばかりでなく保健所や健康増進施設やスポーツ施設なども，健康教育の役割を果たしている。

　また成人になってからのさまざまな健康増進の取り組みと同じくらいに，子どもの頃からの食生活の基盤づくりが大切である。生涯を通じての健全な食生活を実践することができる人間を育てることを目標とした食育基本法が2005（平成17）年に制定された。

　このように，関係の省庁（文部科学省，厚生労働省，農林水産省）や地方公共団体や民間団体により，さまざまな健康増進の取り組みが進められている。

## ⑤ 健康づくりの社会環境

### ⓐ 国民健康づくり対策

　厚生労働省は第3次国民健康づくり対策として，「健康日本21：21世紀における国民健康づくり運動」計画を策定した。これは2000（平成12）年度からの11年計画であったが，2011（平成23）年には「健康日本21」の最終評価が行われ，2013（平成25）年からは，第4次国民健康づくり対策として健康日本21（第二次）がスタートしている。基本的な考え方は，一次予防重視と生活の質（QOL）の維持および，国民の保健医療水準の指標となる具体的目標を定め，これを達成するための諸施策を体系化することである。基本的な理念は国民の健康づくりの総合的推進である。

### ⓑ 健康日本21

　健康日本21は，対象領域が9分野にわたっている。全体の推進の計画は，はじめに生活習慣の改善，次に危険因子の低減と健診などの充実から疾病の減少へと，それぞれの指標の段階的推進が目標である（表7-7）。2008（平成20）年度より特定健診・特定保健指導が施行された。

| ●9つの領域 | | |
|---|---|---|
| 1 栄養・食生活 | 2 身体活動運動 | 3 休養・こころの健康づくり |
| 4 タバコ | 5 アルコール | 6 歯の健康 |
| 7 糖尿病 | 8 循環器病 | 9 がん |

　9つに分けられた領域の1番目に，栄養・食生活が挙げられている。がんも対

表 7-7　生活習慣病危険因子と栄養素・食物レベルでのリスクファクター

| 疾　病 | 危険因子 | 栄養素等摂取レベル | 食べ物（食品）レベル |
|---|---|---|---|
| 糖 尿 病 | 肥　満 | エネルギー過剰摂取（消費の不足） | |
| 虚血性心疾患 | 脂質異常症 | 脂質（飽和脂肪酸）過剰摂取 | |
| 脳 卒 中 | 高 血 圧 | ナトリウム過剰摂取 | |
| | | カリウム摂取不足 | |
| | | 食物繊維摂取不足 | 野菜の摂取不足 |
| が　　　ん | | 抗酸化ビタミン摂取不足 | |
| 骨 粗 鬆 症 | | カルシウム摂取不足 | カルシウムを多く含む食品の摂取不足<br>（牛乳・乳製品・豆類，緑黄色野菜） |

（健康日本 21，栄養・食生活分科会報告より一部改変）

表 7-8　がんを防ぐための 12 か条

| | | | |
|---|---|---|---|
| 1条 | たばこは吸わない | 7条 | 適度に運動 |
| 2条 | 他人のたばこの煙をできるだけ避ける | 8条 | 適切な体重維持 |
| 3条 | お酒はほどほどに | 9条 | ウイルスや細菌の感染予防と治療 |
| 4条 | バランスのとれた食生活を | 10条 | 定期的ながん検診を |
| 5条 | 塩辛い食品は控えめに | 11条 | 身体の異常に気がついたら，すぐに受診を |
| 6条 | 野菜や果物は豊富に | 12条 | 正しいがん情報でがんを知ることから |

象領域の一つとされ，禁煙など，がん予防のための 12 か条の注意点がまとめられている（表 7-8）。

## ⑥ 食育の推進

　食育基本法が 2005（平成 17）年に制定され，2006（平成 18）年には食育推進基本計画が作成された（表 7-9）。それによると，"食育とは，生きるうえでの基本であって，知育，徳育および体育の基礎である。食育とは，さまざまな経験を通じて「食」に関する知識と「食」を選択する力を習得し，健全な食生活を実践することができる人間を育てることである"と位置づけている。

　その背景には，近年健全な食生活が失われつつあり，不規則な食生活や，食事のしかた，食事内容などの偏りが問題になってきたことが挙げられる。そこで，食生活で健康な身体と心を育てることの大切さを見直し，食物の大切さ，安全性の知識の普及などを目標とし，国民運動として食育の推進を図ることになったわけである。

表7-9　食育基本法の基本的施策

- ・家庭における食育の推進
- ・学校，保育所などにおける食育の推進
- ・地域における食生活の改善のための取り組みの推進
- ・食育推進運動の展開
- ・生産者と消費者との交流の促進，環境と調和のとれた農林漁業の活性化など
- ・食文化の継承のための活動への交流など
- ・食品の安全性，栄養その他の食生活に関する調査，研究，情報の提供，および国際交流の推進

表7-10　食育推進基本計画で示された具体的行動計画

- ・食育に関心を持っている国民の割合の増加
- ・朝食を欠食する国民の割合の減少
- ・学校給食における地場産物を使用する割合の増加
- ・食事バランスガイドなどを参考に食生活を送っている国民の割合の増加
- ・内臓脂肪症候群を認知している国民の割合の増加
- ・食育の推進にかかわるボランティアの数の増加
- ・教育ファームの取り組みがなされている市町村の割合の増加
- ・食品の安全性に関する基礎的な知識を持っている国民の割合の増加
- ・推進計画を作成・実施している都道府県市町村の割合の増加

　食育推進基本計画では朝食を食べない人を減らすこと，食の安全性に対する知識を高めてもらうこと，全都道府県や半数以上の市町村で食育推進計画を作成・実施することなど，9つの具体的行動計画を掲げている（表7-10）。たとえば小中学校に栄養教諭を配置して，子どもの頃から食の自己管理能力や望ましい食習慣を身につけさせることで，健康づくりの基礎を築く効果が期待されている。

　これらと並行して食生活指針や食事バランスガイドが作成さた。

## 7　健康増進の指針

### ⓐ　食生活の指針

　わが国をはじめ各国で，食事改善の勧告が出されている。

　わが国でも，1985（昭和60）年に健康づくりのための食生活指針（表7-11）が提示され，時代とともに改訂されてきた。2000（平成12）年にはより詳細な点まで検討された新しい食生活の指針へと改められた（表7-12）。

### ⓑ　食事バランスガイド

 **1　食事バランスガイドとは**

　日本人の食事摂取基準は第6章で紹介したように詳細に策定されているが，実際の食生活での具体的な行動に結びつけるための目安をわかりやすく提示す

| ●諸外国でもとりあげられている食事改善要点 |
|---|
| 1　適正な体重を維持するためエネルギーをとりすぎない。 |
| 2　脂質の摂取を減らし，糖質におきかえる。 |
| 3　糖質の大部分は，複合糖質あるいは多糖類とし，砂糖（スクロース）は避ける。 |
| 4　脂質はなるべく多価不飽和脂肪酸を多く含むものとし，飽和脂肪酸からなる脂質は減らす。 |
| 5　食塩，コレステロールは減らす。 |
| 6　食物繊維は，積極的に多くとる。 |
| 7　野菜，果物で抗酸化作用を持つビタミンを豊富にとる。 |

表7-11　健康づくりのための食生活指針

| | | | |
|---|---|---|---|
| 1　多様な食品で栄養バランスを | | 4　食塩をとりすぎないように | |
| 　○1日30品目を目標に | | 　○食塩は1日10 g以下を目標に | |
| 　○主食，主菜，副菜をそろえて | | 　○料理の工夫で，無理なく減塩 | |
| 2　日常の生活活動に見合ったエネルギーを | | 5　こころのふれあう楽しい食生活を | |
| 　○食べすぎに気をつけて，肥満を防止 | | 　○食卓を家族のふれあいの場に | |
| 　○よくからだを動かし，食事内容にゆとりを | | 　○家族の味，手づくりのこころを大切に | |
| 3　脂質は量と質を考えて | | | |
| 　○脂質はとりすぎないように | | | |
| 　○動物性の脂質より植物性の油を多めに | | | |

※当時は食塩摂取量1日10 g以下が目標であった。
（厚生省，1985より一部改変）

表7-12　健康で豊かな食生活の実現のための食生活指針

| | |
|---|---|
| ・食事を楽しみましょう | ・食塩や脂質は控えめに |
| ・1日の食事のリズムから，健やかな生活リズムを | ・適正体重を知り，日々の活動に見合った食事量を |
| ・主食，主菜，副菜を基本に，食事のバランスを | ・食文化や地域の産物を活かし，ときには新しい料理も |
| ・ごはんなどの穀類をしっかりと | ・調理や保存を上手にして無駄や廃棄を少なく |
| ・野菜・果物，牛乳・乳製品，豆類，魚なども組み合わせて | ・自分の食生活を見直してみましょう |

（厚生労働省・農林水産省・文部省，2000より抜粋・一部改変）

　べく，2005（平成17）年に食事バランスガイドがまとめられた（図7-5）。

　このガイドでは，食事バランスを日本のコマの形で表現し，上から主食，副菜，主菜，牛乳・乳製品，果物の5つの区分になっている。適度な運動を行うことでコマを正しく回転させることが健康につながるという意味がこめられている（図7-5）。諸外国でも類似の試みが行われている。米国では以前，健康増進に向けて健康的な食生活の啓発のために，穀類（全粒穀類）を最下段とした食事ピラミッドが提唱されていたが，現在ではよりわかりやすい「健康的な食事プレート Healthy Eating Plate」が提唱されている。このプレート（お皿）は不均等な面積に4分割され，野菜や全粒穀物を広く，肉類はとり過ぎを避けるよう

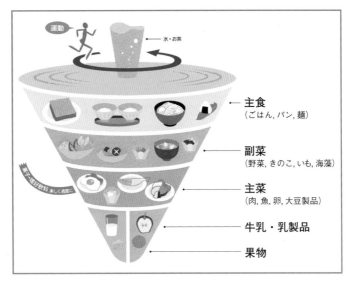

**図 7-5　食事バランスガイド**
（厚生労働省・農林水産省，2005）

区分けが示されている。

## ⓒ 運動の指針

### ▶▶ 1　メッツ（METs）とエクササイズ（Ex）

わが国ではキロカロリー（kcal）をエネルギー消費量の単位として用いることが一般的であるが，これで示すと個人の体重により数値の差が生じてしまう。このため，運動指針では生活習慣病予防に必要な身体活動量を個人の体重に関係なく示すべく，「メッツ METs」と「エクササイズ Ex」で表示することとされた。

METs は身体活動の強さを，「安静時の何倍に相当するか」で表す単位である。座って安静にしている状態が 1MET，普通歩行が 3 METs に相当する。

エクササイズは身体活動の量を表す単位で，METs に時間をかけたものである。より強い身体活動ほど短い時間で 1 エクササイズとなる。

例：

3 METs の身体活動を 1 時間行った場合　3 METs×1 時間　＝3 エクササイズ

6 METs の身体活動を 30 分行った場合　6 METs×0.5 時間＝3 エクササイズ

また，同一の運動量であっても，体重により消費エネルギー量は異なることを理解しよう。1 エクササイズ当たりの体重別のエネルギー消費量の対応は表

表 7-13　「1 エクササイズ」の身体活動に
よる体重別エネルギー消費量

| 体　重<br>(kg) | エネルギー消費量<br>(kcal) |
|---|---|
| 40 | 42 |
| 50 | 53 |
| 60 | 63 |
| 70 | 74 |
| 80 | 84 |
| 90 | 95 |

7-13 のとおりである。

 **2　健康づくりのための運動指針**

　近年の重要な課題となっている生活習慣病対策の一環として，生活習慣病を予防するための身体活動量・運動量および体力の基準値が，「健康づくりのための運動基準 2006〜身体活動・運動・体力〜」（運動基準）として示された。その運動基準に基づき，安全で有効な運動を普及させることを目的として「健康づくりのための運動指針2006」（運動指針）が策定された。

　目標として，1 週間に 23 エクササイズ（METs×時）以上を行うことが望ましいとしている（図 7-6）。

 **3　運動強度の目安**

　適度な運動量として，古くは表 7-14 に示す「健康づくりのための運動所要量」が示された（1989 年）。これは，運動量の目安を，年齢層別に目標心拍数と運動時間で示したものである。

　年齢別の最適脈拍数を知るためには下の式による概算が簡便である。

*最高脈拍数は 220−年齢
**普段あまり運動しない人=0.5，普段運動している人=0.7

最適脈拍数＝安静時脈拍数＋（最高脈拍数*−安静時脈拍数）×0.5**

　例①：40 歳，安静時脈拍数 60 拍/分の普段あまり運動しない人の，適度な運動の目安

　　　最高脈拍数は 220−40＝180 となる

　　目標脈拍数＝60＋[ (180)−60)×0.5]

　　　　　　＝60＋[120×0.5]

　　　　　　＝60＋60

　　　　　　＝120 拍/分

　例②：60 歳の同様の場合の目安

　　　最高脈拍数は 220−60＝160

　　目標脈拍数＝60＋[ (160)−60)×0.5]

　　　　　　＝60＋[100×0.5]

　　　　　　＝60＋50

　　　　　　＝110 拍/分

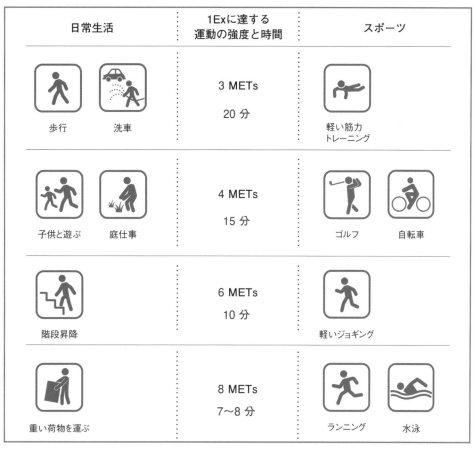

図 7-6 「1 エクササイズ」の運動量に達するための運動強度と時間
たとえば運動強度 3 METs, 20 分間続けると, その運動量は $3 \times \frac{20}{60} = 1$ で, 1 エクササイズとなる。

表 7-14 健康づくりのための運動所要量

●留意事項として以下の 3 点が挙げられる。
①1 回の運動持続時間
身体が有酸素運動として反応するための時間を考慮すると, 少なくとも 10 分以上継続した運動であることが必要である。
②1 日の合計時間
20 分以上であることが望ましい。
③運動頻度
原則として毎日行うことが望ましい。

| 年 齢 階 層 | 20 代 | 30 代 | 40 代 | 50 代 | 60 代 |
|---|---|---|---|---|---|
| 1 週 間 の 合計運動時間 | 180 分 | 170 分 | 160 分 | 150 分 | 140 分 |
| 目標心拍数* (拍/分)** | (130) | (125) | (120) | (115) | (110) |

*目標心拍数は, 安静時心拍数が概ね 70 拍/分である平均的な人が 50%に相当する強度の運動をした場合の心拍数を示すものである。
**拍/分は bpm とも表記する。

## 演習課題

●次の文の（　　）内に正しい言葉あるいは数値を入れよ。

1. 主要死因別にみた死亡率は，現在は1位が（①　　），2位が（②　　）であるが，1950年代なかばから1980年までは（③　　）が1位を占めていた。

2. 日本人の食事摂取基準(2020年版)では食塩摂取の目標量が男性は（④　　），女性は（⑤　　）に改められた。

3. 高血圧治療ガイドラインでは，食塩摂取量は（⑥　　）が推奨されている。

4. 健康づくりのためには食生活習慣，運動習慣の改善と並んで（⑦　　）も重要である。

5. 食生活指針（2000年）では，食事と身体活動について，（⑧　　）体重を知り日々の運動に見合った（⑨　　）をという項目がある。

6. 2000年4月に開始した健康増進施策である（⑩　　）は健康日本21と称される。

7. 健康日本21では（⑪　　）にかかわる重要課題を9つの分野で選定し，それぞれの目標を設定している。そのうちの1番目が（⑫　　）である。

8. （⑬　　）は2013（平成25）年から10年計画で進められている健康増進運動である。

9. 3 METsの運動強度の身体活動を20分間継続した場合の運動量は（⑭　　）と表現される。その運動量で消費されるエネルギー量（kcal）の概算値は（⑮　　）で算出できる。

（解答は p.266）

# 第8章

# 栄養アセスメント

【学習目標】

1. さまざまな栄養状態の判定方法を学ぶ。栄養状態の判定は，健康を維持する うえで貴重な基礎データとなることを理解する。

2. 肥満の判定方法を学ぶ。

3. 血液検査で何がわかるか，血液の検査項目の意味を理解し，それらの利用価 値を知る。同時に主要な項目の基準値を覚える。

4. 尿検査で何がわかるかを学ぶ。

5. 臨床検査項目の意味を調べる。

6. 予後判定指数の意味について考える。

## ① 栄養アセスメントとは

　　栄養状態が良好か否かを，身体計測や，血液生化学的検査，尿検査など臨床検 査の結果や栄養素摂取量などを組み合わせて，総合的に判定することが栄養ア

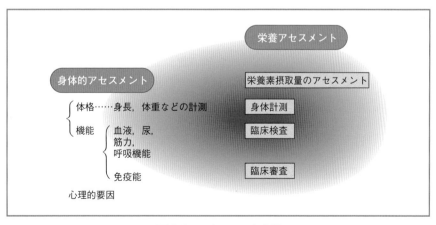

**図8-1　アセスメントとは**
栄養アセスメントとは身体計測，臨床検査などを軸とし，食事摂取調査や病歴なども視野に入れ，
総合的に評価，判定する。正確な栄養アセスメントに基づいてはじめて効果的な栄養療法の計画と
実行が可能となる。

表 8-1　栄養アセスメントのための調査項目

| 項　目 | 測定の種類 | 特　徴 |
|---|---|---|
| ●対象者の把握 | 質問票，問診，視診 | 年齢，性別，日常生活，病歴などを知ったうえで，全身の外観をみる。 |
| ●身体計測 | 身長，体重，胸囲，頭囲，胴囲 上腕囲，下腿囲 皮脂厚 | 成長遅延の有無，体格指数を明らかにする。骨格筋の発達や変動を把握できる。脂肪の蓄積量の指標になる。 |
| ●栄養素摂取量 | 食事調査（秤量法，思い出し法，直接分析法） | 栄養素摂取状況を把握できる。栄養指導をすすめるための基礎資料となる。 |
| ●栄養生理的検査 | 窒素出納試験 | 窒素出納がマイナスの場合はタンパク質の吸収より排泄が多いことを示す。 |
| ●血液検査 | 血液像（赤血球数，白血球数，ヘマトクリットなど） 生化学的検査（アルブミン，トランスフェリン，リポタンパク，血糖値など） 臨床的検査(耐糖能試験,血中脂質,血中尿酸,AST（GOT)・ALT（GPT）・LDH など血中酵素) | 全身状態を反映する（正常値は表 8-7）。 栄養素の不均衡を反映する。 関連のある疾病についての情報となる。 |
| ●尿検査 | 尿成分検査 クレアチニン メチルヒスチジン | 筋肉量を反映する。 筋肉タンパク質の消耗を把握できる。 |
| ●その他 | 超音波断層撮影 遅延型皮膚過敏反応 血圧測定，筋力測定など | 免疫能の検査である。内臓脂肪量，皮下脂肪の計測ができる。 |

注）SGA：主観的包括的アセスメント（subjective global assessment）

セスメントである。（図 8-1）。栄養アセスメントに役立つ情報（データ）には主観的なものと客観的なものとがある。客観的な栄養アセスメント項目として表 8-1 に掲げたようなものがある。身長と体重だけでも栄養状態判定の有用な指標となる（表 8-2，図 8-2，p.173 コラム）。

　栄養状態を悪化させる原因はさまざまである（表 8-3）。長期間の疾病，特に消化器系の疾患では栄養状態が悪化しやすい。タンパク質・エネルギー低栄養状態（protein energy malnutrition；PEM）には典型的なタイプと混合型とがみられる（表 8-4）。

　低栄養状態では，感染症罹患や合併症の増加，創傷治癒の遅延や術後の縫合不全なども多くなり，その結果，入院期間の長期化や死亡率の増加を招く。栄養アセスメントに基づいた栄養診断と栄養療法による栄養状態の改善を図る。

注）そのような過程をNCP（nutriton care process）という

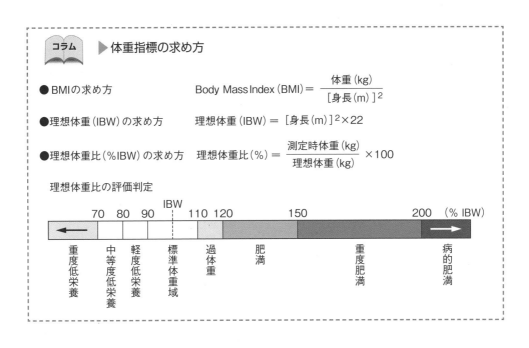

表 8-2　体重による栄養アセスメント指標

| 体格指数 | BMI |
| --- | --- |
| 理想体重比（%IBW） | 理想体重と比較したパーセンテージ |
| 体重変化量 | 20 歳代時の体重との差 |
| 体重減少率（%UBW） | 平常時の体重に対する現在の体重のパーセンテージ |

BMI　：Body Mass Index
IBW　：Ideal Body Weight
UBW：Usual Body Weight

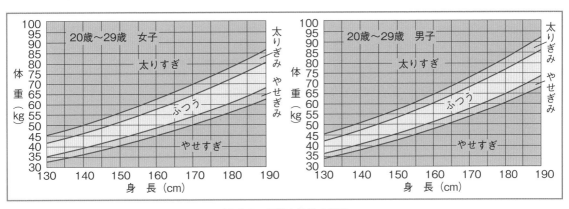

図 8-2　肥満とやせの判定

表8-3　栄養状態を悪化させる因子

| 1）食料供給の不足，貧困による食料不足………………社会的問題 |
| 2）栄養素摂取量の偏り，過剰摂取………………………個人の食生活 |
| 3）栄養素出納の不均衡…………………………………生体側の問題 |
| 　　栄養素の摂取障害：食欲不振，消化管の通過障害 |
| 　　消化・吸収の障害：胃，腸，胆，膵疾患。消化管手術の後遺症 |
| 　　栄養素消費の増加：炎症性疾患，発熱，内分泌による代謝亢進 |
| 　　栄養素の喪失　　：消化管出血，腎疾患，熱傷など |

表8-4　PEM の種類

| クワシオルコル（kwashiorkor） | タンパク質欠乏の度合いが強い。低アルブミン血症，浮腫，肝臓腫大 |
|---|---|
| マラスムス（marasumus） | エネルギー欠乏の程度が強い，飢餓状態。そのためタンパク質もエネルギーとして使用され消耗する。成長障害，筋肉の消耗，易感染性，貧血 |
| 混合型（marasmic kwashiorkor） | 筋肉・体脂肪の消耗，低アルブミン血症，免疫力低下 |

## ⓐ 必要エネルギー量のアセスメント

　ヒトの身体は，基礎代謝量のうえに活動およびストレスに伴う消費増加量を加算しただけのエネルギーを必要とする。必要エネルギー量はおおむね身長と体重に依存する。よく用いられる概算の式には次のようなものがある。

> ●必要エネルギー量の目安
> （25〜30 kcal/kg BW）×体重 kg
> または　（22 kcal/kg BW）×体重 kg×1.2

　また，次の式も参考になる。

**必要エネルギー量**

$$=ベースとなるエネルギー消費量×活動係数×ストレス係数$$
　　　　　　　①　　　　　　　　　　②　　　　　　③

注）エネルギー消費量簡易推定式
男性：
14.1×体重 kg＋620
女性：
10.8×体重 kg＋620

①ベースとなるエネルギー消費量の算出
　○ハリス・ベネディクト（Harris-Benedict）の式
　　男性　　66.47＋13.75×体重 kg＋5.0 ×身長 cm－6.755×年齢（歳）
　　女性　　655.1 ＋ 9.56×体重 kg＋1.85×身長 cm－4.68×年齢（歳）
②活動係数（activity index）の例
　　・意識なし：1.0　　　　・寝たきり：1.1
　　・ベッド上安静：1.2　　・歩行可能：1.3
③ストレス係数（stress index）の例
　　・手術　軽度：1.1，中等度：1.2，高度：1.5

・がん：1.10～1.30
・腹膜炎・敗血症：1.10～1.30
・多臓器不全症候群：1.20～1.40
・外傷・骨折：1.35，重症感染症・多発外傷：1.20～1.40
・熱傷：熱傷範囲10％ごとに0.2ずつ上昇（Max 2.0）
・体温：36℃から1℃上昇ごとに0.2ずつ上昇（Max 2.0）

### ⓑ 摂取エネルギー量のアセスメント

　通常の食事がとれている場合は食事記録など目的に応じた食事調査を実施し，1日の食事と間食や飲み物の摂取量をすべてもれなく把握する。疾病にて治療中の場合は，経口からの治療食や経腸栄養剤の提供量と，実際の摂取量に差がある場合も多い。食べ残しや飲み残しの把握を忘れてはならない。

　また，非経口的に供給される輸液や経静脈栄養によるエネルギー供給をも含めた全摂取量をもれなく把握する。

## ❷ エネルギーおよび体タンパク質貯蔵状態のアセスメント

### ⓐ エネルギー貯蔵

　エネルギー消費量が必要量に見合っているかどうかのアセスメントは重要である。必要エネルギー量を超過するエネルギーを摂取すると，消費されずに余剰となったエネルギーの大部分は中性脂肪となり，脂肪組織にたくわえられ肥満となる。逆に消費エネルギー量に見合うだけのエネルギーを摂取できない場合は，体脂肪も体重もともに減少する。

　エネルギー貯蔵状態のアセスメントに用いられる指標として，体重，BMI，ウエストヒップ比，皮下脂肪厚（TSF），体脂肪率などがある（表8-5，図8-2）。

　体脂肪率は男性と女性で異なるが，およそ15～25％である。脂肪率（量）の測定には，インピーダンス法，水中体重秤量法，X線を利用したDXA法や，従来から用いられているキャリパー法（図8-3）などがある。近年ではインピーダンス法に基づいた体組成計測器が普及してきた。

表8-5 肥満の判定

| A) BMI による肥満の判定 | | |
| --- | --- | --- |
| BMI | 判 定 | |
| 18.5 未満 | 低体重 | underweight |
| 18.5 以上 25 未満 | 普通体重 | normal range |
| 25 以上 30 未満 | 肥満 1 度 | preobese |
| 30 以上 35 未満 | 肥満 2 度 | obese class I |
| 35 以上 40 未満 | 肥満 3 度 | obese class II |
| 40 以上 | 肥満 4 度 | obese class III |
| | （日本肥満学会） | （WHO） |

| B) 体脂肪率による肥満の判定 | | | |
| --- | --- | --- | --- |
| | 男 | | 女 |
| | 30 歳未満 | 30 歳以上 | 30 歳未満　30 歳以上 |
| 正 常 | 14〜20% | 17〜23% | 17〜24%　20〜27% |
| 肥 満 | 25%以上 | | 30%以上 |

| C) ウエスト周囲長による判定（内臓脂肪断面積 100 cm² 以上として） |
| --- |
| 男　85 cm 以上　　　女　90 cm 以上 |

## ⓑ 体タンパク質

　ヒトの体内タンパク質はたえず代謝されているが，通常は摂取量と消費量のあいだのバランスが維持され，体タンパク質量が保たれている。体重は体タンパク質量を必ずしも反映しているとは限らず，体重よりも除脂肪体重の方が，タンパク質貯蔵状態をよく反映する。

　発熱や炎症時には，代謝が亢進するのにしたがってタンパク質消費量は増大する。消費量（すなわち必要量）が満たされるだけのタンパク質が摂取され，体タンパク質量が維持されているか，タンパク質栄養状態のアセスメントが重要である。成人では体重の 20％がタンパク質である。筋肉タンパク質と血液タンパク質，いずれも重要な指標である。筋タンパク量は，AMC（上腕三頭筋囲）あるいは AMA（上腕筋面積）が，メジャーとキャリパーという手軽な用具で測定できる（図 8-3）。

| | 成人男性 | 成人女性 |
| --- | --- | --- |
| ●標準 TSF（上腕三頭筋皮下脂肪厚） | 8.3 mm | 15.3 mm |
| ●標準 AC（上腕囲） | 27.4 cm | 25.8 cm |
| ●標準 AMC（上腕三頭筋囲） | 24.8 cm | 21.0 cm |

（参考：日本人の新身体計測基準値 JARD2001）

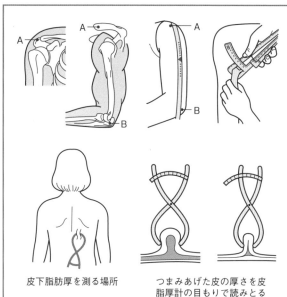

上腕三頭筋位：上腕にマークしたAとBの中心点から1cm離れた皮膚を，脂肪層と筋内部分と分離するように，上腕に対して並行につまみ上げる。計測中はこの状態を保つ。キャリパーの口は，つまみ上げた脂肪層の中心点のマークに垂直に当てて，脂肪層をはさみ，値を読む。

肩甲骨下部：肩と腕の力を抜き両腕を自然に下げ，被験者の後から肩甲骨下端の真下1～2cmの部位を立位にて測定する。また，つまむ部位は自然の走行線（脊柱に対し下方45°の方向）に沿って，測定点の上方約1cmのところとする。なお測定単位はmmとし，小数点以下第1位で四捨五入する。

皮下脂肪厚を測る場所

つまみあげた皮の厚さを皮脂厚計の目もりで読みとる

図 8-3　皮下脂肪厚 TSF の測定

○ AMC（上腕三頭筋囲 cm）

　＝AC（上腕囲 cm）−0.314×TSF（上腕三頭筋皮下脂肪厚 mm）

○ AMA（上腕筋面積 cm²）＝AMC²/4π

注）血清アルブミン濃度が 3.5 g/dL 以下は低栄養（栄養不良）の可能性を疑う。

　また，血清アルブミン濃度は全身のタンパク質貯蔵状態を反映する指標としてよく用いられる。

## Ⓒ タンパク質栄養のアセスメント項目

　アセスメント項目の特徴から，アセスメントを静的（Static）と動的（Dynamic）に分類することがある。タンパク質栄養の静的アセスメントの指標として，総タンパク質，アルブミン，動的アセスメントとしてはラピッドターンオーバープロテイン（RTPs）を指標として用いる。

　ラピッドターンオーバープロテインは，半減期が短く（表 8-6），栄養状態を速やかに反映する。つまり代謝回転が速いものほど半減期が短い。それらに比較し，血清アルブミンの半減期は 17～23 日である。なお炎症や感染症により血清アルブミン値が低下することもあるので，炎症による低下か低栄養による低下かを識別するため，同時に炎症の指標である CRP（C 反応性タンパク質）も測定することが望ましい。

　また，このような広く適用することが可能なアセスメントからさらに焦点を

表8-6 ラピッドターンオーバープロテイン RTPs の半減期

| | 半減期 | 通常の値 |
|---|---|---|
| トランスフェリン（Tf） | 8〜10 日 | 200〜400 mg/dL |
| トランスサイレチン（プレアルブミン） | 2〜3 日 | 10〜40 mg/dL |
| レチノール結合タンパク（RBP） | 12 時間 | 2.7〜7.6 mg/dL |

※半減期がさらに短いものとしてはインスリン様成長因子（IGF-1，ソマトメジン-C）がある。その半減期 2〜8 時間。

絞り，がん疾患や手術前の栄養状態を数値として評価し，予後を予測する予後判定指数がいくつか発表されている。本章の最後に代表的な 2 つの指数を紹介する（p.181「予後判定指数」の項参照）。

▶ **短期間では変化しない栄養アセスメント項目**

　○身体計測：％体重比，TSF，AMC，クレアチニン身長比

　○代謝回転の遅い物質：血清アルブミン

▶ **短期間で変動する栄養アセスメント項目**

　○代謝回転が速い物質：ラピットターンオーバープロテイン（トランスサイレチン，レチノール結合タンパクなど）

▶ **全身の代謝動態のアセスメント項目**

　○ N-バランス

　○間接熱量測定：エネルギー消費量，栄養素利用状況

## ❸ さまざまな検査で何がわかるか

### ⓐ 血液検査

表 8-7 血液検査の基準値

| 項目 | | 正常範囲 |
|---|---|---|
| ●赤血球数 | 男 | 4.1〜5.3×10^6/μL |
| | 女 | 3.8〜4.8×10^6/μL |
| ●白血球数 | 男女 | 4,000〜8,000/μL |
| | 好中球 | 40〜70% |
| | リンパ球 | 20〜40% |
| | 単球 | 3〜8% |
| | 好酸球 | 1〜4% |
| | 好塩基球 | 0〜1% |
| ●血小板数 | 男女 | 14〜40×10^4/μL |
| ●ヘマトクリット | 男 | 40〜48% |
| | 女 | 34〜42% |

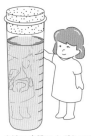
血液は内臓のカガミです

血液を検体として血球検査や出血凝固系に関する検査が行われる（表8-7）。血清または血漿を用いた生化学的な臨床検査は，タンパク質，糖，脂質，中間代謝産物，酵素，ホルモン，無機質など多岐にわたる（表8-8）。これらの指標は病態の把握に必要であり，栄養管理や栄養指導に有用な指

表 8-8　栄養状態の判定に用いられる血液の生化学的検査項目と基準値

| 検 査 項 目 | 基 準 値 | 異常値をとる疾患・病態 |
|---|---|---|
| ヘモグロビン（Hb） | 男 13.8～16.9 g/dL<br>女 12～15 g/dL | 高値　真性多血症，脱水，ストレス，二次性多血症<br>低値　貧血，白血病，悪性腫瘍，出血 |
| 空腹時血糖 | 60～110 mg/dL | 高値　糖尿病，肝疾患，脳障害<br>低値　高インスリン血症，肝疾患，腸管吸収不良 |
| 糖負荷試験（OGTT）　60 分後<br>120 分後 | <160 mg/dL<br><120 mg/dL | 高値　糖尿病 |
| ヘモグロビン A$_{1c}$（HbA$_{1c}$） | 4.3～5.8% | 高値　高血糖状態の持続<br>低値　赤血球寿命短縮 |
| 総タンパク質 | 6.6～8.1 g/dL | 高値　炎症，脱水，多発性骨髄腫<br>低値　低栄養，吸収不良症候群，肝障害，ネフローゼ症候群，火傷 |
| アルブミン | 4.1～4.9 g/dL | 高値　脱水<br>低値　肝硬変，ネフローゼ症候群，吸収不良症候群，低栄養 |
| 免疫グロブリン G（IgG） | 1,110～1,820 mg/dL | |
| 免疫グロブリン A（IgA） | 140～350 mg/dL | |
| 免疫グロブリン M（IgM） | 50～180 mg/dL | |
| トランスフェリン | 200～400 mg/dL | |
| レチノール結合タンパク質 | 3～6 mg/dL | |
| 尿素窒素（BUN） | 7～19 mg/dL | 高値　腎不全，腎炎，心不全，脱水，消化管出血，ショック |
| クレアチニン | 男 0.7～1.1 mg/dL<br>女 0.5～0.8 mg/dL | 高値　腎炎，腎不全，脱水，巨人症，甲状腺機能低下症 |
| 尿酸 | 男 4.0～7.0 mg/dL<br>女 2.5～5.6 mg/dL | 高値　痛風，悪性腫瘍，白血病 |
| 総脂質 | 364～758 mg/dL | 高値　高脂血症 |
| 中性脂肪（トリグリセリド，TG） | 26～149 mg/dL | 高値　高脂血症，肥満，糖尿病，肝胆道疾患，甲状腺機能低下症<br>低値　甲状腺機能亢進症，副腎不全，肝硬変，低栄養 |
| 総コレステロール | 130～220 mg/dL | 高値　原発性・続発性高コレステロール血症，甲状腺機能低下症，<br>　　　ネフローゼ症候群，胆道閉鎖症，悪性腫瘍<br>低値　家族性低コレステロール血症，肝障害，甲状腺機能亢進症 |
| HDL-コレステロール | 男 31～78 mg/dL，女 47～102 mg/dL | 高値　家族性高 HDL-コレステロール血症，CETP 欠損症<br>低値　高リポタンパク血症，虚血性心疾患，脳梗塞，肥満症，喫煙 |
| LDL-コレステロール | ～140 mg/dL | 高値　原発性・続発性高コレステロール血症，甲状腺機能低下症<br>低値　家族性低コレステロール血症，肝障害，甲状腺機能亢進症 |
| リン脂質 | 150～261 mg/dL | 高値　胆汁うっ滞，甲状腺機能低下症，高脂血症，ネフローゼ<br>低値　肝硬変，甲状腺機能亢進症 |
| β-リポタンパク質（LDL） | 男 190～500 mg/dL<br>女 160～471 mg/dL | |
| 遊離脂肪酸 | 男 71～541 mEq/L<br>女 93～927 mEq/L | 高値　糖尿病，肝障害，甲状腺機能亢進症，クッシング症候群<br>低値　甲状腺機能低下症，汎下垂体機能低下，アジソン病 |
| AST（GOT）* | 13～35 IU/L | 高値　急性肝炎，心筋梗塞，肝硬変 |
| ALT（GPT）* | 8～48 IU/L | 高値　急性肝炎，慢性肝炎，肝癌，脂肪肝 |
| LDH* | 109～210 IU/L | 高値　肝炎，心筋梗塞，悪性腫瘍，悪性リンパ腫，悪性貧血，皮膚筋炎 |
| γ-GTP* | 男 7～60 IU/L，女 7～38 IU/L | 高値　アルコール性肝炎，閉塞性黄疸，薬剤性肝炎 |
| ALP* | 86～252 IU/L | 高値　肝胆道疾患，骨疾患，副甲状腺機能亢進症，妊娠，小児 |
| CK* | 35～175 IU/L | 高値　心筋梗塞，筋ジストロフィー，ショック，運動，手術後 |
| コリンエステラーゼ | 172～457 IU/L | 高値　ネフローゼ症候群，糖尿病性腎症<br>低値　肝硬変，農薬中毒，サリン中毒 |
| ナトリウム | 138～146 mEq/L | 高値　脱水，下痢，発汗，尿崩症，原発性アルドステロン症<br>低値　浮腫，クッシング症候群，降圧利尿薬使用，嘔吐，下痢，ADH<br>　　　不適切分泌症候群 |
| カリウム | 3.7～5.0 mEq/L | 高値　腎不全，乏尿，脱水<br>低値　降圧利尿薬使用，原発性アルドステロン症，クッシング症候群 |
| カルシウム | 9.2～10.7 mg/dL | 高値　副甲状腺機能亢進症，異所性 PTH 産生腫瘍，骨髄腫，骨腫瘍，<br>　　　バセドウ病，成人 T 細胞白血病，悪性腫瘍，ビタミン D 過剰<br>低値　副甲状腺機能低下症，骨軟化症，低アルブミン血症，腎不全 |
| マグネシウム | 1.6～2.1 mg/dL | 高値　腎不全，アジソン病，甲状腺機能低下症，糖尿病性昏睡<br>低値　慢性腎疾患，原発性アルドステロン症，肝硬変，骨腫瘍 |
| 無機リン | 2.8～4.8 mg/dL | 高値　腎不全，ビタミン D 中毒，巨人症，副甲状腺機能低下症<br>低値　副甲状腺機能亢進症，くる病，骨軟化症，尿細管性アシドーシス |
| 鉄 | 男 60～200 μg/dL<br>女 50～160 μg/dL | 高値　ヘモクロマトーシス，再生不良性貧血，肝癌<br>低値　鉄欠乏症貧血，慢性炎症，慢性出血，悪性腫瘍，寄生虫症 |
| 塩素 | 99～109 mEq/L | |
| HCO$_3^-$ | 28～32 mEq/L | |
| チアミン（ビタミン B$_1$） | 2.0～7.2 μg/dL | |
| リボフラビン（ビタミン B$_2$） | 11.9～20.4 μg/dL | |
| アスコルビン酸（ビタミン C） | 200～1,400 μg/dL | |
| カルシフェロール（1,25 (OH)$_2$<br>ビタミン D$_3$） | 28～69 pg/mL | |
| トコフェロール（ビタミン E） | 500～1,600 μg/dL | |

*上記血清酵素の略語は次のとおり。
　AST：アスパラギン酸アミノトランスフェラーゼ（GOT：グルタミン酸オキサロ酢酸トランスアミナーゼ）
　ALT：アラニンアミノトランスフェラーゼ（GPT：グルタミン酸ピルビン酸トランスアミナーゼ）
　LDH：乳酸脱水素酵素　　γ-GTP：ガンマ-グルタミルトランスペプチダーゼ
　ALP：アルカリホスファターゼ　CK：クレアチンキナーゼ
**電解質は mEq=mg/分子量×価数で記載。
※検査値は実施施設あるいは測定方法で若干異なる場合がある。

標となる。

注）血清アルブミン濃度3.5 g/dL 未満の低値だと要注意。

　　総タンパク質濃度およびアルブミン濃度は中長期的なタンパク質栄養状態指標として有用である。

　　ラピッドターンオーバープロテイン（表8-6）は，急性期の急激な変化が予測される場合において，タンパク質栄養状態の変動を反映する指標になる。たとえば栄養療法の効果の評価に有用である。

### ⓑ 尿 検 査

注）尿検査：試験紙による簡易検査や生化学的検査

　　尿検査では尿量や尿中のさまざまな成分を調べる。尿検査は腎疾患以外にも糖尿病や，肝疾患などの全身性の疾患の診断に有用である。尿中成分の検査では試験紙を用いた簡便法も可能である。

　　尿量は，水分摂取量，発汗量，腎臓の濃縮能，バソプレシン（抗利尿ホルモンADH）などによって増減する。尿量の計測は腎機能や水分出納の測定に必須である。通常は1日1,500～2,000 mL の尿が排泄される。また24 時間尿からミネラルの出納を求めることもできる。

　　クレアチニンは腎糸球体でろ過された後，尿細管で再吸収されないため，腎機能の指標となる。血中濃度との濃度差は腎糸球体ろ過能のよい指標である（クレアチニンクリアランス）。

　　また尿中クレアチニン総排泄量は全身の筋肉量と相関することから，体タンパク質貯蔵状態の指標（クレアチニン身長係数）として用いられる。

**▶▶ 1　24 時間尿を用いた検査項目**

　　●クレアチニン身長係数：尿中クレアチニン排泄総量は全身の筋肉量と比例する。標準クレアチニン排泄量は成人男性で23 mg/kg 理想体重，成人女性で18 mg/kg 理想体重である。理想体重当たりのクレアチニン排泄量との比を出し，その値が60～80％で中等度，60％以下では高等度の低栄養状態と判定する（表8-9）。

　　●クレアチニンクリアランス：糸球体ろ過値を示す腎機能の指標として重要（後述）。

$$\text{クレアチニンクリアランス＝単位時間の排泄量／血中濃度}$$
$$\text{＝尿量×尿中濃度／血中濃度}$$

**▶▶ 2　随時尿を用いた検査項目**

　　●尿タンパク質　　・腎前性：全身性疾患，溶血生貧血

　　　　　　　　　　　・腎　性：糸球体の病変（糸球体腎炎，ネフローゼ症候

表 8-9　クレアチニン身長係数の求め方

●クレアチニン身長係数（%）＝ $\dfrac{\text{尿中クレアチニン（24 時間）}}{\text{身長別尿中クレアチニン標準値（24 時間）}} \times 100$

●評価判定

| タンパク質消耗状態 | クレアチニン身長比 |
|---|---|
| 正　常 | 80%以上 |
| 中等度の消耗状態 | 60〜80% |
| 高度の消耗状態 | 40〜60% |
| 重度の消耗状態 | 40%以下 |

●クレアチニンクリアランスの求め方
計算例：
　尿量 1,440 mL／日，1 mL／分
　尿中濃度 100 mg/dL,
　血中濃度 1 mg/dL　　の場合
クレアチニンクリアランス Ccr ＝1 mL／分× $\dfrac{100\ \text{mg/dL}}{1\ \text{mg/dL}}$ ＝100 mL／分

　　　　　　　　　　　　　群など
　　　　　　　　　　　　・腎後性：尿管・膀胱・尿道の炎症，結石症
●尿　糖　　　　　　糖尿病，膵炎，甲状腺機能亢進症，クッシング症候群
●ウロビリノーゲン　肝臓病，溶血性貧血
●ケトン体　　　　　糖尿病
●ビリルビン　　　　黄　疸
●尿 PH　　　　　　酸　性：ケトアシドーシス（正常は弱酸性）

# ④　予後判定指数

## ⓐ　予後判定栄養アセスメント

　予後判定とは，タンパク質栄養状態や，免疫能なども含む総合的な全身状態の判断から，これより先の症状の経過を予測することである。1 つの指標で予後を判断することは困難である。血清アルブミン濃度やその他の栄養指標を組み合わせて予後を予測するための予後判定指数（prognostic nutritional index；PNI）が考案されている。それらのうち代表的な指数を次に示す。

● Buzby ら（1980）によるもの（値が小さいほど状態は良好）

　　$158 - 16.6 \times Alb - 0.78 \times TSF - 0.2 \times TF - 5.8 \times DH$

　　　　　　　　Alb：アルブミン（g/dL）

　　　　　　　　TSF：上腕三頭筋皮下脂肪厚（mm）

　　　　　　　　TF：トランスフェリン（mg/dL）

　　　　　　　　DH：遅延型皮膚反応（0：無反応，1：<5 mm，2：≧5 mm）

　判　定：50≦PNI　　　　　　高度のリスク

　　　　　40≦PNI<50　　　　　中等度のリスク

　　　　　PNI<40　　　　　　　軽度のリスク

● 小野寺ら（1984）によるもの（値が高いほど状態は良好）

　　$10 \times Alb + 0.005 \times$ 末梢リンパ球数

　　　　　　　　Alb＝g/dL

　　　　　　　　リンパ球数＝count/mm$^3$

　判　定：35<PNI<40　　　　　高度のリスク

　　　　　45≦PNI　　　　　　　低リスク

## ⓑ 簡便な全身アセスメント

　臨床検査や，測定機器を用いた全身の代謝動態の把握（アセスメント）は重要であるが，一方で特別な装置を用いなくてもできる簡便なアセスメントもスクリーニングには有用となる。米国で提案されたことがある例を示すので参考にしてほしい。

● ベッドサイドでもできる簡便なアセスメントの例

　○脂肪蓄積量　Tendon-bone test：腱と骨格のあいだの脂肪蓄積量をみる。

　○タンパク質貯蔵量　Finger-thumb test：手の親指の付け根でタンパク質貯蔵量をみる。

　○握力　Squeeze examiners fingers：検者の指を握ってもらって握力をみる。

　○呼吸機能　Blow a slip of paper：紙切れを吹いてもらって呼吸機能をみる。

## 演習課題

●次の文の（　　）内に正しい言葉あるいは数値を入れよ。

1. 肝機能障害があるときには，肝臓に存在するアミノ酸代謝酵素である（①　　），（　　）などの血中濃度が増加する。

2. （②　　）では血糖値ばかりでなく HbA$_{1C}$ の値が高くなる。

3. HbA$_{1c}$ 値は、採血時から過去（③　　）の平均血糖値を反映する。

4. ケトアシドーシスは血中に（④　　），（　　），（　　）などのケトン体が蓄積した状態をいう。ケトアシドーシスは（⑤　　）や（⑥　　）のときになりやすい。

5. 栄養不良のうち，おもにタンパク質不足による栄養障害を（⑦　　）と呼び，タンパク質とエネルギーの両方の不足による栄養障害を（⑧　　）という。

6. 貧血の診断には（⑨　　），（　　），（　　）などの値を用いる。

7. 身長 160 cm，体重 60 kg の人の Body Mass Index を求めよ。（⑩　　）

●クレアチニンについての問題である。（　　）内に正しい言葉あるいは数値を入れよ。

1. 尿中クレアチニン排泄量は全身の（⑪　　）と相関する。

2. 血清クレアチニン濃度は通常男性が女性より高値を示す。基準値は成人男性（⑫　　），成人女性（⑬　　）である。

3. 通常，尿中クレアチニン濃度と血中クレアチニン濃度の比は（⑭　　）である。すなわち血中に比べ約（⑮　　）倍濃縮される。

●タンパク質栄養の評価項目に用いられる血液タンパク質について（　　）内に正しい言葉あるいは数値を入れよ。

1. 血清アルブミンの半減期は（⑯　　）である。トランスサイレチンの半減期は（⑰　　）である。

2. トランスサイレチンの別の呼び方は（⑱　　）である。

3. 血清アルブミン値 3.5 g/dL 未満は（⑲　　）と考えられる。

●全身状態の判定について（　　）内に正しい言葉を入れよ。

1. （⑳　　）とは，今後の全身状況の見通しが良くなる可能性が高いことを意味する。

（解答は p.266）

# 第9章

# 栄養素補給方法

【学習目標】

1. 治療食の必要性・重要性を学ぶ。

2. 治療食の目的に応じた種類を整理する。

3. 疾病時，特に経口摂取が不可能な場合の，栄養補給法の理論を学ぶ。

4. 経腸栄養剤の成分と，経静脈栄養剤の成分の相違点をたしかめる。

## ❶ はじめに

　食物のなかの栄養素は消化管で消化吸収され，体内でさまざまな役割を果たす。その働きは，それぞれに特色と重要性をもち，栄養素の供給は生命維持に欠くことができない。疾病のために取り込むべき栄養素を制限しなくてはならないときや，なんらかの疾病や外傷などで食物を摂取することが困難になったり，あるいは栄養素の吸収が障害されたときなど，実際に患者に対して栄養学的にどのように対処できるだろうか。

　疾病時の栄養補給方法と治療食の栄養成分の検討は，従来もこれからも臨床栄養の重要な課題である。栄養素補給方法は，食べられるか，食べられないかで区分される。食べられるなら通常に近いかたちの経口栄養法（いわゆる治療食）を選び，食べられない場合は非経口栄養法を選ぶ（表9-1）。

表9-1　経口栄養法と非経口栄養法

| ●経口栄養法 | 一般治療食 |
| --- | --- |
| | 特別治療食 |
| ●非経口栄養法 | |
| 　経腸栄養法 | 消化態・半消化態栄養剤 |
| | 成分栄養剤（elemental diet；ED） |
| | |
| 　経静脈栄養法 | 一般輸液 |
| | 末梢静脈栄養 |
| | 中心静脈栄養 |

## ❷ 治療食の基準

### ⓐ 治療食の分類

治療食には一般治療食と特別治療食がある（表9-2）。一般治療食は「特別治療食以外の患者食」である。形態により流動食，軟食，常食に分けられる。

特別治療食の分類は，主として疾病名をそのまま治療食名とする疾病別分類と，食事の主成分の特徴を治療食名とする成分基準分類（食）の2つがある。従来は前者を用いる医療機関が多かったが，近年は後者が取り入れられるようになってきた。

成分基準食（成分コントロール食ともいう）の利点としては，

①疾病名による特別な印象を避けることができる。

②合併症がある場合にも対応しやすい。

③食事の種類を系統的に管理できる。

などが挙げられる。しかし，成分基準食では食種の決定に際して，患者の病態，治療目標，栄養状態などの評価能力が必要となる。また，入院時食事療養費の算定基準は疾病別分類が適用されている。したがって，現状では疾病別分類と成分基準分類の両者をうまく利用することが必要である。

### ⓑ 成分基準分類

成分基準分類は，三大栄養素のうちどの栄養素に重点をおいて治療食の基準を設けるかによって，エネルギーコントロール食，タンパク質コントロール食，脂質コントロール食に分けられる（表9-3）。それぞれの成分基準食がどのような疾病に適応するかについても，表9-3に示した。

▶▶ **1 エネルギー基準食（エネルギーコントロール食）**

エネルギーコントロール食は，各栄養素のバランスをとりつつ，いくつかの段階（800〜2,000 kcal）に総エネルギーをコントロールしたものである。総エネルギーに対する比率は糖質55〜60％，脂質20〜25％，タンパク質12〜20％である。高血圧症にはエネルギー基準と同時に食塩の調整も加味する。

▶▶ **2 タンパク質基準食（タンパク質コントロール食）**

タンパク質コントロール食はタンパク質制限から，高タンパク摂取までを含

表9-2　治療食の種類一般治療食と特別治療食の例

| 一　　般　　治　　療　　食 |
| --- |
| 流動食，軟食，常食 |

| 特　　別　　治　　療　　食* | |
| --- | --- |
| 腎疾患食 | ・腎臓疾患，妊娠高血圧症などに対して減塩食療法を行う場合<br>・減塩食：食塩総量6.0 g未満の食事 |
| 肝・胆疾患食 | ・肝庇護食・肝炎食・肝硬変食・閉鎖性黄疸食（胆石症および胆嚢炎による閉鎖性黄疸の場合も含む）など |
| 糖尿病食 | |
| 胃・腸疾患食 | ・十二指腸潰瘍の場合<br>・侵襲の大きな消化管手術の術後において，胃潰瘍食に準ずる食事を提供する場合<br>・クローン病，潰瘍性大腸炎などにより腸管の機能が低下している患者に対する低残渣食 |
| 貧血症食 | ・血中ヘモグロビン濃度が10 g/dL以下であり，その原因が鉄分の欠乏に由来する患者 |
| 膵臓疾患食 | |
| 脂質異常症食 | ・空腹時定常状態における血清LDLコレステロール値が140 mg/dL以上である者，または血清中性脂肪値が150 mg/dL以上である者<br>・高度肥満症（肥満度＋70%以上，またはBMI 35以上）に対して食事療法を行う場合 |
| 痛風食 | |
| 先天性代謝異常食 | ・フェニルケトン尿症食，楓糖尿症食，ホモシスチン尿症食，ガラクトース血症食 |
| 治療乳 | ・いわゆる乳児栄養障害症（離乳が終わらない者の栄養障害症）に対する酸乳，バター穀粉乳のように直接調整する治療乳 |
| 無菌食 | ・入院環境料に係る無菌治療室管理加算を算定している患者 |
| 検査食 | ・潜血食<br>・大腸X線検査，大腸内視鏡検査のために特に残渣の少ない調理済食品を使用した場合。ただし，外来患者に提供した場合は，保険給付の対象外である |

*特別治療食は特別食加算の対象となるものとならないものがある。

む基準を設けてある。タンパク質を制限する際に忘れてはならないのは，体タンパク異化の亢進を避けることである。そのために，エネルギー不足にならないようエネルギーは1,600〜2,000 kcalとして，タンパク量だけを抑える。なお腎疾患では，必要に応じて食塩制限をさらに加える。

### ▶▶ 3　脂質基準食（脂質コントロール食）

　脂質コントロール食は主に脂肪（トリグリセリド）の消化が損なわれる胆道系・膵臓系の疾患に適用する。脂質コントロール食では，脂質量の制限に伴いエネルギー量も低くなる。しかし，脂肪蓄積や脂肪代謝が問題となる疾患（肥満，

表9-3 成分基準食例と対応する疾病

| エネルギー | エネルギー(kcal) | タンパク質(g) | 脂質(g) | 糖質(g) | 適応する疾患の例 |
|---|---|---|---|---|---|
| 800 kcal | ( 800 | 60 | 15 | 105) | |
| 1,000 kcal | (1,000 | 60 | 20 | 150) | |
| 1,200 kcal | (1,200 | 60 | 35 | 160) | 肥満, 糖尿病, 痛風, 脂肪肝, |
| 1,440 kcal | (1,440 | 70 | 35 | 210) | 高脂血症, 慢性肝炎(食塩制限なし) |
| 1,600 kcal | (1,600 | 70 | 40 | 240) | 高血圧(食塩6g未満) |
| 1,840 kcal | (1,840 | 80 | 50 | 270) | |
| 2,000 kcal | (2,000 | 80 | 50 | 310) | |

| タンパク質 | エネルギー(kcal) | タンパク質(g) | 脂質(g) | 糖質(g) | 適応する疾患の例 |
|---|---|---|---|---|---|
| 5g以下 | (1,800 | <5 | 60 | 310) | ------- 急性腎不全 |
| 20g | (1,400 | 20 | 30 | 260) | ------- 急性腎炎, 急性腎不全 |
| 30g | (1,600 | 30 | 50 | 260) | |
| 40g | (1,600 | 40 | 50 | 250) | 慢性腎炎, 慢性腎不全(食塩6g未満) |
| 50g | (1,800 | 50 | 55 | 275) | 非代償性肝硬変 |
| 60g | (2,000 | 60 | 55 | 315) | 腎不全, 血液透析(食塩6g未満) |
| 70g | (2,000 | 70 | 55 | 305) | |
| 80g | (2,000 | 80 | 50 | 310) | 栄養不良 |
| 90g | (2,000 | 90 | 50 | 300) | |

| 脂 質 | エネルギー(kcal) | タンパク質(g) | 脂質(g) | 糖質(g) | 適応する疾患の例 |
|---|---|---|---|---|---|
| 10g | (1,400 | 50 | 10 | 280) | ------- 胆嚢炎, 胆石症, 膵疾患 |
| 20g | (1,600 | 70 | 30 | 280) | ------- 急性肝炎など |
| 30g | (1,800 | 70 | 30 | 310) | ------- 脂質異常症* |
| 50g | (1,600 | 70 | 50 | 215) | |

*脂質異常症のタイプ(表10-15参照)により,脂質の質を考慮する。たとえばⅡa型,Ⅱb型では,コレステロール200 mg/日未満, P/S比1~1.5を目標とする。
※ここに示すのは成人を対象とした最も基本的な分類である。必要に応じて細かい調整を加える。
※術後食,乳幼児・小児の治療食,18歳未満のエネルギー基準食などは,別途それぞれの基準に基づく。

脂質異常症)は,摂取脂質量のみでなくむしろ総エネルギー量を調整(制限)すべきであるから,エネルギーコントロール食の適応となる。ただし,脂質異常症のなかで脂質の量と質をコントロールすべきタイプは,この脂質コントロール食を適用する。

### ▶タンパク質コントロール食の選択例

たとえば肝臓疾患と腎臓疾患を例にとると,肝臓・腎臓のいずれも窒素代謝において,肝臓は尿素生成,腎臓はその排泄を担当している。それらの機能が障害されたときの治療食は,肝不全食や腎炎食と称して分類し,どちらもタンパク質の摂取量が制限されていた。それに対し成分別基準分類では,肝も腎もタンパク質コントロール食を適用し,そのなかから最適のものを選択する。ただし,腎不全では尿素排泄と同時にミネラル調整機能も低下しているため,程度

に応じた食塩制限も加味する。

　肝臓疾患のうち，肝炎，代償期肝硬変などは高エネルギー高タンパク質が必要とされるため，症状に応じてエネルギーコントロール食かタンパク質コントロール食のなかから選択する。

---

**コラム** ▶非経口栄養法の導入と変遷

　食事のとれない患者に強制的にチューブを用いて流動食を注入し栄養管理を行う経腸栄養法は，第二次大戦後急速に発達した。そして，以前にはkcal/窒素の比が80程度とタンパク質補給が中心であったが，最近では140〜170とエネルギーの摂取を多くする方向へと変遷してきた。さらに，消化吸収に問題のない患者には天然（自然）の食品を流動性にしたものや消化吸収の受けやすい形にしたものを用い，消化吸収に障害を伴っている患者には成分栄養剤（elemental diet）を用いるといった，目的に応じた経腸栄養剤が開発されてきた。

　栄養管理においては，栄養補給は極力経口的に行われることが望ましいが，ときには経口的栄養補給ができないこともある。たとえば，意識障害，口腔や食道疾患，拒食症なども経腸栄養法で栄養素補給が可能になる。さらに消化管が使えない場合は，グルコースやアミノ酸など吸収される形と同じ成分を静脈内へ補給することですべての栄養素の補給ができるように技術が進歩してきた。

---

# ❸ 検 査 食

　検査食とは，各種検査を正確に行うための食事上の注意に基づいた食事基準である。たとえば，注腸検査食，バニラ禁食，ヨード制限食などがある。

　注腸検査食は大腸のX線検査に備えての低残渣食である。

　バニラ禁食とは褐色細胞腫および交感神経母細胞腫の検査のための食事である。検査で測定する物質（バニルマンデリン酸：VMA）とバニラが化学的に類似しているため，検体（尿）中にバニラが含まれると正しい測定が妨げられるので，測定誤差を避けるために検査の前にバニラを含むアイスクリームや菓子類を食べないように禁止する。

　ヨード制限食は，甲状腺機能検査のために用いる放射性ヨードが十分甲状腺に取り込まれるように，食事からのヨード摂取率を抑えた食事である。また，検査食ではないが，甲状腺疾患治療時にも治療薬の効果を妨げるのを避けるためヨード制限食にする場合がある。

注）以前は潜血検査に備えた検査食として，獣肉・魚・緑黄色野菜を除去した食事が「潜血食」（潜血反応検査食）として適用されていたが，現在では免疫学的検査方法が開発され，ヒトの血液のみを正確に（特異的に）測定できるようになったため潜血食の必要性はなくなった。

## ④ 栄養素補給方法

### ⓐ 栄養素補給方法の選択

　栄養素補給方法の選択は，消化管が使用できるかどうかで決める。経口摂取がだめなら，消化管へ直接栄養素を供給する方法（経腸栄養法），消化管が消化吸収能力を発揮できないときは，消化したかたちの栄養素を循環系（血管内）へ供給する方法（経静脈栄養法）が選択肢となる（図 9-1，表 9-4）。米国静脈経腸栄養学会（American Society for Parenteral and Enteral Nutrition；ASPEN）のガイドラインはよく引用される。

　わが国でも日本静脈経腸栄養学会（Japanese Society for Parenteral and Enteral Nutrition；JSPEN）からガイドラインが出され，そのなかで，栄養ルートの選択にあたっては「消化管機能，病態を考慮しつつ感染症その他の合併症を防ぐためにも，できるだけ生理的で安全な方法を選ぶ必要がある」「できる限り，生理的な腸を使用する」と記されており，腸管が使用可能な場合は経腸栄養法を選択することが望ましいとしている。

　静脈栄養が必要とされる場合でも，期間が 2 週間以内なら末梢静脈栄養法を選択し，2 週間以上の場合は中心静脈栄養法の対象となる。

### ⓑ 経静脈栄養法　parenteral nutrition

　末梢静脈栄養（partial parenteral nutrition；PPN）は比較的短期間の栄養素補給法として用いられる。補給できるエネルギー量は最大 800～1,200 kcal/日であるため，この方法単独では中長期の栄養管理は困難である。水分量およびミネラル量，体液管理に向いている。

　中心静脈栄養（intravenous hyperalimentation；IVH，完全静脈栄養 total parenteral nutrition；TPN）では鎖骨下静脈穿刺を施し，大静脈までカテーテルを挿入する（図 9-2）。高濃度の溶液を投与できるため 40～50 kcal/kg/日まで高エネルギー投与が可能であり，長期の栄養管理も不可能ではない。

　高濃度のグルコースによる高カロリー（エネルギー）輸液（表 9-5a）でエネルギーは十分に補足できる。ただし，ビタミン $B_1$ 欠乏に起因する乳酸アシドーシスをきたさないために，必ず同時にビタミン $B_1$ を補給する（表 9-5b）ことが警告された。高カロリー輸液療法中ビタミン $B_1$ 不足で重篤なアシドーシスが発

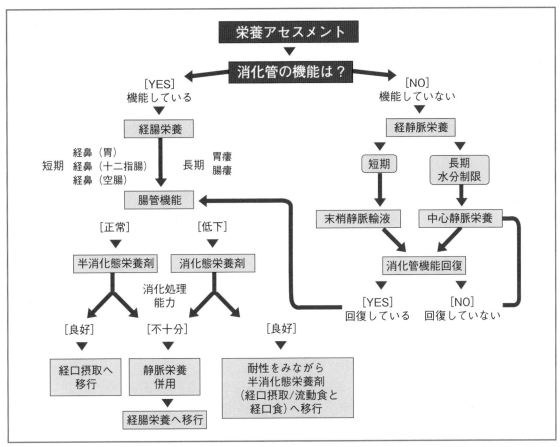

**図9-1　栄養療法の適応と選択**
（米国および日本静脈経腸栄養学会ガイドラインより改変）

**表9-4　経腸栄養法と中心静脈栄養法の比較**

| 経腸栄養法 | 中心静脈栄養法 |
|---|---|
| ＜適　応＞<br>　咀嚼と嚥下ができない<br>　上部消化管の通過ができない（例：食道がん）<br>　外科領域の術前術後（例：胃切除） | ＜適　応＞<br>　腸管の閉塞，吸収障害，腸管の安静を必要とする場合<br>　厳密な水分，電解質，代謝管理を必要とする場合<br>　栄養状態の回復を急ぐとき |
| ＜長　所＞<br>　手数がかからず，管理が比較的簡単 | ＜長　所＞<br>　代謝管理を行いやすい<br>　高エネルギー，高濃度の栄養素を投与できる |
| ＜短　所＞<br>　下痢・腹痛などを起こす | ＜短　所＞<br>　穿刺，カテーテルの管理が簡単ではない |

生した場合はただちに100〜400 mgのビタミン $B_1$ を急速静脈内投与することが勧告されている。

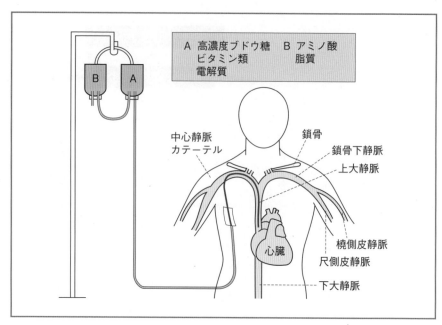

A 高濃度ブドウ糖 ビタミン類 電解質　B アミノ酸 脂質

中心静脈カテーテル
鎖骨
鎖骨下静脈
上大静脈
橈側皮静脈
尺側皮静脈
心臓
下大静脈

図 9-2　中心静脈栄養法

表 9-5a　高カロリー（エネルギー）輸液（糖・電解質液）の種類

| 主な製品名／成分 | ハイカリック液1号 | ハイカリック液2号 | ハイカリック液3号 | ハイカリックNCL | ハイカリックNCN | ハイカリックNCH |
|---|---|---|---|---|---|---|
| 総量　(mL) | 700 | 700 (1400) | 700 | 700 (1400) | 700 (1400) | 700 (1400) |
| 形状 容器材質 | SB EVA | SB EVA | SB EVA | SB EVA | SB EVA | SB EVA |
| グルコース フルクトース キシリトール | 120.0 | 175.0 | 250.0 | 120.0 | 175.0 | 250.0 |
| 糖質　(g) | 120.0 | 175.0 | 250.0 | 120.0 | 175.0 | 250.0 |
| 電解質 | | | | | | |
| Na$^+$　(mEq) | - | - | - | 50 | 50 | 50 |
| K$^+$　(mEq) | 30 | 30 | 30 | 30 | 30 | 30 |
| Mg$^{2+}$　(mEq) | 10 | 10 | 10 | 10 | 10 | 10 |
| Ca$^{2+}$　(mEq) | 8.5 | 8.5 | 8.5 | 8.5 | 8.5 | 8.5 |
| Cl$^-$　(mEq) | - | - | - | 49 | 49 | 49 |
| SO$_4^{2-}$　(mEq) | 10 | 10 | 10 | - | - | - |
| Acetate (mEq) | 25 | 25 | 22 | 11.9 | 11.9 | 11.9 |
| P　(mmol) | 4.8 | 4.8 | 8.1 | 8.1 | 8.1 | 8.1 |
| Lactate (mEq) | - | - | - | 30 | 30 | 30 |
| Citrate (mEq) | - | - | - | - | - | - |
| Zn　(μmol) | 10 | 10 | 20 | 20 | 20 | 20 |
| 熱量 (kcal) | 480 | 700 | 1000 | 480 | 700 | 1000 |
| pH | 3.5~4.5 | 3.5~4.5 | 3.5~4.5 | 4.0~5.0 | 4.0~5.0 | 4.0~5.0 |
| 浸透圧比 | 約4 | 約6 | 約8 | 約4 | 約6 | 約8 |

SB：ソフトバッグ，EVA：エチレンビニルアセテート共重合体

表 9-5b　総合ビタミン剤（高カロリー輸液用）

| 主な製品名／成分 | ソービタ 1号, 2号, 3号 |
|---|---|
| 脂溶性ビタミン | |
| A　(IU) | 2500 |
| D　(IU) | a：200 |
| E　(mg) | 15 |
| K　(mg) | b：2 |
| 水溶性ビタミン | |
| B$_1$　(mg) | c：5 |
| B$_2$　(mg) | d：5 |
| B$_6$　(mg) | e：3 |
| B$_{12}$　(μg) | 30 |
| C　(mg) | 100 |
| ニコチン酸アミド(mg) | 20 |
| パントテン酸 (mg) | f：12 |
| 葉酸　(μg) | 1000 |
| ビオチン　(μg) | 200 |
| 性状 1号 | 凍結乾燥品 バイアル1本 |
| 2号,3号 | 水性注射液 2mLアンプル2本 |
| 保存方法 | 室温保存 遮光 |
| 会社名 | 扶桑薬品 |

a：D$_3$　b：k$_1$　c：塩酸チアミン
d：リン酸リボフラビン Na
e：塩酸ピリドキシン
f：パンテノール

表9-6　アミノ酸輸液の種類

| 主な製品名／組成 | 肝不全用 | | 腎不全用 | 高濃度アミノ酸液 |
|---|---|---|---|---|
| | モリヘパミン | アミノレバン | ネオアミユー | アミニック |
| 液量（mL） | 200<br>300<br>500 | 200<br>300<br>500 | 200 | 200<br>300 |
| アミノ酸濃度（g/dL） | | | | |
| 　イソロイシン | 0.92 | 0.9 | 0.75 | 0.91 |
| 　ロイシン | 0.945 | 1.1 | 1.000 | 1.29 |
| 　リシン | a：0.395 | h：0.76 | a：0.700 | a：1.0 |
| 　メチオニン | 0.044 | 0.1 | 0.500 | 0.44 |
| 　フェニルアラニン | 0.03 | 0.1 | 0.500 | 0.44 |
| 　トレオニン | 0.214 | 0.45 | 0.250 | 0.75 |
| 　トリプトファン | 0.07 | 0.07 | 0.250 | 0.13 |
| 　バリン | 0.89 | 0.84 | 0.750 | 1.4 |
| 　アラニン | 0.84 | 0.75 | 0.300 | 0.71 |
| 　アルギニン | 1.537 | h：0.73 | 0.300 | 0.9 |
| 　アスパラギン酸 | 0.02 | - | 0.025 | 0.1 |
| 　システイン | 0.025 | h：0.32 | 0.025 | 0.5 |
| 　グルタミン酸 | - | - | 0.025 | 0.05 |
| 　ヒスチジン | 0.31 | h：0.32 | 0.250 | 0.5 |
| 　プロリン | 0.53 | 0.8 | 0.200 | 0.5 |
| 　セリン | 0.26 | 0.5 | 0.100 | 0.17 |
| 　チロシン | 0.04 | - | 0.050 | 0.04 |
| 　アミノ酢酸 | 0.54 | 0.9 | - | 0.7 |
| 　アミノエチルスルホン酸 | - | - | - | - |
| アミノ酸合計（g/dL） | 7.858 | 7.4 | 6.100 | |
| 総遊離アミノ酸（g/dL） | 7.470 | 7.99 | 5.90 | 10.035 |
| 総窒素量（g/dL） | 1.318 | 1.22 | 0.81 | 1.52 |
| E/N 比 | - | 1.09 | - | 1.71 |
| 電解質濃度 | | | | |
| 　Na$^+$　（mEq/L） | 約3 | 約14 | 約2 | 2.9未満 |
| 　Cl$^-$　（mEq/L） | - | 約94 | - | - |
| 　Ace　（mEq/L） | 約100 | - | 約47 | 約80 |
| 糖質濃度（%） | - | - | - | - |
| pH | 6.6〜7.6 | 5.5〜6.5 | 7.0〜7.8 | 6.8〜7.8 |
| 浸透圧比* | 約3 | 約3 | 約2 | 約3 |
| 製造会社 | エイワイファーマ | 大塚製薬 | エイワイファーマ | エイワイファーマ |

注）トレオニン（threonine）はスレオニンとも表記する。

a：酢酸塩，h：塩酸塩
*浸透圧比：体液（生理食塩水）の浸透圧（約300 mOsm/L）に対する比。

　アミノ酸輸液（表9-6）の進歩も著しく，輸液による分岐鎖アミノ酸（branched chain amino acid：BCAA；バリン Val，ロイシン Leu，イソロイシン Ile）の補給でフィッシャー比を改善することも普及してきた。

　肝不全，非代償期肝硬変でのフィッシャー比の低下の補正や肝性昏睡の治療

注）フィッシャー比
$= \dfrac{Leu + Ileu + Val}{Tyr + Phe}$

に，分岐鎖アミノ酸BCAA補液が用いられる。また，BCAA含有経腸栄養剤は肝性昏睡の治療のみならず，栄養状態の改善を目的として用いられている。

## ⓒ 経腸栄養法　enteral nutrition；EN

経腸栄養法は咀嚼嚥下機能や消化吸収の機能の低下を補完して，鼻腔管や，胃瘻・腸瘻から挿入した管から栄養剤を直接投与する栄養法である。PEGとは経皮内視鏡的胃瘻造設術のことで，経腸栄養法の一つである。用いる栄養剤は，成分栄養剤，消化態・半消化態栄養剤に区分されるが，いずれも栄養素を消化吸収されやすい形態まで処理したものが成分である。さまざまな配合比のものが開発されている（表9-7）。

 **1　免疫賦活栄養法　immunenutrition**

生体に高度侵襲が加わると，免疫能が低下し重症感染症を引き起こし，臓器不全に陥ることがある。最近では経腸栄養剤にアルギニンやn-3系列不飽和脂肪酸および核酸成分を含んだものがつくられ，これが宿主の免疫能を上昇させ，重症感染症とそれから続発する多臓器不全の予防に有効であるとされ，免疫賦活栄養法（immunenutrition または immune-enhancing diet）と呼ばれる。

**2　経腸栄養の有用性**

術後の栄養素補給方法として経腸栄養の有用性が見直されている。腸管のバリア機能維持，腹腔臓器の血流量維持は経腸栄養の方が経静脈栄養より優れている。経静脈栄養のみでの栄養管理が無理なら，一部だけでも経腸栄養に依存するのが有効である（図9-3）。

中心静脈栄養法のみに依存する患者では，小腸粘膜上皮間のリンパ球数減少，分泌型IgA減少，さらには腸粘膜萎縮や腸機能低下がみられる。絨毛萎縮やそれに引き続いて起こる感染を予防しないと患者の全身状態の回復が遠のく。ガイドラインでも，可能なかぎり短期間で経静脈栄養から経腸栄養による栄養管理へと移行し，経口摂取が可能になればなるべく早く通常の食事に戻すことが推奨されている（図9-4）。

経口および非経口いずれの経路においてもさまざまな補給方法がある。それぞれの方法に依存する場合に補給可能なエネルギー量および腸管粘膜に萎縮をきたすか否かなどを表9-8にまとめた。

表 9-7　経腸栄養剤の種類　(100 kcal 当たりの組成)

注）禁静注：経腸栄養剤は口からあるいは胃瘻などから消化管内へ投与する栄養剤である。これらの経腸栄養剤はすべて静注厳禁である。静脈栄養剤と絶対に間違ってはならない。

| 区分 | 成分栄養剤 | | 消化態栄養剤 | 半消化態栄養剤 | | 濃厚流動食 |
|---|---|---|---|---|---|---|
| 製品名 | エレンタール | エレンタールP | ツインラインNF | エンシュア・リキッド | ラコールNF | イムン |
| 製剤形態 | 粉末 | 粉末 | 液状 | 液状 | 液状 | 液状 |
| g・mL/100 kcal | 26.7 g | 25.6 g | 100 mL | 100 mL | 100 mL | 80 mL |
| タンパク質　g | AA：4.7 | AA：3.1 | 4.1 | 3.52 | 4.38 | 5.28 |
| 炭水化物　g | 21.2 | 19.9 | 14.7 | 13.27 | 15.62 | 13.6 |
| 脂質　g | 0.17 | 0.9 | 2.8 | 3.52 | 2.23 | 3 |
| 主原料 | 結晶アミノ酸（17種類）デキストリン大豆油 | 結晶アミノ酸（18種類）デキストリン大豆油 | 乳蛋白加水分解物 L-メチオニン L-トリプトファン マルトデキストリン サフラワー油（MCT） | カゼイン 分離大豆蛋白 デキストリン 精製白糖 コーン油 大豆リン脂質 | マルトデキストリン 乳カゼイン 分離大豆蛋白 精製白糖 トリカプリリン 大豆油 シソ油 パーム油 ミネラル, ビタミン | 小麦蛋白加水分解物 カゼインNa, カゼインMg, カゼインCa, MCT,なたね油 ひまわり油, イワシ・ニシン油, 大豆油 マルトデキストリン 大豆ふすま, オリゴフルクトース |
| A　IU | 216 | 346 | 207 | 250 | 207 | 240 |
| D　IU | 17 | 109 | 13 | 20 | 13.6 | 20 |
| B$_1$　mg | 0.06 | 0.09 | 0.2 | 0.15 | 0.38 | 0.28 |
| B$_2$　mg | 0.09 | 0.11 | 0.23 | 0.17 | 0.245 | 0.16 |
| B$_6$　mg | 0.07 | 0.12 | 0.25 | 0.2 | 0.375 | 0.2 |
| ニコチン酸アミド mg | 0.73 | 1.17 | 2.48 | 22 | 2.5 | 1.48 |
| パントテン酸　mg | 0.37 | 0.58 | 0.94 | 0.5 | 0.958 | 0.50 |
| 葉酸　mg | 0.02 | 0.02 | 0.03 | 0.02 | 0.38 | 0.02 |
| B$_{12}$　μg | 0.23 | 0.38 | 0.32 | 0.6 | 0.32 | 0.28 |
| C　mg | 2.6 | 9.18 | 22.5 | 15.2 | 28.1 | 20 |
| K　μg | 2.93 | 4.62 | 63 | 7 | 62.5 | 6.4 |
| E　IU | 1.1 | 1.76 | 0.67 | 3（mg） | 0.65 | 3.2 |
| ビオチン　μg | 13 | 21.02 | 3.9 | | 3.86 | |
| 重酒石酸コリン mg | コリン：2.87 | コリン：12.1 | | | | |
| Na　mg | 86.7 | 92.8 | 69 | 80 | 73.8 | 96 |
| Cl　mg | 172.3 | 164.9 | 106 | 136 | 117 | 13.6 |
| K　mg | 72.5 | 158.7 | 118 | 148 | 138 | 104 |
| Mg　mg | 13.3 | 14 | 14 | 20 | 19.3 | 28 |
| Ca　mg | 52.5 | 109.2 | 44 | 52 | 44 | 56 |
| P　mg | 40.5 | 84.4 | 53 | 52 | 44 | 56 |
| Fe　mg | 0.6 | 1.6 | 0.63 | 0.9 | 0.625 | 1.2 |
| I　μg | 5.1 | 7.9 | | | | |
| Mn　μg | 100 | 159 | 160 | 200 | 133 | 300 |
| Cu　μg | 66.7 | 112.8 | 23 | 100 | 125 | 0.2 |
| Zn　mg | 0.6 | 0.9 | 0.94 | 1.5 | 0.64 | 1.2 |
| DF（食物繊維）g | — | — | — | — | — | 0.56 |
| 浸透圧*mOsm/L | 760 | 520** | 595〜640 | 約360 | 約400/kg | 350 |
| 特徴 | | 新生児・乳幼児用 | 肝不全用 ダブルバッグ | | | |
| 容量/1パック | 80 g | 40g　80 g | 200+200 mL | 250 mL | 200 mL | 200 mL |
| 熱量kcal/1パック | 300 | 156　312 | 400 | 250 | 200 | 250 |
| 発売年 | 1981 | 1987 | 1993 | 1988 | 1999 | 2001 |
| 製造会社 | EAファーマ | EAファーマ | イーエヌ大塚製薬 | アボットジャパン | イーエヌ大塚製薬 | ヌトリケム |
| 販売会社 | EAファーマ | EAファーマ | イーエヌ大塚製薬 | 明治 | イーエヌ大塚製薬 | エスエス製薬 |

*1 kcal/mL
**0.8 kcal/mL の値を示す。
※ここでは，医薬品扱いの経腸栄養剤の例を多く示したが，食品タイプのものも多く出ている。
（製品名の例：ファイブレン YH，イムン，インパクト，テルミール，メイバランスなど）

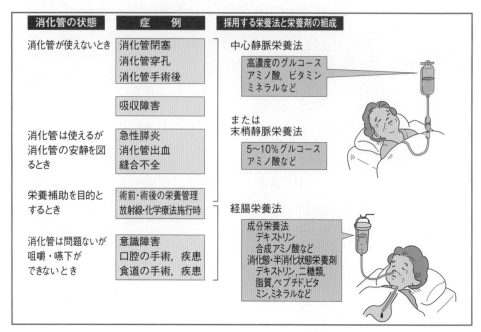

**図 9-3　中心静脈栄養法の適応と経腸栄養法の適応**

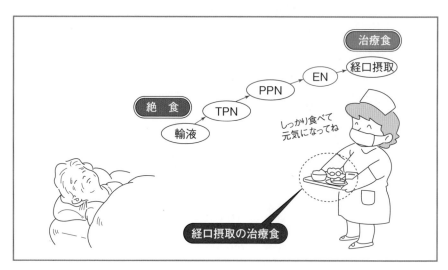

**図 9-4　食べられるならなるべく経口で食べましょう**
TPN：total parenteral nutrition，PPN：partial parenteral nutrition，EN：enteral nutrition

表9-8　栄養補給方法の違いによるエネルギー補給可能な量と小腸機能

| 栄養素補給方法 | 補給可能なエネルギー量 | 体液管理の適応 | 働いている機能 | | | 消化液分泌促進作用 | 食物繊維含有 | 小腸粘膜の萎縮 | 医薬品/食品の区分 |
|---|---|---|---|---|---|---|---|---|---|
| | | | 摂食 | 消化 | 吸収 | | | | |
| 経静脈栄養法（PN） | | | | | | | | | |
| 　末梢静脈栄養法（PPN） | 低い | ＋ | － | － | － | | | | 医 |
| 　中心静脈栄養法（TPN） | 高い | ＋ | － | － | － | | | | 医 |
| 経腸栄養法（EN） | | | | | | | | | |
| 　成分栄養法 | 高い | － | － | － | ＋ | － | － | 萎縮 | 医 |
| 　消化態栄養剤 | 高い | － | － | ± | ＋ | ± | － | 萎縮 | 医 |
| 　半消化態栄養剤 | 高い | － | － | ＋ | ＋ | ＋～－ | －(±) | 萎縮～萎縮せず | 医, 食 |
| 食事 | | | | | | | | | |
| 　流動食・ミキサー食 | 中程度 | － | － | ＋ | ＋ | ＋ | ＋ | 萎縮せず | 食 |
| 　治療食・一般食 | 通常 | － | ＋ | ＋ | ＋ | ＋ | ＋ | 萎縮せず | 食 |

## 演習課題

●次の文の（　　）内に正しい言葉あるいは数値を入れよ。

1. 入院中の患者の食事は，（①　　）の発行する（②　　）に基づき（③　　）が献立を作成する。

2. 経口摂取ができない場合の栄養素補給方法には（④　　）や（⑤　　）がある。

3. 成分栄養剤は，（⑥　　）がほとんどない。

4. 高カロリー輸液施行時には（⑦　　）をきたさないため，十分な（⑧　　）を供給することが勧告されている。

5. 長期間の非経口栄養法の施行時には（⑨　　）などの（⑩　　）の欠乏症をきたすことがないように注意を要する。

6. 中心静脈栄養法は末梢静脈栄養法とは異なり，（⑪　　）の投与が可能である。

7. 中心静脈栄養法で管理している意識障害患者が，乳酸アシドーシスを発症した。原因として（⑫　　）が考えられる。

8. 経腸栄養法の開始投与速度は1時間200 mLから始めると，下痢が起きやすい。1時間（⑬　　）から始めるとよい。

●次の文の（　　）内のうち，正しい言葉を選べ。

1. 食事療法は医療機関で行われるが，（⑭　家庭内においては実施できない，家庭でも実施できる）。

2. 通常の経腸栄養剤を長期投与していると（⑮　高ナトリウム血症，低ナトリウム血症）をきたすことがある。

3. 末梢静脈栄養ではアミノ酸や脂肪酸を（⑯　投与できない，投与できる）。

4. 長期静脈栄養法では腸管粘膜の（⑰　伸展，増殖，萎縮）が起こりやすい。

●次の文の（　　）内のうち，正しい言葉を選べ。

1. 浸透圧が体液の浸透圧に近いのは，（⑱　0.14％グルコース溶液，0.9％グルコース，5％グルコース，10％グルコース，9％グルコース溶液，0.9％NaCl溶液，1.4％NaCl溶液，9％NaCl溶液）である。※2つ選べ。

2. 術前・術後の栄養管理では手術により，エネルギー代謝が（⑲　亢進する，低下する，停止する）ことを考慮する。

（解答は p.266）

# 第10章

# 疾病と個別対応

【学習目標】

1. 栄養的要因が関与する疾病について，要因，病態，栄養診断，治療を学ぶ。

2. 生活習慣病とほぼ同じ意味をもつ非感染性疾患(non-communicable diseases；NCD) について，予防および治療を学ぶ。

3. 糖尿病，高血圧症，脂質異常症，慢性腎臓病（CKD）については，第6章の「日本人の食事摂取基準」策定の根拠とも対応させて理解を深める。

4. 疾病時における食事療法の重要性とそれらの具体的な内容を学ぶ。

5. 病院における食事療法の例に学ぶ。

## ❶ 疾病と栄養管理

　本章では疾病と栄養素との関係が明確で，栄養学的対処が可能な疾病に焦点をあてて解説する。まず消化器系，肝，胆囊・胆道，膵をとりあげた。肥満および糖尿病，高血圧症，脂質異常症，腎疾患，貧血などを主要な学習項目とした。

　いくつかの疾病については実際の病院食から治療食献立例を章末に示したので，栄養学の復習と同時に臨床とのかかわりを学習してほしい。エネルギーコントロール食としてエネルギー 800 kcal, 1,200 kcal と 1,840 kcal, タンパク質コントロール食としてタンパク質 30 g と 80 g, 脂質コントロール食として脂質 10 g と 50 g, 潰瘍などのための易消化食などを代表として選び，比較のために常食 1,800 kcal を紹介した。

　本章では栄養学の面からの記述にとどめたため，各疾病の詳細については個々の専門科目で学習を深めてもらいたい。

## ❷ 消化器系疾患

### ⓐ 胃・十二指腸潰瘍　gastric ulcer, duodenal ulcer

#### ▶ 1 病　態

消化性潰瘍の原因は大きく①ピロリ菌（H. pylori），②非ステロイド性消炎鎮痛薬（non-steroidal anti-inflammatory drugs；NSAIDs），③過酸症，に大別できる。わが国ではピロリ菌に起因する症例が多いことがわかってきた（表 10-1）。

#### ▶ 2 診　断

X 線検査，内視鏡検査，胃液検査などで診断する。潰瘍病巣からの出血は便鮮血反応で検査する。ピロリ菌感染の有無は，ウレア呼気テスト（UBT），ウレアーゼテスト，菌培養または菌抗体検査で確認する。

#### ▶ 3 治　療

潰瘍の治癒を図る初期治療と，再発防止のための維持療法を行う。要因を取り除くための胃酸分泌抑制薬投与およびピロリ菌除菌が行われる。

注）ピロリ菌除菌：2種類の抗菌薬と 1 種類の胃酸を抑える薬を，通常 7 日間服用する。

#### ▶ 4 食事療法

食事は，$H_2$拮抗薬による維持療法を継続しつつ，潰瘍食として胃および十二指腸に負担の少ない食事とする。再発防止のためには，暴飲暴食などを避け，食事以外の要因となるストレスも避ける。

献立例として章末に易消化食を挙げた（治療食献立例 [1] 参照）。そのほか，野菜を柔らかくゆで，消化のよいものを心がける。

### ⓑ クローン病　Crohn's disease

#### ▶ 1 病　態

注）炎症性腸疾患：inflammatory bowel disease（IBD）

クローン病は潰瘍性大腸炎と並んで代表的な炎症性腸疾患（IBD）である（表 10-2）。病変は口腔内から肛門まで，消化管のあらゆる部位に発症する。ただし好発部位は回腸末端から回盲部位である。下痢，発熱，腹痛，肛門部病変が主な症状である。食事性抗原と感染抗原で症状が増悪する。

原因は特定されていないが，遺伝的素因と環境要因とが併わさった免疫学的要因によると考えられている。若年成人での発症が多い。治療抵抗性の例も少なくない。

表 10-1　十二指腸潰瘍に関連の攻撃因子と防御因子

| 攻　撃　因　子 | 防　御　因　子 |
|---|---|
| • ピロリ菌（Helicobacter pylori）<br>• 胃酸分泌<br>• ペプシン<br>• 非ステロイド性消炎鎮痛剤（NSAIDs）* | • 粘液分泌<br>• 重炭酸イオン分泌<br>• 粘膜血流<br>• その他 |

*NSAIDs：non-steroidal anti-inflammatory drugs

▶▶ **2　診　断**

X線所見，内視鏡所見に病理組織学的診断を併用して診断する。

▶▶ **3　治　療**

内科的な保存療法を行う。根治はむずかしいため，病勢のコントロールと合併症の回避を治療目的とする。薬剤療法（免疫抑制）と食事療法とを並行する。

▶▶ **4　食事療法**

経腸栄養法のうち成分栄養剤の適応は本症の病態改善に有効性が認められる。食事療法の基本は高エネルギー，低脂肪，低残渣とする。脂肪は n-3 系脂肪酸を含む食事が推奨されている。その理由として n-3 系脂肪酸が，アラキドン酸カスケードに関連しロイコトリエン（LTB4）産生系を調節し，抗炎症作用を呈するためと考えられている。

## ⓒ 潰瘍性大腸炎　ulcerative colitis；UC

▶▶ **1　病　態**

血便，下痢，腹痛，発熱を伴う大腸粘膜にびらん（粘膜表面が浅く欠損）や潰瘍（粘膜を越えて深く組織が欠損）が形成される炎症性腸管障害で，罹患部位は大腸に限局される。原因は特定されていない。

自己免疫疾患の一つであり，全身および局所（腸管）での特異な免疫反応を特徴とする。持続性または反復性の血便，血性下痢が主症状である。重症例では頻回の血性下痢，腹痛，発熱，貧血もある。

▶▶ **2　診　断**

慢性再発性の血便があること，感染性腸炎が除外できること，さらに大腸内視鏡検査および注腸X線検査での本症の特徴的所見の有無から診断する。特にほかの血性下痢症状を呈する紛らわしい疾患，たとえば感染性腸炎，虚血性大腸炎などの除外診断が重要である。なかでも大腸型のクローン病（大腸クローン病）との鑑別が必要である（表 10-2）。

表 10-2　潰瘍性大腸炎とクローン病の比較

| | | 潰　瘍　性　大　腸　炎（UC） | ク　ロ　ー　ン　病 |
|---|---|---|---|
| 罹患部位 | | 大腸 | 口腔から肛門までのいずれの部位にも |
| 臨床症状 | （粘）血便 | ほとんど必発 | ときどき |
| | 下　痢 | 左結腸型，全結腸型ではしばしば。重症では裏急後重* | 約70％にみられる。 |
| | 腹　痛 | 排便前に起こりやすい。 | 約80％にみられる。 |
| | 発　熱 | 中等症以上にみられる。重症以上では必発 | 約60％にみられる。 |
| | 体重減少 | 重症以外では少ない。 | 約70％にみられる。 |
| | 肛門病変 | まれ | 70〜80％に裂溝，瘻孔，痔瘻など |
| | 内・外瘻 | ほとんどない | 約20％にみられる。 |
| | 腹部腫瘤 | まれ | しばしば |
| | 腸管外合併症 | しばしば | しばしば（経過中約30％にみられる） |
| 病変 | 潰　瘍 | 浅い | 深い |
| | 縦走潰瘍 | 重症例で | 一般的 |
| | 狭　窄 | まれ | 一般的 |
| 病変の分布 | | 炎症は均一で，びまん性 | 病変の分布は限局的 |
| 治療 | 成分栄養 | 無効 | 有効 |
| | TPN | 支持療法 | 有効 |
| | 手術率 | 10〜30％ | 80％＜ |

*しぶり腹のこと

## ▶▶ 3 治　療

　重症例では免疫抑制剤，副腎皮質ステロイド製剤などを使う。また，重症時は栄養障害が著明であるため入院加療を施し，食事は低残渣食とする。必要に応じて経静脈栄養による栄養補給を行う。難治例や大腸穿孔例では外科的治療の適応となる（表10-3）。

## ▶▶ 4 食事療法

　免疫異常が背景に考えられるが，食物由来の特定の原因物質が明らかにされたわけではなく，食事療法の基準はまだ明確ではない。症例ごとに考慮する必要がある。暴飲暴食を避けるよう心がけ，危険要因と推察されている脂肪の多いものや肉，バター，チーズなどを避ける。

表 10-3　潰瘍性大腸炎（UC）に対する外科的治療の適応

| 絶対的適応 | 相対的適応 |
|---|---|
| • 大腸穿孔<br>• 大量出血<br>• 中毒性巨大結腸症<br>• 大腸がん<br>• 内科的治療が奏功しない重症例 | • 適切な内科的治療を行っても効果が不十分な場合<br>• 原病，腸管外合併症，薬剤の副作用により日常生活が障害されている例 |

###  ダンピング症候群　dumping syndrome

#### ▶▶ 1　病　態

悪性腫瘍の治療などによる胃切除後に，食後消化器症状や循環器症状が出現するのをダンピング症候群という。食後 30 分以内，多くは 10 分前後に冷や汗，動悸，めまいなどが現れる早期ダンピング症候群と，2～3 時間後に起こる後期ダンピング症候群とに区別する。

後期ダンピング症候群は，一過性の低血糖症状と考えられる脱力感，めまい，冷や汗などの症状が出る。これは，糖質の急激な吸収により生じた一過性の過血糖に反応したインスリン分泌亢進の結果，低血糖をきたすためと説明できる。

これらの症状は食物内容物が食道から直接十二指腸へ入るために起こるが，そのような症状は術後の経過とともに数年で消失する例が多い。

#### ▶▶ 2　食事療法

早期ダンピング症候群，後期ダンピング症候群，いずれも誘因となる炭水化物の量を控え，タンパク質を多めにする。さらに，1 回に多量が食べられなくなるため少量の食事を頻回にとり，十分な咀嚼を促す。後期ダンピング症候群反応性の低血糖の症状がみられたときは，ただちに糖分を補給する。

## ❸　肝　疾　患

第 2 章でも詳しく説明したが，肝臓は実に多様な機能を担っている。肝臓の機能が障害されると，多くの症状が現れる。

```
●肝臓の機能
• 血液の貯蔵
• 栄養素の代謝と貯蔵
   糖代謝，脂質代謝，タンパク質・アミノ酸代謝，
   アルコール代謝
• 解毒
• 胆汁の生成と分泌
```

たとえばタンパク質・アミノ酸代謝の障害では，血清アルブミン濃度低下による腹水や浮腫，プロトロンビン合成の低下による出血傾向を招く。また，エストロゲンの分解の低下による女性化乳房などを招く。耐糖能障害がみられる場合もある。胆汁の分泌も滞る。解毒機能の低下では，高アンモニア血症による肝

表10-4 肝臓疾患に関係する検査

| 肝細胞が壊れると，血液中に流れ出す酵素 | |
|---|---|
| AST（GOT） | 10〜28 U/L |
| ALT（GPT） | 5〜35 U/L |
| LDH | 220〜410 U/L |
| コリンエステラーゼ（ChE） | $3〜7×10^3$U/L |
| 肝細胞で生産される物質 | |
| 総タンパク質 | 6.5〜8.0 g/dL |
| アルブミン | 4.1〜5.0 g/dL |
| 胆道系の障害で血液中に増える酵素 | |
| ALP | 66〜220 U/L |
| γ-GTP | 男 6〜40 U/L |
| | 女 7〜22 U/L |
| 肝臓に取り込まれ，胆汁へ排出される物質 | |
| 血清ビリルビン | 0〜1.2 mg/dL |
| 胆汁酸 | 10 μmol/L |

※検査値は実施施設あるいは測定方法で若干異なる場合がある。

表10-5 各肝疾患と食事・栄養療法の重要度

| 主 な 肝 疾 患 | 食事・栄養療法の重要性 |
|---|---|
| 黄 疸 | △ |
| 肝 炎 | |
| 急性ウイルス性肝炎 | △ |
| （A型, B型, C型, D型など） | |
| 激症肝炎 | △ |
| 慢性肝炎 | ◎ |
| 肝硬変 | ◎ |
| 脂肪肝 | ◎ |
| 肝がん | △ |

性脳症をきたす。

　肝硬変では肝実質細胞が壊死し，肝細胞数は減少する。肝臓繊維化が進むと，肝内の血流抵抗が増し，食道静脈瘤や腹部静脈の怒張（メデューサの頭）が現れるようになる。

　代表的な肝機能検査項目と基準値を表10-4に示した。また，各肝疾患とその治療における食事・栄養療法の重要度を表10-5にまとめた。

### ⓐ 黄　疸　jaundice, icterus

 **1　病態・症状**

　皮膚の黄染，痒み，閉塞性黄疸のときには脂肪の消化吸収障害がみられる。

**2　診断および治療**

　黄疸とは，血中ビリルビンが蓄積していく症状で，高ビリルビン血症ともいう。血清ビリルビン濃度の正常値は1 mg/dL以下である。血清ビリルビン濃度が2〜3 mg/dLを超えると肉眼的に皮膚や粘膜が黄色くなる顕性黄疸となる。

　原因となる疾患はさまざまであり，急性肝炎，胆石症，胆道がん，膵がん，溶血性貧血などで出現する。間接型ビリルビン優位の黄疸と直接型ビリルビン優位の黄疸とがある（表10-6）。原因疾患の診断が必要である。

#### ▶ビリルビンの流れと代謝

　赤血球破壊で生じたビリルビンは，肝臓でグルクロン酸抱合を受け，直接型ビリルビンへと変換される。通常は胆汁中の成分として腸管内へ排泄され，そ

表10-6　高ビリルビン血症の分類

| 間接型ビリルビン優位 |
| --- |
| • 溶血性疾患　溶血性貧血など |
| • 新生児黄疸　溶血の増大とそれに比べて肝臓での処理能力の未成熟 |
| • Crigler-Najjar 症候群（グルクロン酸抱合反応の酵素欠損） |
| • Gilbert 病（肝臓へのビリルビン取り込みの不全） |

| 直接型ビリルビン優位 |
| --- |
| • 胆道系閉鎖　胆石症，胆嚢がんなど |
| • Dubin-Johnson 症候群（直接型ビリルビンの胆汁中への排泄不全） |

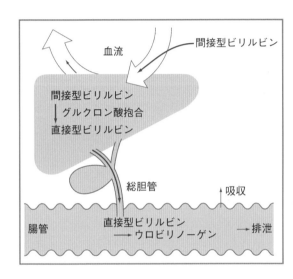

**図 10-1　間接型ビリルビンと直接型ビリルビン**
ビリルビンは肝臓でグルクロン酸抱合を受け，直接型ビリルビンに変換する。赤血球破壊によりビリルビン産生が増加し，肝臓での処理能を超えると，間接ビリルビンが血流中に増す。その場合，尿中ウロビリノーゲンは上昇する。
溶血性黄疸で上昇する血中ビリルビンは間接型ビリルビン，閉塞性黄疸で上昇する血中および尿中ビリルビンは直接型ビリルビンである。

こでウロビリノーゲンへと変化する（図 10-1）。

　溶血によりビリルビンの産生が亢進し，肝臓での処理能力を超過すると，抱合反応を受けられないままの間接型ビリルビンが血流中に増加する。そのときには，大便中と尿中のウロビリノーゲンも増加する。胆管が閉塞し腸管への排泄が滞ると，肝臓でのグルクロン酸抱合によりできた直接型ビリルビンは，腸管への移動ができない。そのため血液中と尿中のビリルビン濃度が上昇し，結果として尿中および大便中のウロビリノーゲンは見つからない。

　肝炎でも黄疸症状が現れる。しかし肝炎は，血中・尿中ビリルビンと尿中ウロビリノーゲンすべてが上昇するため，黄疸と区別できる。それらの特徴を表10-7 にまとめた。原因となる疾患の診断を行い，その原因疾患を治療する。

表10-7 黄疸によるビリルビンあるいはウロビリノーゲンの出現

| | 血液 | 尿 | | 大便 |
|---|---|---|---|---|
| | ビリルビン | ビリルビン | ウロビリノーゲン | ウロビリノーゲン |
| 正常 | − | − | ＋ | ＃ |
| 溶血性黄疸 | ＋ | − | ＃ | ＃ |
| 閉塞性黄疸 | ＋ | ＋ | − | − |
| 肝炎 | ＋ | ＋ | ＃ | ＋ |

※高ビリルビン血症であっても，黄疸をきたす原因により間接型と直接型とどちらが優位か
　明らかに異なる。また高ビリルビン血症でも，原因により尿中のビリルビンあるいはウロビ
　リノーゲンの出現の有無の違いもみられる。
－：出現しない
＋，＃，＃：出現する（出現の程度は＋＜＃＜＃）

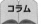コラム ▶ 直接型ビリルビンと間接型ビリルビン（図10-1）

　ヘモグロビンは分解されて，ビリルビン（間接型）を生成する。血流から肝臓に取り込まれ，肝臓内でグルクロン酸と抱合し，水溶性の直接型ビリルビン（抱合型ビリルビン）となる。溶血性黄疸で上昇する血中ビリルビンは間接型ビリルビン，閉塞性黄疸で上昇する血中および尿中ビリルビンは直接型ビリルビンである。

　○直接型ビリルビン（抱合型ビリルビン）：ビリルビンの測定のとき，ジアゾ色素と反応し，直接に発色する。

　○間接型ビリルビン（非抱合型ビリルビン）：ビリルビンの測定のとき，反応に促進剤を必要とする。

　○総ビリルビン：両者の合計

## ⓑ 肝　炎　hepatitis

 ### 1　種類と病態

　肝炎の種類には急性ウイルス性肝炎（acute viral hepatitis），激症肝炎（fulminant hepatitis），慢性肝炎（chronic hepatitis）などがある。

　急性ウイルス性肝炎の原因となるウイルスの種類はA型，B型，C型，D型，E型が主なものである。日本ではA型，B型，C型が知られている。なかでもC型肝炎ウイルス感染者は200万人近いと推定され，約70％が慢性化することが知られている。激症肝炎は，肝炎ウイルス感染や薬物性肝障害が原因となり症状が悪化し急性肝不全状態となる。慢性肝炎は肝炎ウイルス感染による例がほとんどで，なかでもC型ウイルス感染によるものが多い。

### ▶▶ 2 治　療

治療の基本方針はウイルスの増殖抑制，炎症の沈静化，肝硬変・肝がんへの進展の防止である。

### ▶▶ 3 食事療法

注）C型肝炎では鉄制限療法が治療効果を奏する。鉄を多く含むレバーやシジミなどをとり過ぎないようにする（鉄制限食）。

慢性肝疾患ではタンパク質必要量は増している。慢性肝炎時の食事では，十分なエネルギー（30〜35 kcal/kg）とタンパク質（1.2〜1.3 g/kg）摂取を心がけ，肝細胞の再生を促す。ただし，エネルギーのとりすぎで脂肪肝とならないよう注意が必要である。肝臓の回復のため，食後は安静を保ち肝臓への血流を安定させるようにする（治療食献立例 ②参照）。

## ⓒ 肝　硬　変　liver cirrhosis

### ▶▶ 1 診　断

血液生化学的肝機能検査，既往歴，腹部画像診断など。腹腔鏡および肝生検で確定診断する。

### ▶▶ 2 病態および症状

わが国ではC型ウイルス性肝炎によるものが過半数，アルコールの多飲によるものも1割程度と推定されている。肝硬変は臨床的に代償性（期）と非代償性（期）に分類される。代償期は黄疸，腹水，肝性昏睡などの症状はない状態で，非代償期は腹水や静脈瘤，消化管出血や脳症や食欲の低下などのいずれかの症状が認められる期間である。

### ▶▶ 3 食事療法

適正なエネルギー摂取量（30〜35 kcal/kg）とし，タンパク質は，残存する肝臓の能力にもよるが1.2〜1.5 g/kgの範囲で設定する（表10-8）。ビタミンは十分に補給する。

代償性肝硬変ではエネルギー25〜35 kcal/kg，タンパク質1.0〜1.2 g/kgとする。非代償性肝硬変ではエネルギー消費量が増加している。食事は少量に分割して日中と，就寝前のLES（late evening snack）を含む4〜7回程度の分割食が推奨されている。糖質負荷により早朝の呼吸商の燃焼基質の改善や窒素出納の改善がみられることから，ASPENガイドラインではLESを含む分割食が推奨されている。LESには炭水化物50 g（200 kcal）程度。

注）LES：就寝前補食，夜間分割食。21時頃に摂る極軽い夜食のこと。

注）ASPEN：The American Society for Parenteral and Enteral Nutrition

腹水や四肢の浮腫といった著明な体液貯留がある場合は，水分および食塩制限が必要になる。利尿薬の処方も考慮する。

表 10-8　慢性肝疾患におけるエネルギーおよびタンパク質供給量

| | エネルギー<br>(kcal/kg/day) | タンパク質<br>(g/kg/day) |
|---|---|---|
| 代償性肝硬変 | 25〜35 | 1.0〜1.2 |
| 非代償性肝硬変 | 35〜40 | 1.0 |
| 栄養障害を伴う場合 | 35〜40 | 1.5 |
| 肝性脳症 | 25〜35 | 一時的に 0.5<br>1.0〜1.5 |

### ▶肝性脳症がある場合

注）ラクツロース経口投与でアンモニアの吸収を抑える。

　肝性脳症の治療は，腸管由来の毒素，主にアンモニアの生成と吸収を抑えることが基本である。肝性脳症を示す患者は栄養不良が多く，またタンパク質の必要量が 1.2〜1.5 g/kg に増大していることがわかってからはタンパク質制限はふさわしくない，肝硬変であっても摂取タンパク質量の制限はすべきではないと考えられている。重症度に応じて 1.0〜1.5 g/kg とする。ただし顕性の肝性脳症を伴う場合は 0.5 g/kg とする。

### ▶肝疾患と耐糖能障害

　種々の肝疾患では耐糖能障害がみられる。

## d　脂 肪 肝　fatty liver

### ▶▶1　病 態

　肝実質細胞に中性脂肪が蓄積した病態で，栄養性，薬物性など原因別に分類できる。

- ●栄養性脂肪肝：エネルギー過剰摂取，肥満，飢餓・低タンパク（クワシオルコル），高エネルギー輸液
- ●代謝内分泌性脂肪肝：クッシング症候群
- ●薬物性脂肪肝：副腎皮質ホルモン，クロロホルム，四塩化炭素
- ●アルコール性脂肪肝：アルコール飲料の過飲
- ●その他：Reye 症候群

　多くは食事療法と運動療法で治療可能とされる。ただし最近，アルコール摂取が少量であるにもかかわらず脂肪肝となり，肝硬変にも移行する脂肪肝が

注）NASH：nonalcoholic steatohepatitis

NASH（非アルコール性脂肪肝）として注目されている。

### ▶▶2　治 療

　食事療法，運動療法，アルコール制限（禁酒）を基本とする。

　●肝がん(参考)：肝臓がんには原発性と他の臓器のがんからの転移性がある。

原発性の肝細胞癌は，B 型肝炎，C 型肝炎から肝硬変を経て発がんに至る例が多い。肝炎および肝硬変の既往歴のあるものは経過観察が必須である。

---

**コラム**　▶肝臓疾患の食事療法のまとめ

　○慢性肝炎：高エネルギー（30〜35 kcal/kg），高タンパク質（1.2〜1.5 g/kg）とし肝細胞の再生を促す。食後の安静で肝臓への血流を確保する。

　○肝硬変：代償期ではタンパク質は 1.0〜1.2 g/kg のタンパク質基準食を適用し，高エネルギー（25〜35 kcal/kg）とする。LES 摂取が推奨される。

　○脂肪肝：食事療法としてエネルギー過剰を避け，25〜30 kcal/kg の範囲で高タンパク質とするが，脂肪は制限する。食事療法と並行して，運動とアルコール制限（禁酒）も必須である。

---

## ④ 胆嚢・胆道，膵臓疾患

### ⓐ 胆　石　症　cholelithiasis

　胆石症は胆嚢や総胆管に石ができる病気であり，胆嚢や胆管を刺激して発作性の激しい痛みがでる。しかし胆石をもっていても，まったく症状が出ない人も少なくなく，このような無症状胆石保有者が，全体の胆石保有者の半数を占める。症状がある場合，薬で溶かしたり，超音波結石破壊装置で細かく砕いたり，外科手術で除去する。

　胆石には，石の成分からコレステロールを主成分とするコレステロール胆石と，胆汁色素を主成分とするビリルビン胆石とに大別される。わが国では食生活の洋風化に伴いコレステロール胆石が増加し，現在ではほとんどがコレステロール系結石である。

　また石のある場所によって胆嚢結石，胆管結石，肝内結石に分類される。最も多いのは胆嚢内のコレステロール結石である。胆汁の通路を遮断すると黄疸を起こす（図 10-2）。

### ⓑ 急性膵炎　acute pancreatitis

　胆石症などの胆道疾患，アルコール過飲，血管障害，感染，外傷あるいは代謝障害などが原因となり，膵臓の腺房細胞が障害されることにより，あるいは胆汁や十二指腸液の逆流によって少量のトリプシンの遊離またはトリプシンの活性化が起こる結果，急性膵炎が発症する。

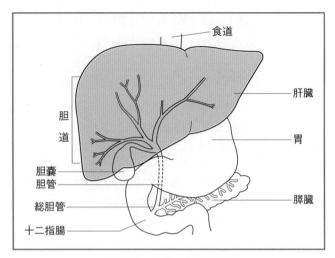

図 10-2　胆囊・胆道と膵臓

　　急性膵炎の治療は全身の循環および栄養を適切に保持しつつ，膵臓の絶対安静を保つことである。食事療法の基本は，極期には絶飲食とし十分な補液を行う。経口摂取は，糖質を主体として症状をみながら徐々に増量していく。回復期では七分〜全粥とし，タンパク質を増量していく。寛解期には全身の栄養状態の改善を図りつつも，膵臓庇護を目的として脂肪は制限する（治療食献立例 ③ 参照）。

### ⓒ 慢性膵炎　chronic pancreatitis

　　慢性膵炎の成因では，アルコールおよび胆石症によるものの頻度が高い。慢性膵炎の臨床症状は多彩である。

| ●膵臓の検査項目 | |
|---|---|
| | 基準値 |
| アミラーゼ | 41〜125 IU/L |

　　慢性膵炎の合併症として膵性糖尿病と呼ばれるものがあるが，ランゲルハンス島に障害が及びインスリンの絶対的欠乏をきたしている場合は，インスリン投与を必要とする。また，膵外分泌障害による消化吸収不良，すなわち脂肪下痢が続くと栄養状態は悪くなるので注意を要する。

▶▶ **1　症　状**

　　胆道感染症，胆石症，急性膵炎，慢性膵炎などに共通した症状として，腹痛および消化不良がある。ただし，共通性のある症状を引き起こす過程は必ずしも同一ではない。

## ▶▶ **2** 食事療法

胆道系疾患・膵疾患の食事療法の共通点としては, 脂質摂取を抑えること, 刺激物を避けること, 規則正しい食生活とが挙げられる。

### ▶脂質摂取を制限する

胆汁は脂肪 (トリグリセリド) の消化吸収を助ける働きがあるため, 脂肪の摂取量が多くなると胆嚢を収縮させる刺激が強くなり, 発作の誘因となる。したがって脂肪の多い肉, 魚は避ける。揚げ物は控える。

膵炎の場合も脂肪 (トリグリセリド) は膵液分泌に対する刺激が大きいため, 制限を厳しくする (表 10-9)。脂質摂取量 1 日 10 g の例は治療食献立例 ③ である。

### ▶刺激物を避ける

炭酸飲料, カフェイン飲料, 香辛料などはどれも胃液の分泌を促進させ, 二次的に胆嚢を収縮させてしまうため, なるべく摂取しない。

### ▶規則正しい食生活

食事をすると胆汁が分泌される。食事の内容, 量, 食べ方が胆嚢, 胆管の収縮に影響を与える。胆汁の生成と分泌の状況を安定させるためには, 食事の時刻を規則正しくする。

膵炎に関しても, 規則正しく, ゆっくり食べ, 暴飲暴食や早食いは控える。表 10-9 に要点をまとめた。

表 10-9　急性膵炎と慢性膵炎の食餌療法

| 急　性　膵　炎 | 慢　性　膵　炎 |
|---|---|
| • 急性期<br>膵臓の安静を図る。絶飲食とし, 必要なら中心静脈栄養管理も行う。<br><br>• 回復期<br>水分の補給から始める。糖質を中心とした流動食から徐々に 3 分粥, 5 分粥へと移行していく。脂肪は 5〜25 g/日程度とする。<br><br>• 安定期<br>全粥から米飯へ移行する。脂質は制限する。 | • 急性期症状がある場合<br>急性膵炎に準じた食事とする。<br><br>• 急性期症状がない場合<br>脂質を 20〜30 g/日以下に制限する。アルコール禁止。 |

## ⑤ 肥満および代謝疾患

### ⓐ 肥　満　obese

 **1　病態・成因**

　肥満とは体内での脂肪蓄積過多の状態であり，生体における脂肪組織の割合が著しく増加した状態をいう。脂肪組織の増加の割合には，脂肪組織数の増加あるいは脂肪細胞の肥大という2つの型があり，発症の年齢や重症度により異なる。

　肥満の成因には内分泌性と代謝性があるが，いずれにしても肥満はエネルギー過剰摂取とエネルギー消費の減少というエネルギーアンバランスによる。脂肪組織に過剰摂取されたエネルギー源であるブドウ糖や脂肪酸が中性脂肪に変化して蓄えられることで生じる。

| ●肥満の原因 |
| --- |
| 本態性（単純）…………原因のはっきりしないもの |
| 中枢（視床下部）性……腫瘍，実験的障害，電気的VMH破壊 |
| 内分泌性………………卵巣摘出，甲状腺機能低下 |
| 遺伝性…………………（肥満ラット，肥満マウス） |
| 栄養性・代謝性…………過食，運動不足，脂肪代謝異常 |

 **2　判　定**

注）CT（computed tomography）：コンピュータ断層撮影

　BMIによる肥満の判定基準（第8章 表8-5参照）がよく用いられる。実用的には，標準体重を基準として＋10％以上の場合には過体重（太りぎみ）といい，＋20％以上を肥満と呼んでいる。また，肩甲骨下端部，上腕伸展側中間部の皮下脂肪を肥厚計で測定し，両者の和が男性では45mm以上を，女性では55mm以上を肥満としている。

　体脂肪率では，男性は15～18％，女性は20～25％を標準範囲とし，男性では25％，女性では30％を超えるものを肥満とする。肥満とされるもののうち健康障害が明らかなものが肥満症である（図10-3）。

　肥満の判定においては，内臓脂肪量も重要な指標となる。内臓脂肪面積100cm$^2$以上を内臓脂肪型肥満と判定する。正確にはCTスキャン法での確認が要るのだが，臍位腹部周囲長で男性85cm以上，女性90cm以上が100cm$^2$以上に相当するので，通常のスクリーニングではCT画像のかわりに臍位腹部周囲長を用いる。

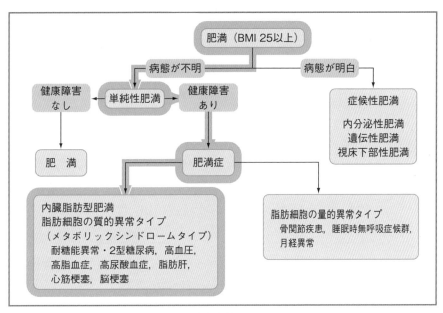

図 10-3　肥満症診断のフローチャート

表 10-10　肥満にみられる健康障害

| 1）糖質，脂質代謝異常 | 高脂血症，脂肪肝，糖尿病 |
|---|---|
| 2）高血圧 | |
| 3）動脈硬化症 | 脳血管障害，心血管障害 |
| 4）高尿酸血症・痛風 | |
| 5）呼吸機能低下 | 睡眠時無呼吸症候群，Pickwic 症候群 |
| 6）関節への負担 | 変形関節症，腰椎症 |
| 7）卵巣の機能障害，月経異常 | |

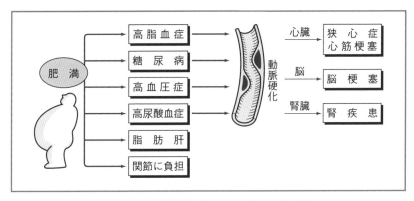

図 10-4　肥満が引き金になり発症する疾患

　また，肥満症においては，糖質代謝異常，高血圧，呼吸機能の低下，あるいは関節の脱臼など種々の症状をきたす（表10-10, 図10-4）。肥満が引き金となる諸症状（高中性脂肪，高血糖，高血圧症など）が重複すると狭心症や心筋梗塞を起こす危険度が増す（図10-4）。

**3 メタボリックシンドローム（内臓脂肪症候群）**

　内臓脂肪が蓄積すると，その脂肪組織から分泌されるアディポサイトカイン類の分泌が乱れ，動脈硬化をきたし，狭心症，心筋梗塞，脳梗塞などのリスクが高くなる。このような内臓脂肪蓄積に起因する脂質異常症（高脂血症），糖尿病，高血圧症などが2つ以上重複するものをメタボリックシンドローム（内臓脂肪症候群）と呼ぶ。

　2008年からは特定健診として，まずは腹囲の測定およびBMIの算出を行い，基準値（腹囲：男性85cm，女性90cm，BMI：男女とも25）以上の人はさらに血糖，脂質（中性脂肪およびHDLコレステロール），血圧を測定し（図10-5），メタボリックシンドロームと診断されると保健指導・特定保健指導（積極的支援・動機づけ支援）を受けることになった。（診断基準，図10-5）。

 **4 治　療**

　肥満（肥満症）の治療の原則は，エネルギー摂取量の低減とエネルギー消費量の増大とである（表10-11）。仮に脂肪組織を3kg減少（体重3kg減少）させ

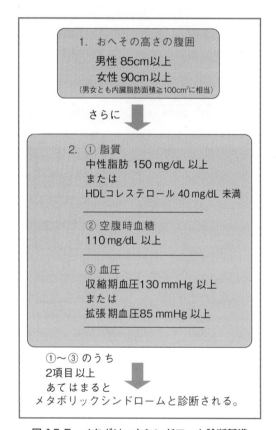

図10-5　メタボリックシンドローム診断基準

表 10-11　肥満に対する治療法

| 1）食事療法 | | |
| --- | --- | --- |
| | 外来治療 | 1,200〜1,600 kcal |
| | 入院治療 | 600〜1,000 kcal |
| 2）運動療法 | | |
| 3）行動（修正）療法 | | |
| 4）薬物療法 | | |
| 5）外科療法 | | |

ようとする。脂肪組織 1 g は 7 kcal であるから，3,000×7 kcal＝21,000 kcal を消耗すればよい。毎日 300 kcal だけ，消費量より摂取量を減少させることを 70 日間連続すれば 3 kg 減となる。

　体重 60 kg であれば体重を 3 kg 低下させると，BMI 値は 1 減る。BMI が 1 減ると，さまざまな症状（高血圧や脂肪肝など）が有意に改善される。

### ▶食事療法

　肥満の食事療法の基本は摂取エネルギーの制限である。実際には理想体重 1 kg に対し 15〜20 kcal で明らかな効果が認められる。タンパク質，糖質，脂質の割合をそれぞれ 35％，45％，20％程度とする（治療食献立例 ④ 参照）。

　摂取エネルギー量の制限とともにビタミン類やミネラル類の必要量が不足しないように注意する。また，同じエネルギー量の摂取であっても 1 日に 1 回の大食よりも，食事回数 3 回の方がエネルギーの蓄積が少ない。このような食事療法と同時に運動療法を行うことは有効である。

---

 ▶肥満遺伝子

　近年，個人によってエネルギー消費効率に差があることがわかってきた。1960 年代に「エネルギー倹約遺伝子」という考え方が，ミシガン大学ニールによって提唱されている。十分なエネルギーの獲得がむずかしい自然環境では，余剰エネルギーを貯え生き残る可能性を高める必要がある。そのための，エネルギーを貯える仕組みを含んだ遺伝子を「倹約遺伝子」と呼んだのである。貯えは，エネルギー効率のよい脂肪のかたちで行われる。

　人により，エネルギー消費や脂肪蓄積に関する一連のエネルギー倹約遺伝子に違いがあれば，同じ食事を摂取しても肥満になりやすかったり，そうではなかったりする。最近の研究で，日本人はエネルギー消費が 100〜300 kcal/日くらい低くなる遺伝子をもつ割合が，欧米人より多いことがわかってきている。言い換えると，日本人は少ない食事でも肥満になりやすい人が多いと考えられている。

## ⓑ 糖尿病　diabetes mellitus；DM

 **1 病 態**

糖尿病は，成因により大きく1型糖尿病と2型糖尿病に分けられる（表10-12）。多くは2型糖尿病であり，1型は1〜3%程度である。

インスリンは食後の血糖値の上昇に反応して分泌が促進され，食間は低下するという日内変動を示す（図10-6）。1型糖尿病は免疫異常などにより膵臓の$\beta$細胞が破壊され，インスリンの合成と分泌ができなくなるため生ずる。発症年齢は若く，急激に発症する。一方大多数を占める2型糖尿病はインスリン分泌の低下とインスリン作用の低下による，相対的なインスリン不足のために生じる。

その他に膵臓疾患や肝硬変に伴う二次性の糖尿病がある。また，妊娠糖尿病といわれるものは妊娠中に初めて発見または発症した糖代謝能低下で，診断基準は通常の基準より厳しい基準が設けられている。

インスリン抵抗性とは，インスリンの感受性が低下し，血糖値を保つために必要とするインスリン量が健常人より多量な状態をいう。原因としては，標的器官のインスリン受容体の数の減少および機能の障害，糖輸送体の異常，インスリン受容体に対する自己抗体など，さまざまな要因によるグルコースの取り込みの障害が考えられる。そうした，インスリン抵抗性のため食後高血糖となる状態を，耐糖能異常という。

### ▶合併症

糖尿病は初期には自覚症状がない。しかし高血糖が長期間続く状態を放置すると，糖尿病腎症，網膜症，神経障害などの合併症が生じる。

●糖尿病腎症：進行すると腎不全となる。これによる透析患者が増加している。

●網膜症：網膜の毛細血管が障害される。放置すると失明につながる。

●神経障害：末梢の神経のしびれが起こったり，傷の痛みがわからなくなる。

注）インスリン分泌能：血中または尿中C−ペプチド（CPR）を測定する。基準値60〜100μg/日。

注）インスリン抵抗性の指標として用いられるHOMA-Ratio は，空腹時血糖値（mg/dL）×空腹時血清インスリン値（μU/mL）÷405の値で算出され，1.6以下で正常，3以上でインスリン抵抗性の疑い，5以上でインスリン抵抗性を示す。ただし，すでにインスリン療法を行っている患者には用いない。

表10-12　糖尿病の分類

| 1 型糖尿病 | β 細胞の破壊によるインスリン分泌低下ないしインスリン枯渇による。自己免疫性のものと特発性のものがある。 |
|---|---|
| 2 型糖尿病 | インスリン分泌能は保持されているが低下する機序と，インスリンによる血糖降下作用が低下する機序が合わさって発症する。 |
| そ の 他 | 1 型および 2 型以外のもの。 |

## ▶▶ 2　診　断

　インスリンの作用が正常で糖代謝に問題がない場合は，グルコース摂取後の血糖値の時間的経過は，図 10-7 に示すように 30 分後に最高値に達し，徐々に低下，2 時間後は元の値に戻る。診断は，血糖値と HbA1c 値が，ともに糖尿病型かどうかで確定する（図 10-8，図 10-9）。

### ▶血糖値が糖尿病型か？

　①早朝空腹時血糖値 126 mg/dL 以上，②随時血糖値 200 mg/dL 以上，③75 g 経口ブドウ糖負荷試験（OGTT）2 時間値 200 mg/dL 以上

### ▶ HbA1c が糖尿病型か？

　④HbA1c 6.5 % 以上（国際基準値），（JDS 値では 6.1 % 以上）

　初回検査でともに糖尿病型の場合は 1 回で糖尿病と診断される。そうでなかった場合は図 10-10 に示す手順で診断を行う。

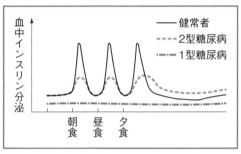

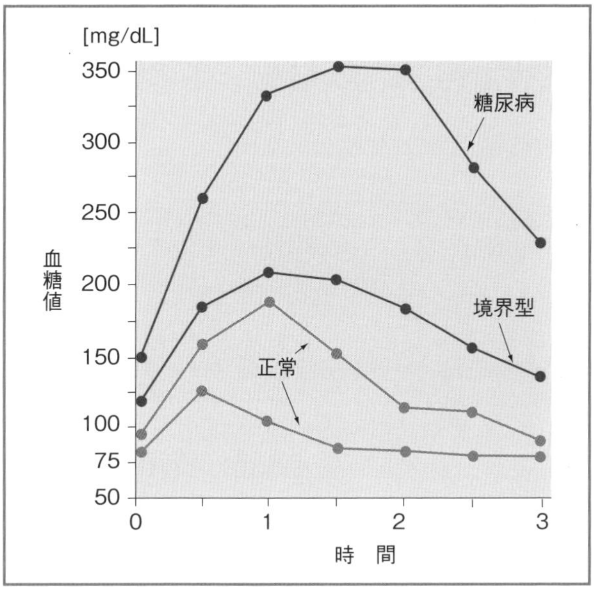

**図 10-6　インスリン分泌の模式図**
2 型糖尿病では，インスリンの分泌が遅くピークも鋭くない。1 型糖尿病では，インスリンが分泌されない。いずれもインスリン療法の適応となる。

**図 10-7　ブドウ糖経口投与後の血糖値の変化**

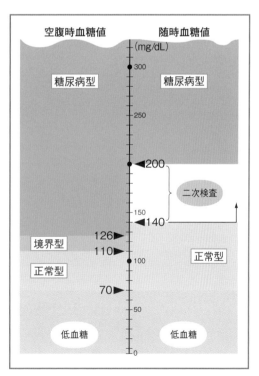

**図 10-8　空腹時あるいは随時血糖値による「型」の判定**

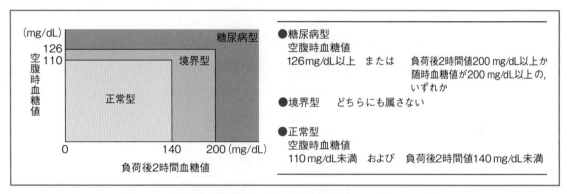

**図 10-9　空腹時血糖値およびブドウ糖負荷試験による「型」の判定**

① 早朝空腹時血糖値
　　126 mg/dL 以上
② 随時血糖値
　　200 mg/dL 以上
③ 75g 経口ブドウ糖負荷試験(OGTT)
　　2 時間値 200 mg/dL 以上
④ HbA1c
　　6.5% 以上（国際基準値）
　　　　　（JDS 値では 6.1% 以上）

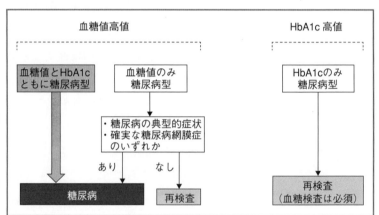

**図 10-10　糖尿病の診断**

初回検査で糖尿病と診断されるのは，血糖値（①②③のいずれか）と HbA1c（④）が同一採血でともに「糖尿病型」を示すことが確認できた場合と，血糖値が糖尿病型（①②③のいずれか）を示しかつ糖尿病の典型的症状（口渇，多飲，多尿，体重減少）か糖尿病網膜症の存在いずれかの条件を満たした場合に限られる。

この要件を満たすことができない場合は再検査となる。再検査はなるべく 1 カ月以内に行い，糖尿病か糖尿病の疑いかを判別する。

注）NGSP：National Gly-
cohemoglobin Standard-
ization Program
JDS：Japan Diabetes
Society（日本糖尿病学会）

●HbA1c の値について

2012 年から NGSP の国際標準値に表記が統一されることになった。従来用いられていた JDS 値から NGSP 値へは下記の式で求められる。

国際基準値（%）＝1.02×JDS 値（%）＋0.25（%）
※ただし HbA1c 値（JDS 値）が 5.0～9.9%である場合は，
　国際基準値（%）＝JDS 値（%）＋0.4（%）

このような基準の変更があったため，しばらくの期間は両者が併記されている。

注）血糖コントロール：
HbA1c 5.8％未満を目標
とする。それ以上では血
糖コントロールが不十分
と評価される。

### ▶▶ 3　治　療

治療目的は，合併症を予防することである。そのためにも血糖値を適正に維持し，体重，血中脂肪，血圧も良好にコントロールすることが大切である。方法としては，食事療法，運動療法，薬剤療法がある。

#### ▶食事療法

エネルギーの過剰摂取を避けることが基本となる。1日に食べる量の目安としては，次のように考える。

総エネルギー量＝理想体重×仕事別消費カロリー

（理想体重1 kg 当たり）　軽労作（デスクワークが主な人，主婦など）25〜30 kcal

普通の労作（立仕事が多い職業）　30〜35 kcal

重い労作（力仕事の多い職業）　35 kcal〜

●理想体重（IBW）と指示エネルギー量の求め方：

例として身長160 cm（1.6 m）の場合　　　1.6×1.6×22＝56.3 kg

指示エネルギー量は，エネルギー基準を 25〜30 kcal/kg とすると，

（25〜30 kcal/kg）×56.3 kg＝1,400〜1,600 kcal

●食生活改善のヒント

・食事は決まった時刻に1日3食とる。

・主食，主菜，副菜をそろえる。

・野菜，きのこを豊富にとる。

・外食時はエネルギー量の少ないメニューを選ぶ。

・行事などで食べ過ぎる場合は，前後3日間で調節する。その際も食事回数は減らさず，1回ごとの量を減らす。

三大栄養素による摂取エネルギーの配分は糖質 55〜60％，タンパク質 15〜20％，脂質 20〜25％を基準とする。糖質のなかでは砂糖（ショ糖），果糖，ブドウ糖などは吸収速度が速くインスリンの需要が増すため 10 g 以内とし，大部分をデンプン（多糖類）でとるようにする。

●糖尿病の食品交換表

エネルギー量の計算は，80 kcal を1単位として計算する「糖尿病食事療法のための食品交換表」を用いる方法が，簡単で一般的である。これは，多数の食品のうち栄養素の組成が似たものを同じグループに分類し，4群6表に分け，それぞれの食品 80 kcal が何グラムかを示した資料（冊子）である（表 10-13）。

従来は炭水化物エネルギー比 60％での配分例が示されていたが，第7版

（2017）からは，50％，55％と60％の３段階での配分例が掲載されている。

　　指示エネルギー量が1,200 kcalだと，単位では1,200÷80＝15単位，1,600 kcalだと1,600÷80＝20単位である。交換表を利用したエネルギー指示の例として炭水化物エネルギー比60％の配分例を表10-14に示した。糖尿病の献立例としてエネルギーコントロール食，1,200 kcal（15単位）を示す（治療食献立例 ⑤ 参照）。

### ▶運動療法

　　適度な有酸素運動は，血糖コントロールを改善する。食生活とともに生活習慣を見直し，身体を動かす工夫をする。

### ▶薬剤療法

#### ●インスリン療法

　　インスリンが合成されない１型糖尿病と，血糖コントロールができない２型糖尿病にも行う。インスリン製剤には作用動態の異なるいくつかの種類が開発され，それらを組み合わせて投与する。

#### ●経口血糖降下薬

　　十分な血糖値コントロールができない２型糖尿病患者に使用する。インスリン分泌を促進するもの，インスリンの働きを良くするものやインスリンに働きかけるのではなく，消化管内で糖質消化を阻害することで食後血糖値の上昇を抑える $\alpha$-グリコシダーゼ阻害薬などがある。

　　インクレチン関連薬（DPP-4阻害薬　GLP-1受容体作動薬）は，近年開発された経口血糖降下薬である。

　　インスリン分泌を促進するインクレチンと総称される消化管ホルモンにはGIPやGLP-1が知られている。これらインクレチンを分解する酵素がDPP-4であるが，このDPP-4の働きを阻害しインクレチンを守る薬剤がDPP-4阻害薬である。一方のGLP-1受容体作動薬は，GLP-1の構造をDPP-4による分解を受けにくくしたものである。その作用は血糖値が高いときに発揮されるため，低血糖の心配がないとされている。

注）GIP：glucose-dependent insulinotropic polypeptide
GLP-1：glucagon-like peptide-1

| ●経口血糖降下薬のまとめ | |
|---|---|
| インスリン分泌を促進 | スルホニル尿素薬（SU薬） |
| | DPP-4阻害薬（インクレチン関連薬） |
| | GLP-1受容体作動薬（インクレチン関連薬） |
| インスリン抵抗性を改善 | ビグアナイド薬 |
| | チアゾリン誘導体 |
| 食後血糖血上昇を改善 | 速効型インスリン分泌改善薬 |
| | $\alpha$-グリコシダーゼ阻害薬 |

表 10-13　糖尿病食品交換表の食品群分類（群と表）と栄養素含有量

| 食品群 | | 食品の種類 | | 食品構成（1,200 kcal の例） | | | 1単位80 kcal 当たりの栄養素含有量（平均値） | | |
|---|---|---|---|---|---|---|---|---|---|
| | | | | 単位 | めやす | 目方(g) | 糖質(g) | タンパク質(g) | 脂質(g) |
| Ⅰ群 | おもに糖質を含む食品 | 表1 | 穀物，イモ，糖質の多い野菜と種実，マメ（大豆を除く） | 7 | めし（茶わん軽く3杯） | 350 | 18 | 2 | 0 |
| | | 表2 | くだもの | 1 | りんご小1個又は中2/3個 | 150 | 19 | 1 | 0 |
| Ⅱ群 | おもにタンパク質を含む食品 | 表3 | 魚介・肉・卵・チーズ，大豆とその製品 | 2.5 | 魚（1切れ）／牛肉（うす切り1枚）／鶏卵（中1個）／豆腐1/3丁（木綿） | 60／40／50／100 | 1 | 8 | 5 |
| | | 表4 | 牛乳と乳製品（チーズを除く） | 1.5 | 牛乳1本（普通牛乳） | 180 | 7 | 4 | 4 |
| Ⅲ群 | おもに脂質を含む食品 | 表5 | 油脂・多脂肪性食品 | 1 | 油脂類（大さじ軽く1杯） | 10 | 0 | 0 | 9 |
| Ⅳ群 | おもにビタミン・ミネラルを含む食品 | 表6 | 野菜（糖質の多い一部の野菜を除く），海藻・きのこ・こんにゃく | 1.2 | 野菜類，きのこ類，海藻類 | 300 | 14 | 4 | 1 |
| 付　録 | | 調味料 | | 0.8 | みそ汁用みそ小さじ2杯／調味用砂糖小さじ2杯 | 12／6 | 12 | 3 | 2 |

同じグループの食品は栄養・エネルギー量がともにほぼ同じなので，その中から好みに応じた食品と取り換えることができる。

（日本糖尿病学会編・著：糖尿病食事療法のための食品交換表（第7版），日本糖尿病協会・文光堂より）

表 10-14　指示エネルギー量と食品種別単位数配分の例

| 指示エネルギー(kcal)と単位 | Ⅰ　群 | | Ⅱ　群 | | Ⅲ　群 | Ⅳ　群 | 付録（調味料） |
|---|---|---|---|---|---|---|---|
| | 表1 | 表2 | 表3 | 表4 | 表5 | 表6 | 付録 |
| 1,200 15単位 | 1食分 100 g 1/2杯で1単位（50 g） 1杯で2単位（100 g） 7単位 | 1単位 | 白身魚80 g とり肉40 g 豆腐140 g（1/2） 卵50 g 2.5単位 | 牛乳180 mL 1.5単位 | 10 g 油大さじ1杯 1単位 | 300 g 1.2単位 | みそ12 g（0.3）みそ汁1杯分 砂糖4 g（0.2）0.8単位 |
| 1,440 18単位 | 9単位 | 1単位 | 3.5 | 1.5 | 1 | 1.2 | 0.8 |
| 1,600 20単位 | 10単位 | 1単位 | 4.5 | 1.5 | 1 | 1.2 | 0.8 |
| 1,840 23単位 | 12単位 | 1単位 | 5 | 1.5 | 1.5 | 1.2 | 0.8 |
| 2,000 25単位 | 14単位 ＋その他いも110 g 1食分210 g | 1単位 | 5単位 80 g 60 g 140 g 50 g 20 g | 1.5単位 牛乳180 mL | 1.5単位 20 g | 1.2単位 300 g | 0.8単位 みそ12 g 砂糖4 g |

## ⓒ 脂質異常症　dyslipidemia

　　わが国の三大死因のうちの2つである「脳卒中」と「心臓病」のいずれの要因にも，動脈硬化と，動脈硬化の誘因となる脂質異常症が挙げられている。脂質異常症は肥満を伴う場合が多く，近年増加傾向にある。

### ▶▶ 1 分　類

注）日本動脈硬化学会は，「動脈硬化性疾患予防ガイドライン2007年版」で，「高脂血症」を「脂質異常症」に置き換える方針を打ち出した。

　　血液中の脂質濃度が上昇している病態であるが，コレステロールやトリグリセリドはいずれも単独では水に溶けにくいため，血中ではリポプロテイン（リポタンパク質）の形で存在している（図10-11）。脂質異常症はどのタイプのリポプロテインが増加しているかにより，いくつかの表現型タイプに分類される。表10-15は「WHOによる高脂血症表現型分類」である。

　　脂質異常症の原因は多様である。原因により，大きく原発性脂質異常症と続発性脂質異常症の2つに分けることができる（表10-16）。原発性脂質異常症に

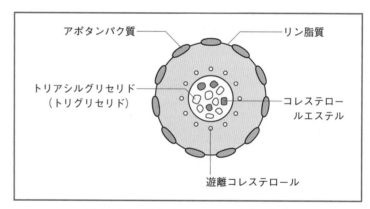

図10-11　リポプロテインの一般的な構造

表10-15　脂質異常症の表現型分類とリポプロテイン

| タ　イ　プ | 増加するリポプロテイン | 血清脂質* TG | 血清脂質* Tcho |
|---|---|---|---|
| Ⅰ型　高キロミクロン血症 | キロミクロン（CM） | ↑ | |
| Ⅱa型　高コレステロール血症 | 低比重リポプロテイン（LDL） | | ⬆ |
| Ⅱb型　高コレステロール高トリグリセリド血症 | 超低比重リポプロテイン（VLDL） | ⬆ | ⬆ |
| Ⅲ型　高コレステロール高トリグリセリド血症 | β-VLDL** | ⬆ | ⬆ |
| Ⅳ型　高トリグリセリド血症 | VLDL | ⬆ | |
| Ⅴ型　高キロミクロン高トリグリセリド血症 | CM と VLDL | ⬆ | ↑ |

*中性脂肪TGと総コレステロールTchoのどちらが高いか（あるいは両方とも高いか），またその高さの度合いを矢印で示した。
**β-VLDLはVLDLをさらに細かく電気泳動法で分類した名称である。Ⅲ型で特異的に増加する。
　TGはトリグリセリド，Tchoは総コレステロールを示す。

は原因遺伝子異常が明らかなものとそうではないものとがある。また，さまざまな要因から二次性に脂質異常症に至ったものが続発性脂質異常症である。わが国では脂質異常症の半数近くが続発性のものと考えられている。

### ▶リポプロテイン（リポタンパク質）

リポプロテインにはキロミクロン（CM），超低比重リポプロテイン（VLDL），低比重リポプロテイン（LDL），高比重リポプロテイン（HDL）などがある。リポプロテインとは脂質とアポプロテインとの複合体であり，その組成としてはタンパク質と，脂質としてはトリグリセリド，コレステロール，コレステロールエステル，リン脂質などを含む（図 10-11）。

リポプロテインの種類によって組成の種類と割合が異なり，比重の軽い方から重い方へ，順に，

　キロミクロン（chylomicron；CM）
　超低比重リポプロテイン（very low density lipoprotein；VLDL）
　低比重リポプロテイン（low density lipoprotein；LDL）
　高比重リポプロテイン（high density lipoprotein；HDL）
に分類される（表 10-16）。

表 10-16　原因別脂質異常症の分類

| | | |
|---|---|---|
| 原発性脂質異常症 | 1. 原発性高キロミクロン血症 | • 家族性リポタンパクリパーゼ（LPL）欠損症<br>• アポリポタンパク C II 欠損症<br>• 原発性 V 型高脂血症<br>• その他の原因不明の高キロミクロン血症 |
| | 2. 原発性高コレステロール血症 | • 家族性高コレステロール血症<br>• 家族性複合型高脂血症<br>• 特発性高コレステロール血症 |
| | 3. 内因性高トリグリセリド血症 | • 家族性 IV 型高脂血症<br>• 特発性高トリグリセリド血症 |
| | 4. 家族性 III 型高脂血症 | • アポリポタンパク E の異常 |
| | 5. 原発性高HDLコレステロール血症 | • HDL コレステロールが 100 mg/LdL 以上 |
| 続発性脂質異常症 | 1. 高コレステロール血症 | • 甲状腺機能低下症　• ネフローゼ症候群<br>• 原発性胆汁肝硬変　• 閉塞性黄疸　• 糖尿病<br>• クッシング症候群<br>• 薬剤（利尿剤，β遮断薬，コルチコステロイド，経口避妊薬，サイクロスポリン） |
| | 2. 高トリグリセリド血症 | • 飲酒　• 肥満　• 糖尿病　• クッシング症候群<br>• 利尿剤　• SLE*　• 血清蛋白異常症<br>• 薬剤（利尿剤，非選択性β遮　断薬，コルチコステロイド，経口避妊薬，サイクロスポリン） |

（厚生省特定疾患原発性高脂血症調査研究班，昭和 61 年度研究報告書より作製）
*SLE: 全身性エリテマトーデス

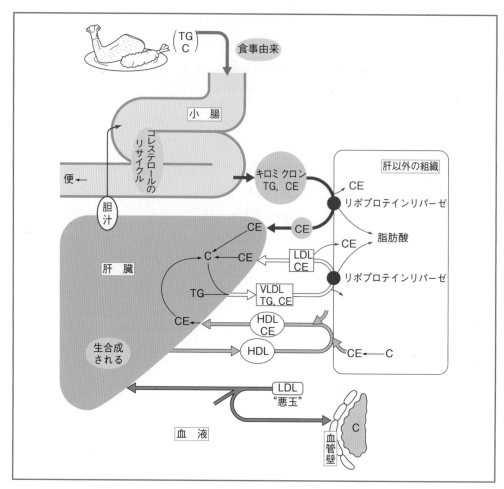

**図 10-12 リポプロテインとコレステロールや中性脂肪の流れ**
TG：中性脂肪，C：コレステロール，CE：コレステロールエステル

キロミクロンは最もトリグリセリド含量が高く，直径が大きく，比重が軽い。比重が増すに従いタンパク質含量が増し，HDLはタンパク質の割合が最も高い。

血漿中の脂質はリポプロテインとなって一定の形状（球形）をとり，水に不溶の脂質を運搬するという重要な役割を果たしている（図10-12）。LDLは動脈壁へコレステロールを運び，一方HDLは主に肝臓で合成され，血管壁からコレステロールを運び出し，蓄積を防ぐ。この働きのため，HDLは善玉コレステロール，LDLは動脈硬化を促進するので悪玉コレステロールと呼ばれる。

注）non-HDLコレステロール＝総コレステロール－HDLコレステロール（LDLだけでなく，キロミクロンやVLDLなど含む）

non-HDLコレステロールが，新たに脂質管理目標値として動脈硬化性疾患予防ガイドラインに導入された。

注）LDL の計算式：
LDL
＝総コレステロール値−
　HDL−（中性脂肪値÷5）
（中性脂肪値 400 mg/dL
以下の場合）

注）総コレステロール値
（220 mg/dL 以上）は診断
基準から除外された。

## ▶▶ 2　診　断

　高 LDL コレステロール血症，低 HDL コレステロール血症，高トリグリセリド血症を合わせて脂質異常症（高脂血症）という。それぞれ，LDL コレステロール 140 mg/dL 以上，HDL コレステロール 40 mg/dL 未満，トリグリセリド 150 mg/dL 以上が診断基準である。高リスク病態の診断が重要である。血液検査に加えて頸動脈超音波検査などの動脈硬化のアセスメントも推奨されるようになってきた。

| LDL コレステロール値 | 140 mg/dL 以上 | 高 LDL コレステロール血症 |
|---|---|---|
| HDL コレステロール値 | 40 mg/dL 未満 | 低 HDL コレステロール血症 |
| 中性脂肪値 | 150 mg/dL 以上 | 高トリグリセリド血症 |

## ▶▶ 3　治療の方針

　治療の基本方針は肥満を解消し血中脂肪を低下させることである。治療方法には食事療法と運動療法と薬物療法とがある。運動療法については第 7 章に述べた運動指針を参考にし，具体的に運動することを生活にとりいれ，継続する。

## ▶▶ 4　食事療法

### ▶食事療法の指針

　食事の基準は，エネルギーおよび脂質の調整で，摂取エネルギー量は標準体重 1 kg 当たり 25〜30 kcal に調節する。最初の段階での基準は，総脂質 20〜25％，コレステロール摂取量 300 mg 未満，食物繊維 35 g，タンパク質 12％（エネルギー比として）とする。それでも改善をみない治療抵抗性の高コレステロール血症では，さらに第 2 段階へ進み，総脂質 20％以下，コレステロール摂取量 200 mg 未満，食物繊維をさらに多くする。

### ▶タイプ別の要点

　高脂血症（脂質異常症）の食事療法では，コレステロールが高いタイプか，中性脂肪が高いタイプか大きく分類し，コレステロールが高いタイプは脂質の量と質を調整，中性脂肪が高いタイプは主に糖質によるエネルギーのとり過ぎを避けることを基本とする。いずれの型も，エネルギーコントロール食または必要により脂質コントロール食のうち適正なエネルギー値のものを適用する。

　次にタイプ別の治療食の要点を示す。

　●高 LDL コレステロール血症：LDL コレステロール 140 mg/dL 以上の場合

　・摂取エネルギー量を調節する。標準体重 1 kg 当たり 25〜30 kcal。

　・脂肪エネルギー比率を 20％以下にする。P/M/S 比を 3/4/3 程度とする。

　・コレステロール摂取量を 200 mg 以下に抑える。

・食物繊維を十分に摂取する。

●低 HDL コレステロール血症：HDL コレステロール 40 mg/dL 未満の場合

・摂取エネルギー量を調節する。標準体重 1 kg 当たり 25〜30 kcal。

・脂肪の P/S 比を 1.0〜2.0 とする。

・生活習慣の改善。禁煙と適度な運動。

●高トリグリセリド血症：トリグリセリド 150 mg/dL 以上の場合

・摂取エネルギー量を調節する。標準体重 1 kg 当たり 25〜30 kcal。

・糖質摂取量を制限する。特に単糖類を避ける。

・アルコール制限。

高キロミクロン血症では，総脂肪を 15％とし（総脂質摂取量として 25 g 以下），コレステロール摂取量は 200 mg 未満とする。ただしキロミクロンに変換されない中鎖脂肪酸は，肝機能が正常なら追加できる。

▶ P/S 比，P/M/S 比

高脂血症の食事療法においては，摂取する脂肪酸の種類が重要で，その指針となるのが P/S 比，P/M/S 比である。P は多価不飽和脂肪酸，M は一価不飽和脂肪酸，S は飽和脂肪酸のことである。P/S 比 1〜2，または P/M/S 比 3/4/3 は，言い換えると「植物性脂肪＋魚油」と「動物性脂肪」との比率を 1.5 程度にしようということになる。さらに，多価不飽和脂肪酸のなかでも n-6 系と n-3 系のバランスが大切と考えられている。n-6/n-3 の比が日本食では 4 前後である。この比が高くならないこと，言い換えると不飽和脂肪酸の供給源として植物性脂肪だけに偏らず魚油からも摂取することが大切とされている。（第 6 章参照。脂肪酸の種類や n-6 系，n-3 系については第 3 章 図 3-6 と表 3-7 参照）。

▶献立の例

脂質異常症の治療食の例として，エネルギー 1,600 kcal で脂肪の質を考慮した献立例を示す（治療食献立例 ⑦）。これは，コレステロールが高いタイプに適する一例である。脂質 50 g とし，コレステロールを多く含む食品を避けることによってコレステロールは 94 mg に抑えてある。P/S 比も約 1.5 である。

▶▶ 5 薬物療法

高コレステロール血症の治療薬として，コレステロール合成系の酵素（HMG CoA 還元酵素）の阻害薬（スタチン）が用いられる。そのほか脂質異常症治療薬としては，コレステロールの吸収阻害薬や LDL コレステロールの酸化抑制作用をもつプロブコールなどがある。

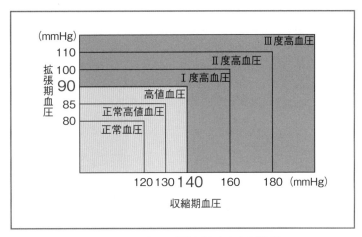

図 10-13　血圧の分類（日本高血圧学会）

## ⓓ 高血圧症　hypertension

　高血圧症には，原因となる疾患が明らかでない本態性高血圧とそうではない二次性高血圧とがある。本態性高血圧が頻度が高い。

　本態性高血圧は，単一遺伝子に起因するものではないが遺伝的要因が強くかかわり，多遺伝子疾患であろうと考えられている。本態性高血圧にかかわるとされる遺伝子領域は多数見つかっている。このように種類が多いのは，血圧調節因子が多いためであり，そのうちどれが責任遺伝子であるかは個人によって異なると考えられているため。

　本態性高血圧の発症には遺伝的要因と環境要因とが関与すると考えられている。環境要因としては食塩とストレスの関与が重要視されている。

　一方，原因となる疾患が明らかなものが二次性高血圧であるが，発症頻度は低い。腎炎や腎血管性のものがある。

注）mmHg：血圧の単位，水銀柱の高さのミリメートルの意味。従来は血圧の測定には水銀血圧計が用いられてきたが，環境問題等で水銀の使用が禁止された＊。現在では電子式血圧計が普及している。

### ▶▶ 1　診断基準と降圧目標

　収縮期血圧 140 mmHg[注]，拡張期血圧 90 mmHg 以上では，年齢にかかわらず高血圧と診断される（図 10-13）。血圧が正常高値でも他の危険因子があるとリスクも上がる（表 10-17）。

　降圧目標は，75 歳未満で収縮期血圧 130 mmHg，拡張期血圧 85 mmHg 未満，糖尿病があれば，収縮期血圧 130 mmHg，拡張期血圧 80 mmHg とする。75 歳以上で糖尿病などがなければ，収縮期血圧 140 mmHg，拡張期血圧 90 mmHg である。

＊水銀に関する水俣条約（2013［平成 25］年採択），水銀による環境の汚染の防止に関する法律（2015［平成 27］年制定）により，2020 年までに製造，輸出入が禁止された。

注）高血圧は 140/90 と定義され，ほぼ世界的な基準である。この診断基準は医療機関で測定する「診察室血圧」についての基準である。「家庭血圧」では 5 mmHg 低い値（135/85）である。

表 10-17 血圧に基づいた脳心血管リスク層別化

| リスク層 ＼ 血圧分類 | 高値血圧 130-139/85-89 mmHg | I度高血圧 140-159/90-99 mmHg | II度高血圧 160-179/100-109 mmHg | III度高血圧 ≧180/≧110 mmHg |
|---|---|---|---|---|
| リスク第一層（予後影響因子がない） | 低リスク | 低リスク | 中等リスク | 高リスク |
| リスク第二層（年齢(65歳以上)，男性，脂質異常症，喫煙のいずれかがある） | 中等リスク | 中等リスク | 高リスク | 高リスク |
| リスク第三層（脳心血管病既往，非弁膜症性心房細動，糖尿病，蛋白尿のある CKD のいずれか，または，リスク第二層の危険因子が 3 つ以上ある） | 高リスク | 高リスク | 高リスク | 高リスク |

## 2 治 療

　運動療法と薬剤療法，食事療法がある。軽症およびリスクが中等度以下であれば食事療法および生活習慣改善を行い，数カ月間経過を観察する。危険因子が 3 個以上あるいは重症高血圧症では，ただちに薬剤治療と，食事療法および生活習慣指導を開始する。

　●体重調整と運動療法：肥満および脂質異常症，動脈硬化を伴った高血圧症が多い。肥満を解消すれば血圧も改善される。食事療法と同時に生活習慣を改め，運動を取り入れて適正体重を維持することを目標とする。BMI 値 22 を適正体重とする。

　●薬剤療法：血圧は心拍出量と末梢血管抵抗により規定されている（図10-14）。心拍出量は心臓の収縮力と循環血液量の 2 つの要因により，末梢血管抵抗は血管の弾力性や血管径などの要因により規定される。血圧降下薬の種類も，その作用により大別される（表 10-18）。

注）カルシウム拮抗薬使用時の注意：グレープフルーツ，グレープフルーツジュースの摂取で薬剤の分解が抑制され，薬が効き過ぎて低血圧をきたすので要注意。

　血管を広げる薬として，カルシウム拮抗薬，アンジオテンシン II への変換を阻害する ACE 阻害薬（アンジオテンシン変換酵素阻害薬），アンジオテンシン II 受容体拮抗薬（ARB）など，血流量を減らす薬として利尿薬，β 遮断薬などが用いられる。それらのうち作用機序の異なる 2 剤の併用が必要に応じて認められている。

## 3 食事療法

　基本は過剰なエネルギー摂取をしないことと，食塩量のコントロールである。摂取エネルギー総量を理想体重 1 kg 当たり 25～30 kcal にとどめるよう食事指導を行う（治療食献立例  参照）。

　食塩（ナトリウム）の過剰摂取は体液量を増加させ，血圧上昇の一因となる。

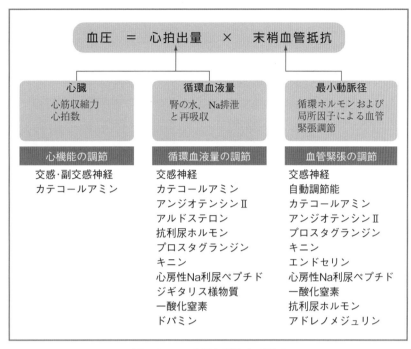

図 10-14 血圧を調節する因子

表 10-18 降圧薬（血圧を下げる薬）の分類

| 作 用 機 構 | 降 圧 薬 の 種 類 |
|---|---|
| 血管を広げる | ACE 阻害薬，カルシウム拮抗薬，アンジオテンシンⅡ受容体拮抗薬（ARB），α遮断薬 |
| 全身の血流量を減らす | 利尿薬，β遮断薬 |

　日本人の食事摂取基準 2020 では，食塩摂取量の基準は，目標量成人男子 7.5 g 未満，女子 6.5 g 未満となった。また「日本高血圧学会ガイドライン」では，「6 g 未満」とされている。

　また，カリウムはナトリウム排泄を促し血圧を下げる働きがあることが認められており，1 日 3.5 g の摂取が望ましいとされている。

 痛風　gout・高尿酸血症　hyperuricemia

▶▶ 1　病態・病因

　尿酸はプリン体の代謝産物であり，細胞分裂や増殖の盛んな組織で，核酸が分解し発生する。尿酸の産生が高まったりあるいは尿からの排泄が悪くなると，血液中の尿酸濃度が高くなる。このような状態が高尿酸血症である（図 10-15）。

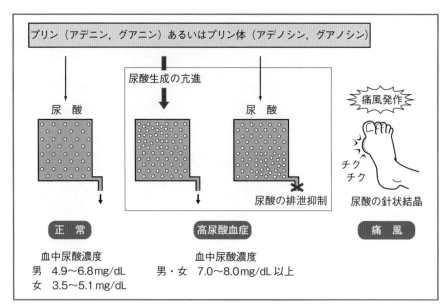

図 10-15　高尿酸血症と痛風

この尿酸塩が関節内に析出し，急性関節炎を起こしたものが，「風がそよぐだけでも痛い」と例えられるほどの激痛を伴う痛風発作である。足の親指の第2関節に好発する。

　高尿酸血症の原因として，肥満，ストレス，アルコールの影響，肉類の多食，運動不足がある。高尿酸血症は尿酸結石を生じたり，動脈硬化促進要因となる。

#### ▶▶ 2 診　断

　血液中の尿酸濃度基準は2〜7 mg/dL。7〜8 mg/dL で要注意，8 mg/dL 以上は高尿酸血症として要治療である。9 mg/dL 以上が5年以上連続すると，その25％が痛風を発症し，10年以上では90％が発症するとされる。

#### ▶▶ 3 治　療

　高尿酸血症の治療としては，食事療法と薬物療法とがある（図10-16）。

#### ▶食事療法

　総エネルギーの過剰摂取による肥満が高尿酸血症を誘発するため，適正なエネルギー摂取と理想体重の維持が大切とされている。

注）プリン体は核酸，ヌクレオチド，ヌクレオシド，プリン塩基などのこと。詳細は第3章参照。

　食事療法の要点は，①プリン体の制限，②総エネルギー量の過剰摂取を避ける，③アルコール制限である。食物中のヌクレオチドは，ヌクレオシドあるいはプリン塩基まで消化・吸収されるため，魚卵，レバーなどプリン含量の多いものは避ける。また，飲酒による一過性の乳酸アシドーシスによる尿酸排泄の抑制や発熱による脱水が痛風発作の誘因となる。

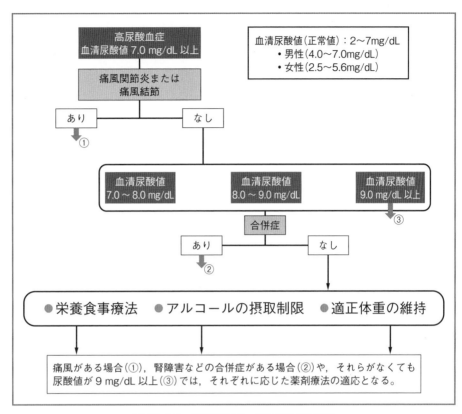

**図10-16　高尿酸血症・痛風の治療の流れ**
（高尿酸血症・痛風の治療ガイドライン　改定第3版, 2019を参考に作成）

●食生活の指導

・プリン体含量の高い食品を避ける。

・適正なエネルギー摂取を守り，肥満を解消する。

・飲酒について，ビールなら500 mL以内，日本酒1合以内，ウイスキー水割り2杯以内とする。

・水をたくさん飲む。

▶薬剤療法

痛風の治療薬には，痛風発作を抑えるものと尿酸値を下げるものとがある。

> ●痛風の薬剤療法
> ・発作時に使用する薬剤
> 　関節の炎症に対して→非ステロイド消炎鎮痛薬（NSAIDs）
> 　発作の予兆時に発作防止のため→コルヒチン
>
> ・尿酸値を下げるための薬剤
> 　排泄を促す→尿酸排泄促進薬（プロベネシドなど）
> 　生成を抑制→尿酸生成抑制薬（アロプリノールなど）

## f 甲状腺機能亢進症（バセドウ病） hyperthyroidism（Basedow's disease）

### ▶ 1 病態と診断

甲状腺ホルモンの分泌は，視床下部からの TRH（TSH 放出ホルモン），その支配下の下垂体からの TSH（甲状腺刺激ホルモン）の刺激で調節されている（図10-17）。甲状腺ホルモンには $T_4$ と $T_3$ とがある。

バセドウ病は抗 TSH レセプター抗体による甲状腺刺激により過剰に甲状腺ホルモンが分泌され，その結果代謝亢進をきたしている状態であり，一種の自己免疫疾患である。したがって，遊離 $T_4$ 高値，TSH 低値（0.1 $\mu$U/mL 以下），抗 TSH 受容体抗体陽性などの検査所見と下記のような臨床所見とで診断がつく。

注）$T_4$：3, 5, 3', 5'-tet-raiodothyronine；サイロキシン
$T_3$：3, 5, 3'-triiodo-thyronine；トリヨードサイロニン

●臨床所見

・頻脈，体重減少，手指振戦，発汗，眼球突出
・びまん性甲状腺腫大

注）びまん性：病変が広い範囲に一様に広がっている状態。

### ▶ 2 治療

バセドウ病の治療には薬剤療法，放射性ヨード療法，外科療法がある。わが国では薬物療法が多い。抗甲状腺薬として，合成阻害薬であるメチマゾル（MMI），合成阻害と活性型変換阻害作用があるプロピルチオウラシル（PTU）などがある。その他，無機ヨード剤は甲状腺ホルモン分泌抑制効果がある。

### ▶ 3 栄養管理

代謝亢進で消耗し，やせをきたすので，十分な食事摂取で亢進した代謝につり合うだけのエネルギー量と，三大栄養素と同時にビタミンなど微量栄養素も

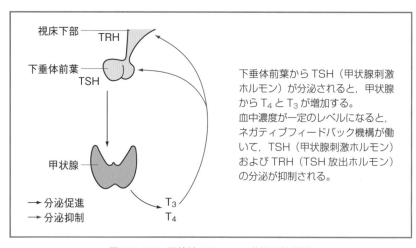

下垂体前葉から TSH（甲状腺刺激ホルモン）が分泌されると，甲状腺から $T_4$ と $T_3$ が増加する。
血中濃度が一定のレベルになると，ネガティブフィードバック機構が働いて，TSH（甲状腺刺激ホルモン）および TRH（TSH 放出ホルモン）の分泌が抑制される。

図 10-17　甲状腺ホルモンの分泌調節機構

摂取する。エネルギー量は 35〜40 kcal/kg とし，タンパク質は 1.2〜1.5 g/kg を目安と考える。ただし，病状が安定し消費エネルギー量の亢進が落ちてきたときに過食とならないよう，注意を要する。

　甲状腺機能亢進症の治療中は，大量のヨード摂取が薬剤の効果を抑制することがあるため，ヨード含量の高い昆布や昆布だしの使用は避ける。

# ⑥　腎　疾　患

　急性糸球体腎炎や急性腎不全，微少変化型ネフローゼ症候群などは，医療機関で正しい治療を受ければ治癒する可能性が高い腎疾患である。

　それに対し，直りにくい腎疾患から腎不全となれば透析が必要となる。慢性糸球体腎炎や糖尿病性腎症からの例が多い。この 2 つは頻度も高く，根治が困難であるが，薬物療法や食事療法により進行をかなり抑えることも可能である。

　腎疾患の分類には，病因論での分類，機能と症状による分類，あるいは糸球体の形態学的な特徴による分類などがあり，単純ではない。本書では，腎炎，腎不全，ネフローゼ症候群，糖尿病性腎障害と，腎透析について述べる（表 10-19）。

表 10-19　腎障害時の栄養管理の考え方

| 腎臓のおもな働き | 腎機能障害になると | 腎障害時の栄養管理 |
|---|---|---|
| 1. 代謝老廃物の排泄 | 窒素代謝産物蓄積 | 体タンパクの異化防止<br>　　　　　→十分なエネルギーの摂取<br>タンパク質の摂取制限<br>良質のタンパク質の摂取<br>（必須アミノ酸・ケト酸療法） |
| 2. 水分量の調節 | 浮腫，胸水，腹水，高血圧など | 適切な食塩・水分量の摂取 |
| 3. 体液の酸・塩基平衡の維持 | 代謝性アシドーシス | 重炭酸イオンの補給 |
| 4. 電解質の調節 | ナトリウム，カリウム，リン，マグネシウムなどの蓄積 | 食塩の摂取制限<br>カリウム，リン，マグネシウム含有量の多い食物の摂取制限 |
| 5. レニンの分泌 | 高血圧 | |
| 6. エリスロポエチンの分泌 | 腎性貧血 | 薬剤療法 |
| 7. ビタミン $D_3$ の代謝 | カルシウム・骨代謝障害 | |

※腎臓の機能は水・電解質および尿毒症物質の排泄機能とエリスロポエチン，レニンの産生およびビタミン D の活性化といった内分泌機能に大別されるが，これらの機能の障害に基づく症状が出現する。

### ⓐ 腎　　炎　nephrithis

　急性腎炎症候群と呼ばれるものは，発症が明らかであり，血尿，タンパク尿，高血圧，糸球体ろ過値の減少あるいは浮腫が急激に出現する病態である。急速進行性腎炎症候群（急速進行性糸球体腎炎）は，急性あるいは潜行性に発症し，血尿，タンパク尿をきたすとともに貧血を生じ，急速に腎不全に進行するものをいう。

　反復性（持続性）血尿症候群（無症候血尿・タンパク尿）と呼ばれるものは肉眼的または顕微鏡的血尿を有し，タンパク尿はないかあるいは軽微であり，潜行性あるいは急激に出現し，しかも通常は高血圧，浮腫はみられない。

　慢性腎炎症候群と呼ばれるものは，血尿，タンパク尿，高血圧が認められ，徐々に腎不全に陥る進行例（進行期）とそれ以外に腎機能正常の非進行例（固定期）が含まれる（表10-20）。

### ⓑ 腎　不　全　renal failure

 **1　急性腎不全　acute renal failure**

　急性腎不全は，種々の原因により虚血性あるいは腎毒性侵襲に反応して糸球

| ●腎疾患の検査項目 | 基準値 |
| --- | --- |
| 尿素窒素（BUN） | 9-21 mg/dL |
| クレアチニン | 男 0.7-1.1 mg/dL |
|  | 女 0.5-0.8 mg/dL |

表10-20　慢性腎炎の診断基準

1. 急性腎炎の発症から異常尿所見または高血圧が，1年以上持続しているもの
2. 発症に，明らかな急性腎炎症状を欠くが，異常尿所見が1年以上持続して存在するもの
3. ただし，慢性腎炎以外で，異常尿所見または高血圧を呈する下記の各疾患を除く
　1）膠原病（全身性エリテマトーデス，結節性動脈周囲炎など）
　2）糖尿病性腎症
　3）痛風腎
　4）本態性高血圧
　5）腎血管性高血圧
　6）腎盂腎炎
　7）その他（原発性アルドステロン症，アミロイドーシス，囊胞腎，妊娠腎など）

※異常尿所見とは，タンパク尿，円柱尿，血尿のうち全部または一部を認めるもの
（厚生省特定疾患調査研究班）

体ろ過値が急激に低下し，高窒素血症が主兆候となり，侵襲がとり除かれても腎機能がすぐには回復しないものを呼ぶ。基本的には可逆性の経過をたどる。

●栄養療法の要点：急性腎不全の栄養管理は極めて重要であり，異化亢進を抑制することを目的に，糖質を中心とした高エネルギー食とし，摂取タンパク質は 0.8 g/kg/日とする。症状に応じ，高エネルギー（高カロリー）輸液を行う。

▶▶ **2　慢性腎不全　chronic renal failure**

機能ネフロンの減少により腎機能障害が慢性かつ不可逆的に進行し，次第に体液組成（内部環境）の恒常性が維持できなくなる病態である。血液組成では，クレアチニン，尿素窒素，カリウム，リン，マグネシウム濃度が上昇し，カルシウム，ナトリウム，鉄，フェリチンは低値を示す。

原因疾患としては，慢性糸球体腎炎が最も多く，次いで糖尿病，腎硬化症，嚢胞腎，慢性腎盂腎炎の順となっている。腎不全の増悪（進行）因子としては，高血圧，高タンパク質食，高リン食，脂質異常症などがあるが，そのほか，サイトカイン，糸球体内凝固亢進，活性酸素などが関与すると考えられる。

●食事療法の要点：腎機能の保持を目的とした食事療法が原則となる。低タンパク質食の腎機能保持効果については多くの報告がある。窒素代謝老廃物の蓄積の抑制には，少なくとも 30 kcal/kg/日以上のエネルギーとタンパク質コントロール食とする。体液貯留に対しては食塩および水分の摂取量を制限する。また，腎機能が障害されるとナトリウムに加えカリウム排泄が悪くなるが，そのときはナトリウムに加えカリウムの摂取制限をする必要も生じる。

## ⓒ ネフローゼ症候群　nephrotic syndrome

▶▶ **1　病態・治療**

ネフローゼは単一の疾患ではなく種々の疾患が原因となってタンパク尿，低タンパク血症，浮腫および脂質異常症などを主症状とする症候群であると考えられているが，その腎機能低下は一様ではない（表 10-21）。

治療としてはその原因疾患の治療が第一であるが，その分別は容易ではない。治療の基本は安静で，それに食事療法と薬剤療法，対症療法を組み合わせる。

▶▶ **2　食事療法の要点**

高糖質，高エネルギー，食塩制限が基本で，タンパク質については腎機能障害が中等度以下で血中尿素窒素が正常値以内なら，1〜1.5 g/kg とし，腎機能障害が加わるとそれに応じて調節（制限）する。エネルギーは 2,000〜2,500 kcal（35 kcal/kg）とする。食塩は浮腫がみられるとき制限する。水分は前日尿量に 700〜

表 10-21　ネフローゼ症候群の診断基準

| 1）タンパク尿：1 日の尿タンパク量　3.5 g 以上が持続 |
| 2）低アルブミン血症：血清アルブミン量 3.0 g/dL 以下。血清総タンパク量　6.0 g/100 mL 以下も参考になる。 |
| 3）浮腫 |
| 4）脂質異常症：高 LDL コレステロール血症 |

※上記の 1）タンパク尿，2）低アルブミン血症は，本症候群診断のための必須条件である。
※浮腫，脂質異常症は本症候群診断のための必須条件ではない。
※尿沈渣中の卵円型脂肪体は本症候群の診断の参考となる。
（厚生労働省）

800 mL の不感蒸泄量を加えた程度とする。

**コラム　▶腎機能障害と栄養管理**

　腎の機能が障害されると，尿素やクレアチニンなどの老廃物をうまく排泄できないため，そのようなタンパク質由来の老廃物の量をできるだけ少なくするためタンパク質摂取量を制限する。注意点が 2 つある。

　①タンパク質の最低必要量を確保する：量的には最低必要量は 0.66 g/kg/日を確保し，質的にも必須アミノ酸を確保する。

　②総エネルギーは十分に摂取する：エネルギーが枯渇すると体タンパク質までもとりくずしてエネルギー源に使ってしまい，結果として尿素やクレアチニンなどが生じる。タンパク質を制限する分，糖質と脂質を補う。腎炎，腎不全，ネフローゼともにエネルギー摂取基準は 30〜35 kcal/kg とされている。

　なお，治療食献立の例として，タンパク質 30 g，エネルギー 1,600 kcal の例を示す（治療食献立例 8 参照）。

##  慢性腎臓病　Chronic Kidney Disease

▶▶　**1　病態・病因**

　糖尿病腎症（diabetic nephropathy）や慢性腎炎などで慢性的に経過する腎臓病が原因で，腎臓の機能が悪い状態が 3 カ月以上続く状態を慢性腎臓病（CKD）という。

　高血糖が長期続くと微少血管が障害を受ける。腎臓の糸球体の微少血管が障害され，血液のろ過機能が低下する。病期は糸球体ろ過値 GFR で分類される（図 10-18，表 10-22）。

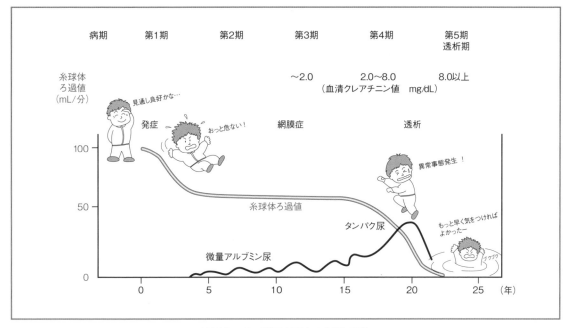

図 10-18　糖尿病腎症の経過（例）
血清クレアチニン基準値は，男 0.6〜1.3 mg/dL，女 0.5〜1.0 mg/dL。

表 10-22　成人の慢性腎臓病（CKD）に対する食事療法基準

| ステージ<br>（病期） | エネルギー[1]<br>（kcal/kg/日） | タンパク質<br>（g/kg/日） | 食塩<br>（g/日） | カリウム<br>（mg/日） |
|---|---|---|---|---|
| ステージ 1 （GFR≧90） | | 過剰な摂取をしない | | 制限なし |
| ステージ 2 （GFR 60〜89） | | | | |
| ステージ 3a （GFR 45〜59） | 25〜35 | 0.8〜1.0 | 3 以上 6 未満 | |
| ステージ 3b （GFR 30〜44） | | 0.6〜0.8 | | 2,000 以下 |
| ステージ 4 （GFR 15〜29） | | 0.6〜0.8 | | 1,500 以下 |
| ステージ 5 （GFR＜15） | | 0.6〜0.8 | | 1,500 以下 |
| 5D （透析療法中） | 略 | | | |

kg：身長（m）$^2$×22 として算出した標準体重
GFR：糸球体濾過量（mL/ 分 /1.73 m$^2$）
[1]厚生労働省策定の「日本人の食事摂取基準 2020」と同一とする。性別，年齢，身体活動レベルにより推定
　エネルギー必要量は異なる。
（日本腎臓学会編：慢性腎臓病に対する食事療法基準　2014 年版を参考に作製）

　　　　腎機能である糸球体ろ過率を簡便に評価するには，クレアチニンクリアラン
ス Ccr を指標とする（p.44 コラム参照）。求め方は以下のとおり。体格によって
変動があるので体表面積による補正を行う。

● クレアチニンクリアランスの求め方

$$\text{クレアチニンクリアランス Ccr mL/min} = \frac{Ucr \times UV}{Pcr} \times \frac{1.73}{A}$$

Pcr：血清クレアチニン濃度 mg/dL　　1.73：標準体表面積 m²

Ucr：尿中クレアチニン濃度 mg/dL　　A：被験者の体表面積 m²

UV：一分間尿量 mL/min

●早期発見：症状は自覚症状のないまま進行し，尿タンパク陽性にて発見されることも多い。早期に発見し治療を開始，継続することで腎機能障害の進行を抑えることが重要である。治療を怠り放置すれば確実に病状は進行し，結果として透析を余儀なくされる状態になる。

▶▶ **2　治療方針**

治療の基本は，血糖コントロール，腎臓への負担を軽減するための降圧治療とタンパク質コントロールである。それらの治療で病期の進行を遅らせることが治療目標となる。

▶▶ **3　食事基準**

食事療法の原則は，血糖のコントロール，腎機能に対応したタンパク質摂取，血圧コントロールのための減塩である。慢性腎臓病（chronic kidney disease；CKD）の病期別食事基準を表 10-22 に示す。エネルギー摂取量は，厳密な値に固定せず 27～39 kcal/kg/日（概ね 25～35）の幅で，病態に応じて調整する必要がある。慢性腎臓病（CKD）の場合，過剰のタンパク質摂取が腎機能の低下を促進する恐れがあるとされることから，低タンパク質食（0.3～0.4 あるいは 0.8 g/kg 体重/日）が慢性腎臓病の進行を遅らせるのに有用と考えられている。しかし高齢で腎臓病に，フレイルを併せもつ場合には，どちらへの対応を優先するかを考慮した慎重な判断が必要である。タンパク質制限下では十分なエネルギー補給を心がける。したがって三大栄養素の比率は，非タンパク質エネルギーと窒素の比（NPC/N 比）が高くなる配分とする。

腎臓病食品交換表，糖尿病性腎症の食品交換表は食事療法のための献立作成に役立つガイドブックである。どちらもタンパク質 3 g を 1 単位として扱う。

**ⓔ 透　析　dialysis**

▶▶ **1　腎機能の低下と代償性治療**

腎臓は大きな予備能をもつため，腎機能 GFR が 20 mL/min 以下にならないと症状をきたさないことがある。10 mL/min 以下になれば尿毒症症状がほぼ出現する。5 mL/min 以下になれば代償性治療（透析）が必要になる。

## 2 透析とは

透析とは失われた腎臓の機能を補う治療法である。半透膜の性質を利用し，血中尿素，クレアチニンを除去，過剰な水分の除去，ナトリウムやカリウムなどの調節，pH の調節などの機能を補う。

ただし，人工腎臓ではビタミン D 活性化やエリスロポエチン産生作用は代行できないので，別途治療を要する。

### ▶人工血液透析と腹膜透析

透析には人工血液透析（hemodialysis；HD）と腹膜透析（peritoneal dialysis；PD）とがある。

人工血液透析は，週に 2〜3 回透析専門の医療機関に通院し，1 回 4〜5 時間血液透析装置（ダイアライザー）を用いて，半透膜を介した低分子物質の透析の原理を利用し，腎機能のうち不用物を取り除く機能を代行するものである。血液を一度体外へ出し，浄化した血液を体内へ戻す（図 10-19）。

腹膜透析は，患者の腹膜を透析膜として利用する持続式携帯型腹膜透析（continuous ambulatory peritoneal dialysis；CAPD）と自動腹膜透析（automated peritoneal dialysis；APD）がある。血液透析と比較し持続的な透析を継続することができる（図 10-20）。

## 3 食事基準

透析導入により腎不全期に比べて，食事で摂取するタンパク質の制限は緩やかになるが，水分出納，ミネラル出納などは十分に注意することが必要である。水分 800〜1,000 mL/日，リン 600〜800 mg/日（タンパク質 g 数×15 mg 以下）を基準とする。水分は飲水量と食事中含量とを合計する。できるだけ少なく，体重 kg 当たり 15 mL（15 mL/kgDW/日）以下を目安と考える。なお，腹膜透析時には，透析液に由来する糖質の吸収によるエネルギー量を忘れずに計算に含める。章末に食塩 6 g 未満，リン 800 mg 以下，カリウム 1,500 mg 以下の治療食献立例を紹介する（治療食献立例 9 参照）。

注）kgDW：ドライウエイト（透析時基本体重）

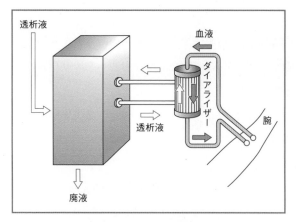

**図10-19 人工血液透析**
血液を取り出しやすいよう，血液量の多い動脈と皮下の静脈をつなげて，血液の出口（シャント）をつくる。シャントから取り出した血液は，透析液の入った透析装置に送られ，そこでろ過が行われる。老廃物を取り除いてきれいになった血液は，再び体内へ戻される。

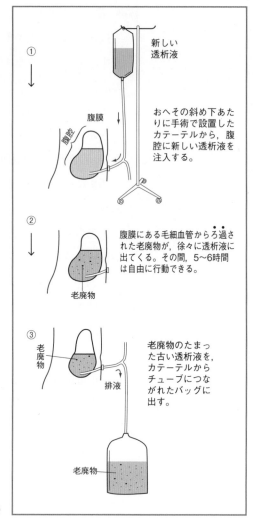

① おへその斜め下あたりに手術で設置したカテーテルから，腹腔に新しい透析液を注入する。

② 腹膜にある毛細血管からろ過された老廃物が，徐々に透析液に出てくる。その間，5〜6時間は自由に行動できる。

③ 老廃物のたまった古い透析液を，カテーテルからチューブにつながれたバッグに出す。

**図10-20 持続式携帯型腹膜透析（CAPD）**

# ⑦ 貧 血

## ⓐ 貧血 anemia とは

血液中の赤血球数あるいは血色素（ヘモグロビン）量が低下している状態をいう（表10-23，表10-24）。顔面皮膚および粘膜が蒼白で頻脈，下腿浮腫などが認められる。

原因はさまざまで，鉄欠乏性貧血，巨赤芽球性貧血，再生不良性貧血などに分類される（表10-25，図10-21）。その他として透析患者などの腎性貧血がある

表 10-23　貧血の診断

| ヘマトクリット正常値 | 男 40〜48%<br>女 34〜42% } より低い |
|---|---|
| ヘモグロビン量正常値 | 男 13.5〜17.5 g/dL<br>女 11.5〜15.5 g/dL } より低い |

表 10-24　貧血の診断のための血液検査の基準値

| | 男　性 | 女　性 |
|---|---|---|
| RBC（赤血球数） | 430〜554 万/μL | 374〜495 万/μL |
| Hb（ヘモグロビン） | 13.8〜16.9 g/dL | 12〜15 g/dL |
| Ht（ヘマトクリット） | 40.8〜49.6% | 34〜45.3% |
| MCV（平均赤血球容積） | 84〜100.4 fL | 82.5〜97.4 fL |
| MCH（平均赤血球ヘモグロビン量） | 28.4〜34.2 pg | 26.9〜32.7 pg |
| MCHC（平均赤血球ヘモグロビン濃度） | 31.8〜35.0% | 32.0〜35.0% |

※検査値は実施施設あるいは測定方法で若干異なる場合がある。

表 10-25　貧血の成因と種類

| 貧 血 の 成 因 | 貧 血 の 種 類 |
|---|---|
| 鉄代謝・ヘム合成の異常 | 鉄欠乏性貧血 |
| 赤血球の成熟障害 | 巨赤芽球性貧血，悪性貧血 |
| 造血幹細胞の異常 | 再生不良性貧血 |
| 赤血球の破壊亢進 | 溶血性貧血 |
| 赤血球の喪失（大量出血） | 出血性貧血 |
| ヘモグロビン異常 | 鎌状赤血球貧血（HbS 症） |
| | サラセミア（地中海性貧血） |
| その他（二次性，症候性）<br>　他の疾病 | 腎性貧血 |

が，これにはエリスロポエチンが有効である。

　血液の酸素運搬能力の低下により，急性の貧血では動悸，息切れ，易疲労感などの症状を認めるが，徐々に貧血に陥った場合にはそれらの症状はみられないことが多い。

## ⓑ 貧血の診断

　血液の単位容積当たりの赤血球数の低下，あるいはヘモグロビン量の低下のいずれかで貧血と診断される。WHO診断基準ではヘモグロビン濃度成人男子13 g/dL 未満，成人女子 12 g/dL 未満を貧血と判定する。

　ヘモグロビン濃度の他に赤血球数とヘマトクリットを測定し，これらの値から MCV（平均赤血球容積），MCH（平均赤血球ヘモグロビン量），MCHC（平均

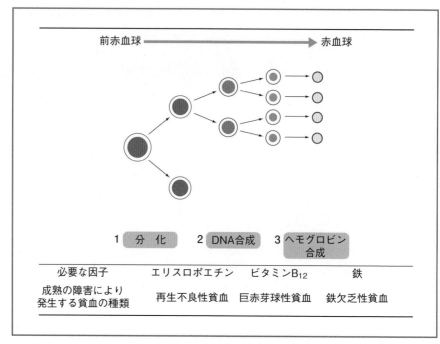

**図 10-21　赤血球の成熟と貧血の成因**
赤血球は，骨髄の赤芽球系幹細胞が分化・成熟してできあがる。いずれかの
段階で必要な因子が不足すると，正常な赤血球ができあがらず貧血となる。

赤血球ヘモグロビン濃度）を計算し，貧血の診断と分類に応用する（表10-26）。
その他必要に応じて，血清フェリチン値，血清鉄，鉄結合能，不飽和鉄結合能な
どを測定する場合がある。

　体内に存在する3,000～4,000 mgの鉄の3分の2がヘモグロビンとして，残り
の3分の1の大部分が貯蔵鉄として存在するが，血清フェリチンは組織や網内
系の貯蔵鉄量を反映しているので，早期に鉄欠乏状態を診断する指標になる。

　それぞれの値の計算式は次のとおり。

注）f（フェムト）は$10^{-15}$,　MCV：平均赤血球容積
p（ピコ）は$10^{-12}$

表 10-26　赤血球の形態と貧血の分類

| 貧血の種類 | 赤血球の形態 | MCV（fL）基準値81～99 | MCHC（g/dL）基準値32～36 | 原　因 |
|---|---|---|---|---|
| 鉄欠乏性貧血 | 小球性低色素性 | ≦80 | ≦31 | 赤血球の材料不足 |
| 巨赤芽球性貧血 | 大球性正色素性 | >101 | 32～36 | 葉酸，ビタミンB$_{12}$不足 |
| 再生不良性貧血 | 正球性正色素性 | 81～100 | 32～36 | 骨髄の障害 |

$$MCV = \frac{\text{ヘマトクリット （%）}}{\text{赤血球数 （×10}^6\text{）}} \times 10 \qquad \text{単位：fL（フェムトリットル）}$$

MCH：平均赤血球ヘモグロビン量

$$MCH = \frac{\text{ヘモグロビン （g/dL）}}{\text{赤血球数 （×10}^6\text{）}} \times 10 \qquad \text{単位：pg（ピコグラム）}$$

MCHC：平均赤血球ヘモグロビン濃度

$$MCHC = \frac{\text{ヘモグロビン （g/dL）}}{\text{ヘマトクリット （%）}} \times 100 \qquad \text{単位：g/dL または%}$$

## Ⓒ 鉄欠乏性貧血　iron deficiency anemia

### ▶▶ 1　症　状
鉄欠乏性貧血の特徴としてスプーン状爪，口角炎などの症状がみられる。

### ▶▶ 2　病因・成因
鉄は推定平均必要量 6.5〜9.0 mg である。通常は摂取した量の 5〜10％が吸収され，排泄量とのバランスを保っている。しかし，供給量の不足や，吸収障害，鉄需要の増大，出血による鉄の喪失などがあると需要を満たせなくなる。

### ▶▶ 3　治療方針・栄養療法
鉄は，食事で約 10 mg 摂取しても，通常，消化管から吸収されるのは 1〜2 mg である。

体内の鉄は，全体で 3,000〜4,000 mg であり，主に赤血球のヘモグロビン，筋肉のミオグロビン，肝臓のフェリチンなどに含まれる。鉄が不足するとまず貯蔵鉄が使われ，さらに不足すると鉄欠乏症となる（図 10-22）。

鉄欠乏性貧血の予防と治療の原則は鉄の補給である。ヘム鉄を多く含む肉類を十分にとるようにする（表 10-27）。またビタミン C は鉄の吸収を高める（表 10-28）。

---

**コラム　▶鉄摂取の推奨量について**

日本人の食事摂取基準（2015 年版）で示されている推奨量は成人男子 7.0〜7.5 mg，月経のある成人女子 10.5 mg である。

血液 1 mL 中の鉄はおよそ 0.5 mg であり，成人女性では月経による出血は毎月平均 40 mL，鉄量として 20 mg を失う。これは，月経以外に皮膚，粘膜，毛髪の脱落によって生理的に失う鉄が毎日 1 mg，1 カ月で 30 mg であるのと近い値である。したがって同年齢の男性の 1.4 倍の推奨量が決められた。

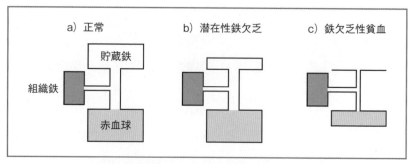

**図 10-22　貯蔵鉄が使いはたされると貧血になりやすい**
a) 貯蔵鉄は肝臓, 脾臓, 腎臓などの中にフェリチンとヘモジデリンの形で含まれている。筋肉中のミオグロビン, 組織中の鉄を含有する酵素などの中にも鉄が含まれる。血清中の鉄はトランスフェリンと結合して存在し, 骨髄での造血のために運ばれていく。
b) 鉄が不足してくるとまず貯蔵鉄が使われ, すぐには貧血にならない。
c) しかし貯蔵鉄も足りなくなり, 鉄欠乏症が進むと貧血になる。
（Bothwell and Finch の図を元に作図）

表 10-27　鉄・ヘム鉄を多く含む食品

| | |
|---|---|
| 鶏レバー | 9.0 (mg/100 g) |
| 豚レバー | 13.0 |
| あゆ（内臓を含む） | 8.0 |
| 煮干し（内臓を含む） | 18.0 |
| しじみ | 10.0 |
| 大豆 | 9.4 |

表 10-28　鉄の吸収を高めるために

| |
|---|
| 二価の鉄が吸収されやすい |
| 　ビタミン C は三価鉄を二価鉄に変換する |
| 　　→ビタミン C の多い食品と組み合わせて摂取する |
| 　動物性タンパク質も三価鉄を二価鉄に変換し吸収されやすくする |
| 　　→動物性食品と一緒に摂取する |

食事以外の鉄欠乏性貧血の治療として, 鉄剤の経口投与または注射がある。

##  巨赤芽球性貧血　megaloblastic anemia

▶▶ **1　症　状**

主要症状は頻脈, 動悸などの貧血症状である。

▶▶ **2　病因・成因**

赤芽球の巨赤芽球性変化に代表される赤血球の形態異常および無効造血を特徴とする貧血の総称である。容積が正常以上の赤芽球が骨髄中に出現する。これらの異常はビタミン $B_{12}$ 欠乏や葉酸欠乏による DNA 合成異常から起こる。その他, 薬剤に起因するものもある。

悪性貧血とは, $B_{12}$ 吸収障害のうち内因子（IF）不足による吸収障害のため $B_{12}$ が欠乏した結果 DNA 生成が障害されて起こる, 狭義の巨赤芽球性貧血のことをいう。ビタミン $B_{12}$ は通常の食事には十分含まれる。欠乏をきたす原因としては, 多くの場合 $B_{12}$ の吸収障害が考えられる。胃の全摘では, 胃から分泌される内因子が欠如するため $B_{12}$ の吸収が滞り, 不足状態を招くようになる（図 10-23）。

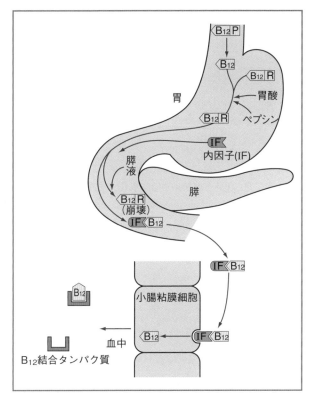

図 10-23 ビタミン $B_{12}$ の吸収と内因子 (IF)
IF：内因子，P：タンパク質，R：唾液中の結合因子

### ▶ $B_{12}$ 欠乏か葉酸欠乏かの見分け方

$B_{12}$ 欠乏では $B_{12}$ が関与するメチルマロニル CoA の代謝が滞るため，メチルマロン酸濃度が上昇する。さらにバリンを負荷すると尿中メチルマロン酸排泄量が増加する（図 10-24）。一方，葉酸欠乏では，ヒスチジン経口負荷後，フォルムイミノグルタミン酸の尿中排泄量が増加する。臨床的に簡便な鑑別は，$B_{12}$ あるいは葉酸の投与による血液学的改善を指標とする。

### ▶▶ 3 治療方針，栄養療法

ビタミン $B_{12}$ の1日の摂取推奨量は2〜3 $\mu$g である。通常の食事ではそれを下回ることはなく，1日の食事に8〜15 mg 含まれる。ただし動物性食品に含まれ，植物性食品には含まれないので，極端な菜食では不足する場合がある（表10-29）。胃の全摘手術後は，数年で体内に貯蔵された $B_{12}$ が枯渇するので補給を要する。補給は内服ではなく筋肉注射など，非経口的に行う。

葉酸欠乏の場合は，葉酸を経口的に摂取する。緑黄色野菜に豊富に含まれる。

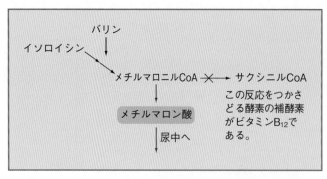

図10-24　ビタミンB$_{12}$欠乏とメチルマロニルCoAの蓄積

表10-29　ビタミンB$_{12}$を多く含む食品例

| ●肉類 | （μg/100 g） |
|---|---|
| 牛レバー | 52.8 |
| 鶏レバー | 44.1 |
| 豚レバー | 25.2 |
| ●魚介類 | |
| あんこう肝 | 39.1 |
| 丸干しいわし | 24.7 |
| 生かき | 38.6 |
| あさり | 59.6 |
| しじみ | 62.4 |
| ●海藻 | |
| 干しあまのり | 83.6 |

### ⓔ 再生不良性貧血　aplastic anemia

注）汎血球減少とは赤血球数が成人男子400×10$^4$/μL，女子350×10$^4$/μL以下，白血球数4,000/μL以下，血小板数10×10$^4$/μL以下の状態を指す。

　主要症状は貧血症状と，さらに皮下出血，歯肉出血など出血傾向である。

　末梢血での汎血球減少と骨髄の低形成を主徴とする症候群であり，他の貧血との除外診断が必要である。

　治療として，造血回復には免疫抑制療法や骨髄移植があり，支持療法として輸血やG-CSF（granulocyte-colony stimulating factor）投与がある。

### ⑧ 治療食献立例

　次のページより10例の治療食献立例を紹介する。ここまでの各疾病における治療食のあり方をふまえながら，参照してほしい。

## 1 易消化食

| | エネルギー | タンパク質 | 脂質 | 糖質 |
|---|---|---|---|---|
| | 1,800kcal | 80g | 40g | 280g |

<ポイント> 残渣が少ない。やわらかく仕上げる。煮物，ゼリー，キントンなど

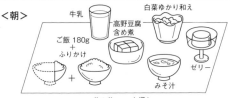

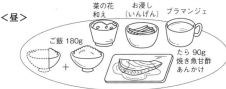

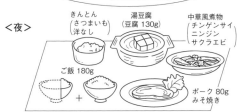

| エネルギー (kcal) | タンパク質 (g) | 脂質 (g) | 糖質 (g) |
|---|---|---|---|
| ・朝　589 | 21.2 | 13.0 | 93.5 |

ご飯 180g
みそ汁（キャベツ 30g）
高野豆腐の含め煮 15g
白菜ゆかり和え 0.4g（白菜 20g, ゆかり 0.4g）
ゼリー 60ml
牛乳 200ml

| ・昼　605 | 26.3 | 14.6 | 87.7 |
|---|---|---|---|

ご飯 180g
焼き魚甘酢あんかけ（たら 90g）
いんげんのお浸し（いんげん 60g）
菜の花和え（キュウリ 50g, 卵 20g）
ブラマンジェ（いちごあじ 60ml）
ふりかけ

| ・夜　596 | 33.0 | 9.5 | 89.6 |
|---|---|---|---|

ご飯 180g
ポークみそ焼き（ポーク 80g）
中華風煮物（チンゲンサイ 100g, ニンジン 20g, サクラエビ 1g）
湯豆腐（豆腐 130g, 削り節）
洋梨キントン（さつまいも 60g, 洋梨缶 15g）

合計　1790 (kcal)　80.5 (g)　37.1 (g)　270.8 (g)

## 2 慢性肝炎-タンパク質基準食

| | エネルギー | タンパク質 | 脂質 | 糖質 |
|---|---|---|---|---|
| | 1,840kcal | 80g | 50g | 270g |

<ポイント> 高エネルギー，高タンパク質，高ビタミン

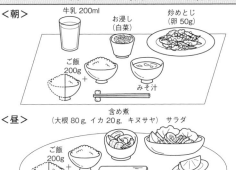

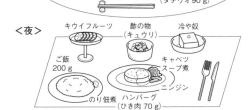

| エネルギー (kcal) | タンパク質 (g) | 脂質 (g) | 糖質 (g) |
|---|---|---|---|
| ・朝　584 | 21.8 | 16.9 | 85.4 |

ご飯 200g
みそ汁（ふ 1g, 長ネギ 20g）
炒めとじ（タマネギ 20g, ミックスベジタブル 30g, 卵 50g）
お浸し（白菜 80g, 糸がき 0.3g）
牛乳 200ml

| ・昼　638 | 30.4 | 16.3 | 88.1 |
|---|---|---|---|

ご飯 200g
塩焼き（タチウオ 90g）
マロニーサラダ（マロニー 10g, レタス 10g, マヨネーズ 13g）
大根含め煮イカ入り（大根 80g, ロールイカ 20g, キヌサヤ 20g）
フルーツ（グレープフルーツ（1/4 コ）100g）

| ・夜　620 | 31.1 | 12.9 | 94.2 |
|---|---|---|---|

ご飯 200g
ハンバーグ（ブタモモ挽き肉 70g, タマネギ 30g, ニンジン 5g, 卵 3g, 牛乳）
ニンジン・キャベツのスープ煮（ニンジン 30g, キャベツ 30g）
キュウリ酢の物（キュウリ 50g, 干しワカメ 2g）
冷や奴（絹豆腐 130g, しょうが 3g）
フルーツ（キウイフルーツ 75g）
低塩のり佃煮 10g

合計　1842 (kcal)　83.3 (g)　46.1 (g)　267.7 (g)

## ③ 脂肪基準食 　脂肪 10g

| エネルギー | タンパク質 | 脂質 | 糖質 |
|---|---|---|---|
| 1,400kcal | 50g | 10g | 280g |

<ポイント>　膵炎などの例では消化をたすけるため粥を主食に。和えもの，蒸しもの，照り焼きなどを使い，油ものをさける。マヨネーズやドレッシングも使わない。

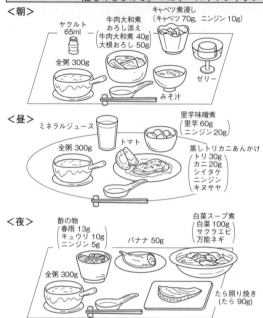

| | エネルギー(kcal) | タンパク質 (g) | 脂質 (g) | 糖質 (g) |
|---|---|---|---|---|
| ・朝 | 532 | 16.8 | 3.8 | 105.4 |

全粥 300g
みそ汁（コマツナ 30g）
牛肉大和煮 40g（大根 40g，牛肉 40g）
キャベツ煮浸し（キャベツ 70g，ニンジン 10g）
ゼリー100ml（粉あめ 10g）
ヤクルト 65ml (g)

| | エネルギー(kcal) | タンパク質 (g) | 脂質 (g) | 糖質 (g) |
|---|---|---|---|---|
| ・昼 | 468 | 17.9 | 2.2 | 92.5 |

全粥 300g
蒸しトリカニあんかけ（トリ 30g，カニ 20g，干しシイタケ 1g，ニンジン 10g キヌサヤ 5g）
里芋味噌煮（里芋 60g，ニンジン 20g）（粉あめ 10g）
トマト 60g
ミネラルジュース 約 150ml

| | エネルギー(kcal) | タンパク質 (g) | 脂質 (g) | 糖質 (g) |
|---|---|---|---|---|
| ・夜 | 407 | 16.0 | 3.7 | 75.5 |

全粥 300g
たら照り焼き（たら 50g）
白菜スープ（白菜 100g，干しサクラエビ 2g）万能ネギ 3g
酢の物（春雨 13g，キュウリ 10g，ニンジン 5g）
フルーツ（バナナ 50g；1/2〜1/3本）

| 合計 | 1407 (kcal) | 50.7 (g) | 9.7 (g) | 273.4 (g) |
|---|---|---|---|---|

## ④ エネルギー基準食 　800kcal

| エネルギー | タンパク質 | 脂質 | 糖質 |
|---|---|---|---|
| 800kcal | 60g | 15g | 105g |

<ポイント>　ごはんの量をおさえる。油を使った揚げものはさける。葉菜，こんにゃく，海そうを利用し，献立の数は少なくしない。

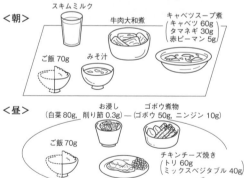
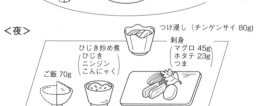

| | エネルギー(kcal) | タンパク質 (g) | 脂質 (g) | 糖質 (g) |
|---|---|---|---|---|
| ・朝 | 278 | 17.8 | 3.2 | 43.3 |

ご飯 70g
みそ汁（コマツナ 30g）
牛肉大和煮
キャベツのスープ煮（キャベツ 40g，タマネギ 30g）赤ピーマン 5g
スキムミルク15g→165ml

| | エネルギー(kcal) | タンパク質 (g) | 脂質 (g) | 糖質 (g) |
|---|---|---|---|---|
| ・昼 | 281 | 22.2 | 3.4 | 42.6 |

ご飯 70g
チキンチーズ焼きミックスベジタブル添え（トリ 60g，ミックスベジタブル 40g）
ゴボウ煮物（ゴボウ 50g，ニンジン 10g）
お浸し（白菜）

| | エネルギー(kcal) | タンパク質 (g) | 脂質 (g) | 糖質 (g) |
|---|---|---|---|---|
| ・夜 | 264 | 23.0 | 4.5 | 36.0 |

ご飯 70g
刺身盛り合わせ（マグロ 40g，ホタテ 23g，つま）
つけ浸し（チンゲンサイ 80g）
ひじき炒め煮（ひじき 8g，ニンジン 20g，こんにゃく 10g）

| 合計 | 823 (kcal) | 63.0 (g) | 11.1 (g) | 121.9 (g) |
|---|---|---|---|---|

## 5　エネルギー基準食 1,200kcal

| | エネルギー | タンパク質 | 脂質 | 糖質 |
|---|---|---|---|---|
| | 1,200kcal | 70g | 30g | 160g |

<ポイント>　脂肪エネルギー比率　26%，3食に上手に配分する

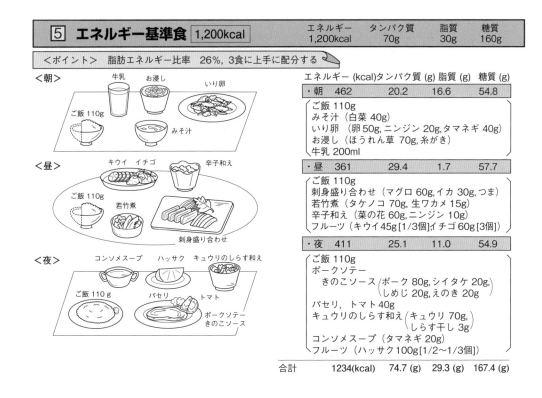

| | エネルギー (kcal) | タンパク質 (g) | 脂質 (g) | 糖質 (g) |
|---|---|---|---|---|
| ・朝 | 462 | 20.2 | 16.6 | 54.8 |

ご飯 110g
みそ汁（白菜 40g）
いり卵　（卵 50g，ニンジン 20g，タマネギ 40g）
お浸し（ほうれん草 70g，糸がき）
牛乳 200ml

| | エネルギー (kcal) | タンパク質 (g) | 脂質 (g) | 糖質 (g) |
|---|---|---|---|---|
| ・昼 | 361 | 29.4 | 1.7 | 57.7 |

ご飯 110g
刺身盛り合わせ（マグロ 60g，イカ 30g，つま）
若竹煮（タケノコ 70g，生ワカメ 15g）
辛子和え（菜の花 60g，ニンジン 10g）
フルーツ（キウイ 45g[1/3個]イチゴ 60g[3個]）

| | エネルギー (kcal) | タンパク質 (g) | 脂質 (g) | 糖質 (g) |
|---|---|---|---|---|
| ・夜 | 411 | 25.1 | 11.0 | 54.9 |

ご飯 110g
ポークソテー
　きのこソース（ポーク 80g，シイタケ 20g，しめじ 20g，えのき 20g）
パセリ，トマト 40g
キュウリのしらす和え（キュウリ 70g，しらす干し 3g）
コンソメスープ（タマネギ 20g）
フルーツ（ハッサク 100g[1/2〜1/3個]）

| 合計 | 1234(kcal) | 74.7 (g) | 29.3 (g) | 167.4 (g) |
|---|---|---|---|---|

## 6　高血圧-エネルギー基準食

| | エネルギー | タンパク質 | 脂質 | 糖質 | NaCl |
|---|---|---|---|---|---|
| | 1,840kcal | 80g | 50g | 270g | 7g |

<ポイント>　塩味を減らし，代わりにからし味，香ばしさ，マヨネーズ味を利用。

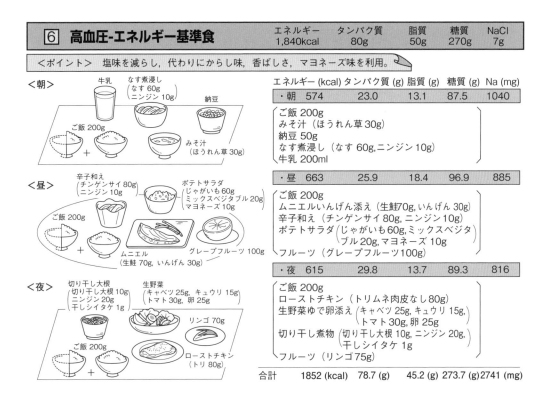

| | エネルギー (kcal) | タンパク質 (g) | 脂質 (g) | 糖質 (g) | Na (mg) |
|---|---|---|---|---|---|
| ・朝 | 574 | 23.0 | 13.1 | 87.5 | 1040 |

ご飯 200g
みそ汁（ほうれん草 30g）
納豆 50g
なす煮浸し（なす 60g，ニンジン 10g）
牛乳 200ml

| | エネルギー (kcal) | タンパク質 (g) | 脂質 (g) | 糖質 (g) | Na (mg) |
|---|---|---|---|---|---|
| ・昼 | 663 | 25.9 | 18.4 | 96.9 | 885 |

ご飯 200g
ムニエルいんげん添え（生鮭 70g，いんげん 30g）
辛子和え（チンゲンサイ 80g，ニンジン 10g）
ポテトサラダ（じゃがいも 60g，ミックスベジタブル 20g，マヨネーズ 10g）
フルーツ（グレープフルーツ 100g）

| | エネルギー (kcal) | タンパク質 (g) | 脂質 (g) | 糖質 (g) | Na (mg) |
|---|---|---|---|---|---|
| ・夜 | 615 | 29.8 | 13.7 | 89.3 | 816 |

ご飯 200g
ローストチキン（トリムネ肉皮なし 80g）
生野菜ゆで卵添え（キャベツ 25g，キュウリ 15g，トマト 30g，卵 25g）
切り干し煮物（切り干し大根 10g，ニンジン 20g，干しシイタケ 1g）
フルーツ（リンゴ 75g）

| 合計 | 1852 (kcal) | 78.7 (g) | 45.2 (g) | 273.7 (g) | 2741 (mg) |
|---|---|---|---|---|---|

## 7 高脂血症IIa, IIb　脂肪基準食 低コレステロール

| エネルギー | タンパク質 | 脂質 | 糖質 |
|---|---|---|---|
| 1,600kcal | 70g | 50g | 215g |

| コレステロール | P/S比 |
|---|---|
| 94mg/day | 1〜1.5 |

<ポイント>　脂肪の量よりも質を考える（コレステロールをとりすぎない，植物性脂肪をとる）。

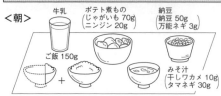

| | エネルギー (kcal) | タンパク質 (g) | 脂質 (g) | 糖質 (g) |
|---|---|---|---|---|
| ・朝 | 549 | 21.9 | 12.9 | 83.5 |

ご飯150g
みそ汁（干しワカメ 1g，タマネギ 30g）
納豆（納豆50g，万能ネギ 3g）
ポテト煮もの（じゃがいも 70g，ニンジン 20g）
牛乳200ml

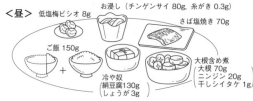

| | エネルギー (kcal) | タンパク質 (g) | 脂質 (g) | 糖質 (g) |
|---|---|---|---|---|
| ・昼 | 518 | 27.5 | 16.9 | 60.1 |

ご飯150g
塩焼き（さば 70g）
大根含め煮（大根 70g，ニンジン 20g，干しシイタケ 1g）
お浸し（チンゲンサイ 80g，糸がき 0.3g）
冷や奴（絹豆腐130g，しょうが 3g）
低塩梅ビシオ 8g

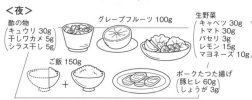

| | エネルギー (kcal) | タンパク質 (g) | 脂質 (g) | 糖質 (g) |
|---|---|---|---|---|
| ・夜 | 546 | 21.9 | 19.1 | 70.0 |

ご飯150g
ポーク竜田揚げ（豚ヒレ60g）
生野菜（キャベツ 30g，トマト 30g，パセリ 3g，レモン 15g，マヨネーズ 10g）
酢の物（キュウリ 30g，干しワカメ 2g，シラス干し 5g）
フルーツ（グレープフルーツ100g）

| 合計 | 1613 (kcal) | 71.3 (g) | 48.9 (g) | 213.6 (g) |
|---|---|---|---|---|

## 8 タンパク質基準食 タンパク質 30g

| エネルギー | タンパク質 | 脂質 | 糖質 | NaCl |
|---|---|---|---|---|
| 1,600kcal | 30g | 50g | 260g | 6g |

<ポイント>　ミルクティーには粉あめ，生クリーム，MCTパウダーを使う。パインジュースにも粉あめ。
おやつは"低タンパクシャーベット"。揚げもの，マヨネーズOK。

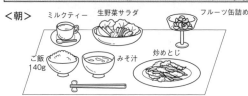

| | エネルギー (kcal) | タンパク質 (g) | 脂質 (g) | 糖質 (g) |
|---|---|---|---|---|
| ・朝 | 545 | 10.2 | 19.2 | 80.2 |

ご飯140g
みそ汁（白菜 30g）
生野菜サラダ（レタス 20g，キュウリ 20g，トマト30g，マヨネーズ）
炒めとじ（タマネギ 20g，ニンジン 5g，卵 25g）
フルーツ缶詰め（みかん 60g）
ミルクティー（粉あめ 20g，生クリーム 5g，MCTパウダー 5g）

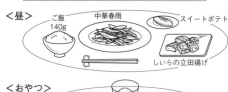

| | エネルギー (kcal) | タンパク質 (g) | 脂質 (g) | 糖質 (g) |
|---|---|---|---|---|
| ・昼 | 527 | 12.1 | 13.3 | 85.9 |

ご飯 140g
しいら竜田揚げ（しいら 30g）
中華春雨（春雨 10g，キュウリ 10g，ニンジン 5g）
スイートポテト（さつまいも 70g，生クリーム 10g，砂糖 5g）

・おやつ

シャーベット（低タンパク質）120〜140ml

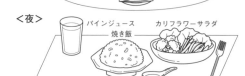

| | エネルギー (kcal) | タンパク質 (g) | 脂質 (g) | 糖質 (g) |
|---|---|---|---|---|
| ・夜 | 555 | 10.1 | 18.6 | 86.6 |

焼き飯140g（米飯 140g，タマネギ 40g，ピーマン 10g，コーン 15g，ブタモモ肉 15g）
カリフラワーサラダ（カリフラワー 60g，黄ピーマン 10g，ニンジン 5g，サニーレタス 10g）
パインジュース（粉あめ入り 約150ml）

| 合計 | 1627 (kcal) | 32.4 (g) | 51.1 (g) | 252.7 (g) |
|---|---|---|---|---|

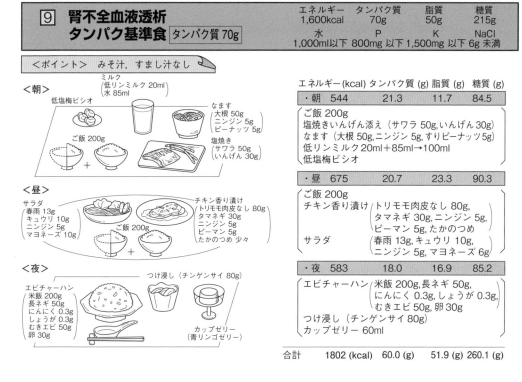

| ⑨ | 腎不全血液透析<br>タンパク基準食 タンパク質70g | エネルギー<br>1,600kcal | タンパク質<br>70g | 脂質<br>50g | 糖質<br>215g |
| --- | --- | --- | --- | --- | --- |
| | | 水<br>1,000ml以下 | P<br>800mg 以下 | K<br>1,500mg 以下 | NaCl<br>6g 未満 |

**＜ポイント＞ みそ汁，すまし汁なし**

| | エネルギー(kcal) | タンパク質 (g) | 脂質 (g) | 糖質 (g) |
| --- | --- | --- | --- | --- |
| ・朝 | 544 | 21.3 | 11.7 | 84.5 |

ご飯 200g
塩焼きいんげん添え（サワラ 50g, いんげん 30g）
なます（大根 50g, ニンジン 5g, すりピーナッツ 5g）
低リンミルク20ml＋85ml→100ml
低塩梅ビシオ

| | エネルギー(kcal) | タンパク質 (g) | 脂質 (g) | 糖質 (g) |
| --- | --- | --- | --- | --- |
| ・昼 | 675 | 20.7 | 23.3 | 90.3 |

ご飯 200g
チキン香り漬け（トリモモ肉皮なし 80g, タマネギ 30g, ニンジン 5g, ピーマン 5g, たかのつめ）
サラダ（春雨 13g, キュウリ 10g, ニンジン 5g, マヨネーズ 6g）

| | エネルギー(kcal) | タンパク質 (g) | 脂質 (g) | 糖質 (g) |
| --- | --- | --- | --- | --- |
| ・夜 | 583 | 18.0 | 16.9 | 85.2 |

エビチャーハン（米飯 200g, 長ネギ 50g, にんにく 0.3g, しょうが 0.3g, むきエビ 50g, 卵 30g）
つけ浸し（チンゲンサイ 80g）
カップゼリー 60ml

| 合計 | 1802 (kcal) | 60.0 (g) | 51.9 (g) | 260.1 (g) |
| --- | --- | --- | --- | --- |

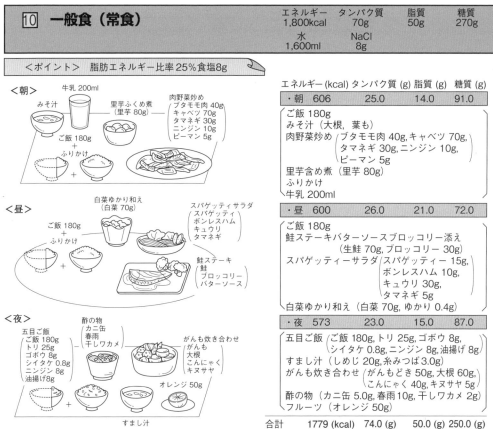

| ⑩ | 一般食（常食） | エネルギー<br>1,800kcal | タンパク質<br>70g | 脂質<br>50g | 糖質<br>270g |
| --- | --- | --- | --- | --- | --- |
| | | 水<br>1,600ml | | NaCl<br>8g | |

**＜ポイント＞ 脂肪エネルギー比率25％食塩8g**

| | エネルギー(kcal) | タンパク質 (g) | 脂質 (g) | 糖質 (g) |
| --- | --- | --- | --- | --- |
| ・朝 | 606 | 25.0 | 14.0 | 91.0 |

ご飯 180g
みそ汁（大根，葉も）
肉野菜炒め（ブタモモ肉 40g, キャベツ 70g, タマネギ 30g, ニンジン 10g, ピーマン 5g）
里芋含め煮（里芋 80g）
ふりかけ
牛乳 200ml

| | エネルギー(kcal) | タンパク質 (g) | 脂質 (g) | 糖質 (g) |
| --- | --- | --- | --- | --- |
| ・昼 | 600 | 26.0 | 21.0 | 72.0 |

ご飯 180g
鮭ステーキバターソースブロッコリー添え（生鮭 70g, ブロッコリー 30g）
スパゲッティーサラダ（スパゲッティー 15g, ボンレスハム 10g, キュウリ 30g, タマネギ 5g）
白菜ゆかり和え（白菜 70g, ゆかり 0.4g）

| | エネルギー(kcal) | タンパク質 (g) | 脂質 (g) | 糖質 (g) |
| --- | --- | --- | --- | --- |
| ・夜 | 573 | 23.0 | 15.0 | 87.0 |

五目ご飯（ご飯 180g, トリ 25g, ゴボウ 8g, シイタケ 0.8g, ニンジン 8g, 油揚げ 8g）
すまし汁（しめじ 20g, 糸みつば 3.0g）
がんも炊き合わせ（がんもどき 50g, 大根 60g, こんにゃく 40g, キヌサヤ 5g）
酢の物（カニ缶 5.0g, 春雨 10g, 干しワカメ 2g）
フルーツ（オレンジ 50g）

| 合計 | 1779 (kcal) | 74.0 (g) | 50.0 (g) | 250.0 (g) |
| --- | --- | --- | --- | --- |

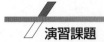

## 演習課題

● 2 型糖尿病時の栄養管理の基本について，次の文中の（　）内に正しい言葉あるいは数値を入れよ。

1. 1 日の摂取エネルギー量の算出は理想体重 1 kg 当たり（①　　）kcal を基準とする。

2. 肥満により（②　　）が増す場合が多いので，適正体重を維持することが望ましい。運動は（②　　）の改善に有効である。

3. 脂肪摂取については（③　　）が過剰にならないようにしたい，そのためにも（④　　）をとりすぎないように注意する。

4. 食事療法と同時に，適度な（⑤　　）も必要である。

5. 糖尿病治療のための食品交換表ではエネルギーの 1 単位を（⑥　　）kcal と決めている。


● 次の文の（　）内に正しい言葉あるいは数値を入れよ。

1. 肝硬変症で腹水や浮腫のある患者には（⑦　　）を制限する。

2. 肝不全になると，血中の（⑧　　）濃度が高くなる。

3. クレアチニンクリアランスを求めるためには（⑨　　）（⑩　　）（⑪　　）などの値が必要である。

4. 腎疾患では三大栄養素のうち（⑫　　）の摂取量を，腎機能や症状に応じて適切に制限することが重要である。もちろん食塩の摂取量も，症状に応じて制限する。急性腎不全で尿量が（⑬　　）場合は，カリウム制限も必要になる。

5. 慢性腎不全患者ではエリスロポエチン産生が低下すると，（⑭　　）になる。

6. 腎機能が低下すると，血清クレアチニンの値は上昇し，たとえば糖尿病腎症第 4 期，腎不全期では（⑮　　）になる。

7. 脂質異常症（高脂血症）は（⑯　　）の引き金になり，生活習慣病（成人病）の予防のためには避けなければならない。

8. 2 型糖尿病と比較し 1 型糖尿病は，発症の初期から急激な（⑰　　）を起こすことが多い。


● 高尿酸血症および痛風について，次の文の（　）内に正しい言葉を入れよ。

1. 高尿酸血症に用いる治療薬の一つである（⑱　　）は，プリン代謝の酵素であるキサンチンオキシダーゼの活性を（⑲　　）することにより尿酸の生成を（⑳　　）する。

2. コルヒチンは，（㉑　　）の緩衝作用がある。

3. 高尿酸血症の患者には十分な（㉒　　）の摂取を勧める。

●本章で学んだ薬剤に関連する問題である。次の文の（　　）内に正しい言葉を入れよ。

1. グレープフルーツ摂取により，（㉓　　）の働きが阻害される。
2. 降圧薬である（㉔　　）を服用時にグレープフルーツを摂取することで，薬の効果が増強することがある。
3. （㉕　　）はワルファリンの作用を阻害する。
4. HMGCoA 阻害剤（スタチン）は，（㉖　　）合成の阻害薬である。
5. NSAIDs とは（㉗　　）という意味である。

●高血圧症について，次の文の（　　）内のうち，正しい数値または言葉を選べ。

1. 高齢者(75歳以上)の降圧目標値は，収縮期血圧（㉘　130，140，150）mmHg，拡張期血圧（㉙　85，90，95，100）mmHg である。
2. 高血圧の治療に用いられる薬剤には（㉚　カルシウム拮抗薬，止瀉薬，消炎鎮痛剤，ACE 阻害薬，アンジオテンシン II 受容体拮抗薬，抗菌薬，利尿薬）などがある。※4つ選べ。

●鉄について，正しい文章を2つ選べ。（㉛　　）

1. 鉄欠乏性貧血は，鉄剤を服用すると貯蔵鉄量がすみやかに回復する。
2. 体内の貯蔵鉄を貯えておくためには，肉や野菜を偏食せずに食べるようにする。
3. 鉄欠乏時には，消化管での鉄の吸収率が良くなる。

●次の文の（　　）内に正しい言葉あるいは数値を入れよ。

1. 消化管出血が持続すると（㉜　　）を招き，貧血状態を増悪させる。
2. COPD とは（㉝　　）のことである。長期間の（㉞　　）習慣が最大の要因と考えられている。

（解答は p.266）

# 第11章

# 栄養サポート

【学習目標】

1. 栄養管理の進め方と，連携する多くの専門職種について理解を深める。
2. からだづくりに役立つ栄養サポートの実践について考える。
3. スポーツの場で役立つ栄養サポートの企画力を養う。
4. 多様な情報から，正しい健康情報や栄養情報を選択できる基礎力を養う。

## ① 医療に必要な栄養サポート

### ⓐ 栄養アセスメントと栄養ケアプロセス（NCP）

　　病院における食事提供は入院患者の治療の一環である。2000（平成12）年改正の栄養士法では管理栄養士の業務としての傷病者への栄養指導が位置づけられ，法的にも臨床の場における栄養士業務の重要性が明確にされた。

　　管理栄養士は医師などさまざまな専門の医療従事者とともに，ベッドサイドへ行き，入院患者のスクリーニング，栄養アセスメント（栄養評価）を行い，栄養管理計画書（プラン）を作成し，栄養ケアマネジメントを担う。傷病者やクライアント，あるいは広く対象者の栄養状態をアセスメントし，栄養ケアを企画立案・遂行し，栄養ケアプロセス（NCP）を担う。常にそれを評価し，見直しを重ね，フィードバックを繰り返し，より良い状態へもっていく。高リスク患者は，医師，看護師，管理栄養士，薬剤師などにより構成されるNST（栄養サポートチーム）で，体系的な栄養管理を行う。

### ⓑ NST（栄養サポートチーム）と栄養管理業務

#### ▶▶ 1　栄養管理とチーム医療

　　医療技術の発達と高度化により，医療は医師を中心に医療にかかわる多くの専門職が分担して支えるようになってきた。それぞれの領域の医療関連行為を

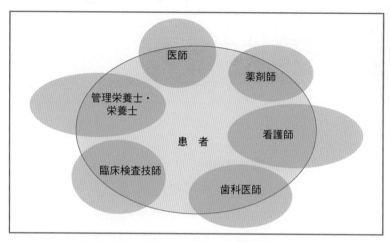

**図 11-1　NST（nutrition support team）**
それぞれの医療機関の特色に応じた職種のメンバーで構成することが望ましい。臨床心理士，言語聴覚士理学療法士など，上記以外にもさまざまな医療関連の職域の連携がより効果を高める。

**表 11-1　NST の主な役割**

- 栄養アセスメントにより，栄養管理の必要性を判定する。
- 栄養管理の適否を判定する。
- 望ましい栄養管理の方法を企画・提案する。
- 栄養管理に起因する合併症の予防，早期発見，治療に携わる。
- 栄養管理に必要な資材の管理を行う。

機能的・効果的に実施するための医療職種の連携が欠かせなくなったのである。

近年，栄養管理に関しても，管理栄養士と医師・看護師を中心とした専門職種の連携するチーム，NST（栄養サポートチーム）が各地で立ち上げられている。医師，管理栄養士（栄養士），歯科医師，看護師，保健師，薬剤師，理学療法士などにより構成されたチームの回診や症例検討により，適正な栄養管理を行うことで，治療効果の促進をめざすシステムである（図 11-1，表 11-1）。

## 2　栄養管理業務

医療における栄養管理の重要性が認められるようになり，2006（平成 18 年）年の診療報酬の改定で初めて，医療保険制度による入院基本料における特別食加算や，栄養管理実施加算などが設けられた（表 11-2）。その後「栄養サポートチーム加算」（2010 年），「糖尿病透析予防指導料」（2012 年）などが次々と新設されてきた。なお 2005（平成 17）年度までの入院時食事療養制度は，1994（平成 6）年以前の基準給食制度が平成 6 年に改正されたものであった。

表 11-2　初めて加算が認められた項目の例

2006 年

| 加 算 項 目 | 概　　　　　要 | 加 算 額 |
|---|---|---|
| 特別食加算 | 疾病に応じた治療食の提供<br>腎臓食，肝臓食，糖尿病食，胃潰瘍食，貧血食，膵臓食，脂質異常症食，痛風食，フェニルケトン尿食，無菌食，検査食など | 76 円/1 食* |
| 栄養管理実施加算 | | 12 点（120 円）** |

*特別食加算は 1 日 350 円であったが，1 食 76 円として，1 食単位で計算するよう改められた。
**栄養管理加算は初めて設けられた，しかし平成 24 年度改定で NST 加算に包括されることに変更された。
※「平成 18 年度改訂」：入院時食事療養費は 1 日 1,920 円で，1 日の合計額は従来と同額で，変更されなかったが，計算は 1 食 640 円として 1 食単位で行うように改められた。

　食事は医療の一環として提供されるべきものであるとされ，栄養管理業務は管理栄養士のみが行える業務である。また，栄養食事指導は療養のために必要な栄養の指導を行ったときに栄養食事指導料が算定できるものとされている。栄養食事指導には，外来栄養食事指導，入院栄養食事指導，集団栄養食事指導，在宅患者訪問栄養食事指導などがある。

　2018（平成 30）年度診療報酬では，外来栄養食事指導料は初回 260 点，2 回目以降 200 点，集団栄養指導料 80 点であるが，その算定には対象者の条件や 1 回の対象者数，実施する回数や時間（初回は 30 分以上，2 回目以降は概ね 20 分以上）など詳細が規定されている。診療報酬の詳細は，2 年ごとに行われる医療保険制度の見直しの度に改訂されており，加算点数は固定したものではない。なお、2018（平成 30）年度は 6 年に 1 度の，2 年ごとに改訂される診療報酬と 3 年ごとに改訂される介護報酬の同時改定の年となり，診療報酬改定で栄養サポートチーム加算における専従要件の緩和や，介護報酬改定では栄養スクリーニング加算や低栄養リスク加算の新設などがあった。

 **3　クリティカルパス**

　クリティカルパスとは，疾病別や処置別に作る標準的な診療計画書である。ある疾病の患者が入院した場合，医師，看護師，管理栄養士などの役割分担が明確に示され，それぞれが何をどの時点で行うか，一定の標準化されたプログラムとして記載される。期待される成果や目標も明記される。医療チームのメンバー全員で作る。患者の入院から退院までのどのような時期にどのような医療を行えば，質の高い医療サービスを最小のコストで提供することができるかを示す手順書でもある。クリティカルパスによって，栄養療法を含む治療スケジュール全体をわかりやすく患者に示すことが可能となる。

注）クリティカルパスという言葉自体は，もともとは産業現場における工程短縮とコスト削減のための技法であった。クリニカルパスと呼ぶ医療機関もある。

**4**　コンプライアンスとアドヒアランス

　栄養サポートを受ける際，その効果が発揮されるか否かは当事者の理解や取り組む姿勢も重要な要素となる。栄養指導や服薬指導の指示やアドバイスを良く理解したうえで，自主的かつ積極的に遵守することを，アドヒアランスという。それに対しコンプラアンスとは，指示されたことを指示どおりにどちらかといえば受動的に遵守することをいう。

注）遵守とは，規則や法律などに従い，それを守ること。順守と書かれる場合もある。各種の法令遵守（または順守）というときにも用いられる。

## ❷ からだづくりに必要な栄養サポート

### ⓐ 子どものからだづくり

　子どものからだづくりの基本はからだの成長に必要な栄養素と，からだのもつさまざまな機能の発達に必要な栄養素をとることである。第4章および第7章でも述べたが，栄養素やエネルギーの必要量は体重当たりに換算すると成人に比較し子どもの方が著しく高い。

　子どもの成長は，からだと心が二人三脚のように調和して成長することが望ましい。食育の推進が唱えられている（第7章）。心身ともに健康な子どもが育つためには，家庭での日頃のからだづくりにとどまらず，学校，地域社会での栄養サポートの仕組みを機能させることが今後ますます重要となるであろう。

　子どもたちの望ましい成長のためにはスポーツ活動がよい効果をもたらす。ただし，そのためには科学的な根拠に基づいた栄養サポートが必要である。医療の場と同じようにいくつかの役割を分担する職種でサポートチームを形成し，種目に応じたトレーニングとともに栄養サポートを含むサポートを行うのが効果的である。

### ⓑ 働き盛りの健康づくり

　成人では生活習慣病が問題にされるようになった頃から，その防止のための3つの大きな柱は「食事・運動・休養」であると言われている。1980年代に掲げられた最初の「食生活指針」（1985［昭和60］年）（第7章参照）は，あらゆる対象者に対する基本的な啓蒙であった。それが行き渡ると，次はさらに具体的な指針「対象特性別の健康づくりのための食生活指針」（1990［平成2］年）へと発展した。

　従来，「働き盛りの成人」と称される対象者は家族の柱となる働き盛りの男性を意味することが多かった。しかし実際にはそのような男性ばかりでなく，働き盛りの女性，単身生活者の男性または女性，などいくつかの異なる特性を持つ集団が混ざっている。それらの集団はさまざまな生活様式（ライフスタイル）を持つ個人から構成されている。たとえば勤務体系が，朝から夕方までの8時間という生活リズムが整った場合や，夜間の勤務であったり交代制の勤務のため生活リズムの調整が困難な場合など，一様でない。

　食生活に関しても，日常的に外食や会食の機会が多いか否か，さらに運動を好む行動パターンか，ほとんどからだを動かさないか，また十分な休養がとれているかいないか，などさまざまな状況の生活パターンがある。

　食生活の改善には，第7章に紹介した新しい「食生活指針」（第7章 表7-12）が参考になる。健康づくりの継続には十分な理解を伴う動機づけと，達成可能な目標設定が重要である。さらに，定期的な健康診断を忘れないことも健康づくりの基礎となる。

# ③　スポーツ選手に必要な栄養サポート

## ⓐ スポーツ栄養学

　現代では栄養素およびエネルギーの過剰摂取による弊害が目立っている。そのため，栄養素の過剰摂取に対する警告が重視されるようになってきた。しかし，エネルギーや栄養素のさらなる摂取が必要とされる場面も忘れてはならない。その一つが運動時である。

　一般的に「スポーツ栄養学」と呼ばれる分野は，競技スポーツを対象としている。競技種目の特性を理解すること，運動生理学を熟知することが求められている。この分野は，20世紀に入ってから研究が進められたものである。トレーニングや技術の向上に加え，より高い競技力を得るための方法としてドイツやアメリカを中心に盛んに研究が行われている。

　その結果，高糖質食をとったほうが持久性運動に明らかに有利であることがわかった。さらに糖質のとり方についての研究も進められ，各種競技の記録向上に貢献している。

## ⓑ スポーツ選手

### ▶▶ 1 食　　事

　スポーツ選手はいったいどれくらい，エネルギーを使っているのだろうか。激しいスポーツは消費エネルギーも多い（図11-2，図11-3）。成長期にスポーツを継続するには，種目や体格にもよるがかなりの高エネルギーを必要とする。例として3,500 kcal, 4,500 kcalの1日分の献立を紹介する（p265）。見てわかるとおり，かなりのボリュームとなり，1日に3度の食事で摂取することは容易ではない。

　困難なようであれば，3食の他に間食を取り入れることで解決を図ればよい。この場合，間食とはおやつというより食事の一種（補食）としてとらえる。

　たとえば具入りのおにぎりと副食，具だくさんの麺類などが実用的である。軽い間食でもスナック菓子などは避ける。なるべく単品は避け，ぶどうパンと牛乳，バナナヨーグルトなどとする。

　またスポーツ栄養学においては，筋肉量を増加させる場合，付加エネルギー量のうち10〜15％をタンパク質として補うとよいといわれている。たとえば500 kcalを増やす場合，50〜70 kcal（タンパク質1 g＝4 kcalであるからタンパク質量としては12〜19 g）をタンパク質で，あとを脂質と糖質で補うとよい。さらに，女子選手の場合は鉄欠乏性貧血が発生しやすいことが知られているため，十分なエネルギーと各種栄養素，特に鉄の摂取を心がけることが重要である。

### ▶▶ 2 スポーツ心臓

　運動時には筋肉の収縮や弛緩に必要なエネルギーを持続的に供給するために，酸素と栄養素を十分に供給する必要がある。そのため，換気量は安静時の20倍，心拍出量は7倍にもなる。そのような運動を繰り返すうちに，呼吸機能・心機能は上昇し，酸素摂取効率が良くなる。スポーツ心臓とは，運動により体積が大きくなって1回の拍出量が増え，心拍数が少なくなっている心臓のことである。

## ⓒ アスリートのための献立例

　p262に例を挙げた。

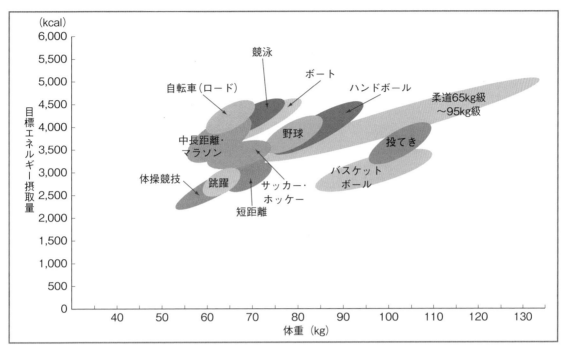

図 11-2　男性アスリートの競技種目別目標エネルギー摂取量

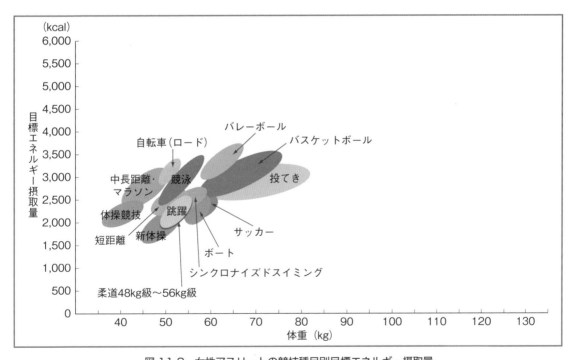

図 11-3　女性アスリートの競技種目別目標エネルギー摂取量

（図 11-2, 3, 右の献立例 2 例とも　小林修平, 樋口　満 編著：アスリートのための栄養・食事ガイド, 第一出版, 2014 より）

## アスリートの3,500kcalの献立例〈貧血予防・改善〉

<ポイント> 激しいトレーニングを乗りきれるよう, 貧血の予防・改善のため鉄分の多い食品を組み合わせた。

<朝>

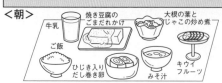

ご飯（米160g）
みそ汁（しじみ20g）
ひじき入りだし巻き卵（卵50g）
焼き豆腐のごまだれかけ（焼き豆腐50g）
大根の葉とじゃこの炒め煮
牛乳 200g
キウイフルーツ 40g

<昼>

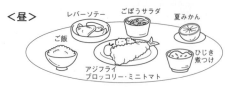

ご飯（米160g）
あじフライ（あじ60g）
　ブロッコリー・ミニトマト
レバーソテー（レバー50g）
ごぼうサラダ（ごぼう50g）
ひじき煮つけ
夏みかん 100g

<間食>

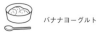

<夜>

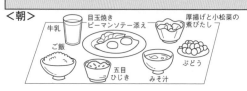

ご飯（米160g）
グリーンピースのポタージュ
牛もも肉の香味焼き（牛もも肉120g）
　にんじん・ほうれん草・コーン添え
野菜サラダ
グレープフルーツ 100g

## アスリートの4,500kcalの献立例〈激しいトレーニング期の栄養補給〉

<ポイント>　男性の強化合宿や激しいトレーニング期, また, ボールゲームなどの体の大きな選手向きの献立例

<朝>

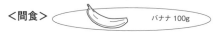

ご飯（米200g）
みそ汁（かぶ60g）
目玉焼き　ピーマンソテー添え（卵100g）
厚揚げと小松菜の煮びたし（厚揚げ80g）
五目ひじき
ぶどう 80g
牛乳 200g

<間食>

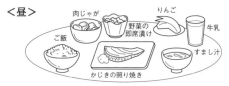

<昼>

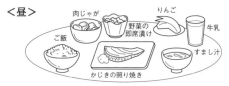

桜えびとしそのご飯（米200g）
すまし汁（えのきたけ・ねぎ）
かじきの照り焼き　おろし添え（かじき80g）
肉じゃが（じゃがいも200g, 牛もも肉50g）
野菜の即席漬け 72g
りんご 80g
牛乳 200g

<間食>

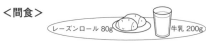

<夜>

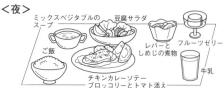

ご飯（米200g）
スープ（ミックスベジタブル）
チキンカレーソテー
　ブロッコリーとトマト添え（トリ胸肉120g）
レバーとしめじの煮物（レバー50g）
豆腐サラダ（木綿豆腐50g）
フルーツゼリー
牛乳 200g

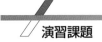

## 演習課題

●次の文の（　　）内に正しい言葉あるいは数値を入れよ。

1. クリティカルパスは横軸を（①　　　）とし縦軸にケアカテゴリーを記載したもので，（②　　　）で作成する。

2. 2006年の医療保険制度の改定で，栄養管理業務の実行に対する（③　　　）が初めて認められるようになった。

3. 褥創の好発部位は（④　　　）で，治療は圧迫の除去を行う。※2つ挙げる。なおNST活動による（⑤　　　）の回避で褥瘡の発生軽減が期待できる。

4. 成長期やスポーツ選手など，消費エネルギー量が極端に高値の場合は1日3食のみに依存せず（⑥　　　）を有効にとりいれるとよい。

●次の文の（　　）内に正しい言葉を入れよ。

1. （⑦　　　）のメンバーを構成する専門職には看護師，医師の他に，状況によりいろいろあるが薬剤師，理学療法士，言語聴覚士，歯科医師などが挙げられる。

2. わが国の医療保険制度における（⑧　　　）の点数は，3年ごとに改訂されてきた。

3. コンプライアンスとは，服薬指導や栄養指導に関して用いられる指示を守るという意味である。日本語では（⑨　　　）と書く。※ルビをつけよ。

（解答はp.266）

# 各章末の演習課題解答

## ●第1章
①不飽和脂肪酸
②飽和脂肪酸
③約16％
④IgE抗体
⑤牛乳
⑥チーズ
⑦小魚
⑧緑黄色野菜
⑨食物繊維
⑩増す
⑪デンプン
⑫タンパク質
⑬18
⑭窒素タンパク質換算
⑮可食部
⑯乳化
⑰オボアルブミン
⑱カゼイン
⑲加工乳
⑳α化
㉑変性
㉒585 mg

解説：$230 \times \dfrac{(23+35.5)}{23}$

## ●第2章
①吸収
②デンプン
③タンパク質
④脂肪
⑤消化酵素
⑥分解（消化）
⑦栄養素
⑧吸収
⑨グルコース
⑩アミラーゼ
⑪マルトース
⑫グルコース
⑬唾液・膵液
⑭グルコース
⑮80 mg/dL
⑯インスリン
⑰グルカゴン
⑱アドレナリン（エピネフリン）
⑲成長ホルモン
⑳消化管
㉑肝臓
㉒肝臓
㉓体温，呼吸数，心拍数，血圧
㉔門脈

## ●第3章
①食物
②必須アミノ酸
③尿素
④カルシウム
⑤活性型ビタミンD
⑥肝臓
⑦腎臓
⑧25
⑨HMGCoAリダクターゼ
　　または　HMGCoA還元酵素
⑩コレステロール
⑪コレステロール
⑫プリン塩基
⑬グルコース
⑭マルターゼ
⑮グルコース
⑯ガラクトース
⑰ラクターゼ
⑱スクラーゼ
⑲グルコース
⑳フルクトース
㉑ペプシン
㉒トリプシン
㉓キモトリプシン
㉔ペプチダーゼ
㉕脂肪酸
㉖モノアシルグリセリド
㉗門脈
㉘リンパ
㉙不飽和脂肪酸
㉚飽和脂肪酸
㉛多価不飽和脂肪酸
㉜飽和脂肪酸
㉝n-3系列
㉞n-6系列
㉟高くなる
㊱チアミン二リン酸
㊲ビタミン$B_1$
㊳カリウム
㊴ナトリウム
㊵ガラクトース
㊶乳糖
㊷高値

## ●第4章
①低下
②高い
③フレイル
④フェニルケトン尿症，
　メープルシロップ尿症
⑤判定できる
⑥食物繊維
⑦7.5 g未満
⑧6.5 g未満
⑨65
⑩74
⑪75
⑫塩味
⑬80％
⑭，⑮高血圧，タンパク尿（順不同）
⑯メープルシロップ尿症
⑰乳糖除去ミルク
⑱2 mg/dL
⑲末梢血中
⑳フェニルアラニン
㉑3カ月
㉒フェニルアラニン
㉓小松菜，ほうれんそう，パセリ
㉔200
㉕240

## ●第5章
①約6割
②低い
③物理的燃焼価
④生理的燃焼価
⑤RQ
⑥1.0
⑦RMR
⑧食事誘発性体熱産生または
　特異動的作用
⑨4.2
⑩約9,200kJ（キロジュール）
　解説：2,200×4.184≒9,200
⑪安静時代謝量
⑫20分間
⑬約63 kcal
⑭約74 kcal

## ●第6章
①推定平均必要量
②利用効率
③推奨量
④20〜30％エネルギー
⑤21 g以上
⑥18 g以上
⑦耐容上限量

⑧, ⑨$B_1$, $B_2$（順不同）
⑩ビタミン$B_1$, ビタミン$B_2$,
　ナイアシン
⑪ビタミン$B_6$
⑫神経管閉鎖障害
⑬推定平均必要量 EAR
⑭推奨量 RDA
⑮目安量 AI
⑯目標量 DG

●第7章
①悪性新生物
②心疾患
③脳血管疾患
④7.5 g 未満
⑤6.5 g 未満
⑥6 g 未満
⑦禁煙
⑧適正
⑨食事量
⑩21 世紀における国民健康づくり
　運動
⑪生活習慣か生活習慣病
⑫食生活・栄養
⑬「健康日本 21（第二次）」
⑭エクササイズ
⑮1.05×体重

●第8章
①AST（GOT），ALT（GPT）
②糖尿病
③1 カ月
④アセト酢酸，$\beta$ヒドロキシ酪酸，
　アセトン
⑤, ⑥糖尿病，飢餓状態（順不同）
⑦クワシオルコル
⑧マラスムス
⑨赤血球数，ヘマトクリット，ヘモ
　グロビン濃度
⑩$60 \div (1.6)^2 = 23.4$　BMI は 23.4

⑪筋肉量
⑫0.6～1.3 mg/dL
⑬0.5～1.0 mg/dL
⑭75～100
⑮75～100
⑯17～23 日
⑰2～3 日
⑱プレアルブミン
⑲低栄養
⑳予後良好

●第9章
①医師
②食事箋
③栄養士（管理栄養士）
④, ⑤経腸栄養法，経静脈栄養法
　（順不同）
⑥残渣
⑦ビタミン$B_1$欠乏性アシドーシス
⑧ビタミン$B_1$（チアミン）
⑨亜鉛
⑩微量元素（ミクロミネラル）
⑪高カロリー輸液
⑫ビタミン$B_1$欠乏
⑬50～60 mL
⑭家庭でも実施できる
⑮低ナトリウム血症
⑯投与できる
⑰委縮
⑱5 %グルコース，0.9 %NaCl 溶液
⑲亢進する

●第10章
①25～30
②インスリン抵抗性
③飽和脂肪酸
④動物性脂肪
⑤運動
⑥80
⑦ナトリウム（食塩）

⑧アンモニア
⑨, ⑩, ⑪尿中クレアチニン濃度，
　血清クレアチニン濃度，一日尿量
　（順不同）
⑫タンパク質
⑬少ない
⑭貧血
⑮2～8 mg/dL
⑯動脈硬化症
⑰ケトアシドーシス
⑱アロプリノール
⑲阻害
⑳抑制
㉑痛風発作
㉒水分
㉓薬物解毒酵素
㉔カルシウム拮抗薬
㉕ビタミン K
㉖コレステロール
㉗非ステロイド消炎鎮痛薬
㉘140
㉙90
㉚カルシウム拮抗薬，ACE 阻害薬，
　アンジオテンシンII受容体拮抗薬，
　利尿薬
㉛2 と 3
㉜鉄欠乏
㉝慢性閉塞性肺疾患
㉞喫煙

●第11章
①時間軸
②医療チーム全員
③栄養管理実施加算
④仙骨部，大転子部
⑤低栄養（栄養不良も正解）
⑥補食
⑦NST
⑧診療報酬
⑨遵守

栄養学修了！
バンザイ

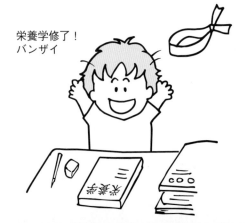

● 参考文献 ●

 1) 細谷憲政ほか監訳：ヒューマン・ニュートリション（第10版），医歯薬出版，2004
 2) Garrow JS, James WPT, Ralph A：Human nutrition and dietetics, 10th edition, Churchill Livingstone, UK, 2004
 3) 高久史麿ほか監：新臨床内科学（第8版），医学書院，2002
 4) 黒川　清，松澤佑次編：内科学，文光堂，2002
 5) 上代淑人監訳：ハーパー・生化学（原書25版），丸善，2001
 6) 板倉弘重監修：医科栄養学，建帛社，2010
 7) Bowman BA, Russel RM：最新栄養学（第9版），木村修一，小林修平監訳，建帛社，2008
 8) 文部科学省：日本食品標準成分表　2015年版（七訂）
    https://www.mext.go.jp/a_menu/syokuhinseibun/1365295.htm
 9) 厚生労働省：日本人の食事摂取基準　2020年版
    https://www.mhlw.go.jp/stf/newpage_08517.html
10) 厚生労働省：国民健康・栄養調査
    https://www.mhlw.go.jp/bunya/kenkou/kenkou_eiyou_chousa.html
11) 国立健康・栄養研究所
    https://www.nibiohn.go.jp/eiken/
12) Erdman Jr JW, Macdonald IA, Zeisel SH：最新栄養学（第10版），木村修一，古野純典監訳，建帛社，2014

# 付　録

## ❶ 看護師国家試験既出問題

**Q**　脂質について誤っているのはどれか。
1．カイロミクロンは小腸上皮細胞で生成される。
2．リン脂質は細胞膜の主な構成成分である。
3．胆汁酸は肝臓でコレステロールから生成される。
4．高比重リポ蛋白（HDL）は動脈硬化促進因子である。
‥‥‥‥‥‥‥‥‥‥‥（第 85 回　1996）正解 4

**Q**　母乳について誤っているのはどれか。
1．ビフィズス因子を多量に含む。
2．初乳は高濃度の IgG を含む。
3．糖質の主成分は乳糖である。
4．蛋白質中のカゼインの割合は乳清蛋白質より少ない。
‥‥‥‥‥‥‥‥‥‥‥（第 86 回　1997）正解 2

**Q**　骨粗鬆症の治療薬でないのはどれか。
1．カルシトニン
2．ビタミン D
3．カルシウム拮抗薬
4．エストロゲン
‥‥‥‥‥‥‥‥‥‥‥（第 86 回　1997）正解 3

**Q**　エネルギー量の最も大きいのはどれか。
1．10％アミノ酸溶液　　200 ml
2．5％ブドウ糖溶液　　500 ml
3．10％脂肪乳剤　　　　100 ml
4．20％アルブミン液　　100 ml
‥‥‥‥‥‥‥‥‥‥‥（第 87 回　1998）正解 2

**Q**　糖尿病患者の食事療法の基本はどれか。
1．糖質と脂質を制限する。
2．糖質と蛋白質を制限する。
3．脂質とビタミンを制限する。
4．総エネルギー量を制限する。
‥‥‥‥‥‥‥‥‥‥‥（第 87 回　1998）正解 4

**Q**　消化管ホルモンはどれか。
1．アミラーゼ
2．インスリン
3．ガストリン
4．ペプシン
‥‥‥‥‥‥‥‥‥‥‥（第 88 回　1999）正解 3

**Q**　インスリン作用が低下したときに促進するのはどれか。
1．肝臓でのケトン体産生
2．肝臓でのグリコゲン合成
3．脂肪組織での脂肪合成
4．筋肉での蛋白合成
‥‥‥‥‥‥‥‥‥‥‥（第 88 回　1999）正解 1

**Q**　痛風患者の指導で適切でないのはどれか。
1．血清尿酸値をコントロールの指標とする。
2．プリン体を多く含む食品を制限する。
3．飲酒を制限する。
4．コルヒチンは定時に服用する。
‥‥‥‥‥‥‥‥‥‥‥（第 88 回　1999）正解 4

**Q**　糖尿病性腎症が進行した患者の看護で適切なのはどれか。
1．夜間頻尿のときは飲水量を制限する。
2．定期的に眼科を受診するよう勧める。
3．高蛋白質食を勧める。
4．運動は制限しなくてよいと説明する。
‥‥‥‥‥‥‥‥‥‥‥（第 88 回　1999）正解 2

**Q**　糖質の消化・吸収で正しいのはどれか。
1．消化・吸収には胆汁が必要である。
2．消化酵素はアミラーゼである。
3．吸収には $Ca^{2+}$ が必要である。
4．二糖類は空腸で吸収される。
‥‥‥‥‥‥‥‥‥‥‥（第 89 回　2000）正解 2

**Q**　運動が予防効果を示さないのはどれか。
1．高脂血症
2．クモ膜下出血
3．骨粗鬆症
4．心筋梗塞
‥‥‥‥‥‥‥‥‥‥‥（第 89 回　2000）正解 2

**Q**　無尿をきたしている患者の輸液に含まれると生命の危険を生じるのはどれか。
1．$Na^+$
2．$Ca^{2+}$
3．$Cl^-$
4．$K^+$
‥‥‥‥‥‥‥‥‥‥‥（第 89 回　2000）正解 4

**Q** 肝硬変で腹水と脳症とがある患者に対して禁忌となるのはどれか。
1．食塩の制限
2．便通の制限
3．高蛋白食の摂取
4．利尿薬の内服
..................................................（第89回　2000）正解 3

**Q** 加齢によって最も鈍くなる味覚はどれか。
1．甘味
2．塩味
3．酸味
4．苦味
..................................................（第89回　2000）正解 2

**Q** 膵液で正しいのはどれか。
1．ランゲルハンス島の β 細胞から分泌される。
2．強い酸性である。
3．糖質分解酵素を含まない。
4．分泌量はセクレチンで増加する。
..................................................（第90回　2001）正解 4

**Q** 正しい組合せはどれか。
　　　＜栄養素＞　＜消化液＞　＜消化酵素＞
1．炭水化物　　　胃液　　　　プチアリン
2．ブドウ糖　　　胃液　　　　ペプシン
3．脂　肪　　　　膵液　　　　リパーゼ
4．蛋白質　　　　胆汁　　　　トリプシン
..................................................（第90回　2001）正解 3

**Q** がんの危険因子で誤っているのはどれか。
1．緑黄色野菜の摂取でがんのリスクが低下する。
2．喫煙は胃癌の危険因子である。
3．肥満は肝細胞癌の危険因子である。
4．動物性脂肪の過剰摂取は大腸癌の危険因子である。
..................................................（第90回　2001）正解 3

**Q** 慢性腎炎の食事療法で誤っているのはどれか。
1．高血圧や浮腫があるときは塩分摂取を制限する。
2．腎機能低下の程度に応じて蛋白質の摂取量を調整する。
3．乏尿や無尿がある場合には水分摂取を制限する。
4．摂取エネルギー量は所要量の 80％ 程度を確保する。
..................................................（第90回　2001）正解 4

**Q** 血液の凝固過程でビタミンKによって促進されるのはどれか。
1．血小板の凝集
2．血清カルシウムのイオン化
3．プロトロンビンの生成
4．フィブリノゲンの生成
..................................................（第91回　2002）正解 3

**Q** 図に示す代謝経路のうち，飢餓状態で亢進するのはどれか。

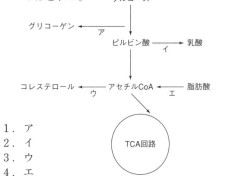

1．ア
2．イ
3．ウ
4．エ
..................................................（第91回　2002）正解 4

**Q** 生理的ニーズの充足と検査値の変化との組み合わせで正しいのはどれか。
1．食事…血清インスリン濃度の減少
2．睡眠…血清成長ホルモン濃度の減少
3．安静…血清レニン活性の減少
4．運動…血清クレアチンキナーゼ（CK）値の減少
..................................................（第91回　2002）正解 3

**Q** 表は生活活動強度Ⅲ（適度）の 25 歳の A さん（女性，BMI 23）の典型的な 1 日の栄養摂取量である。

| エネルギー（kcal） | 1908 kcal |
| 蛋白質（g） | 48.6 g |
| 脂質（g） | 99.6 g |
| カルシウム（mg） | 506.4 g |

適切な指導はどれか。
1．エネルギー摂取量を減らす
2．蛋白質の摂取量を減らす
3．脂質の摂取量を維持する
4．カルシウム摂取量を増やす
..................................................（第91回　2002）正解 4

**Q** 物質とその分解産物との組合せで正しいのはどれか。
　　〈物　　質〉　　〈分解産物〉
1．中性脂肪…………コレステロール
2．核酸………………酢酸
3．蛋白質……………尿素
4．グリコーゲン……グリセリン
..................................................（第92回　2003）正解 3

**Q** 手術後にビタミン $B_{12}$ 欠乏症が生じるのはどれか。
1．胃全摘出術
2．脾臓摘出術
3．胆嚢摘出術
4．肝臓部分切除術
..................................................（第92回　2003）正解 1

**Q** 口渇，多飲，多尿，体重減少がある患者で，同時に存在すれば糖尿病と考えられるのはどれか。
1．HbA$_{1C}$ 6.0％
2．尿糖（＋）
3．空腹時血糖 140 mg/dL
4．BMI 26
······································（第 92 回　2003）正解 3

**Q** がんの一次予防でないのはどれか。
1．がん検診を受ける。
2．禁煙する。
3．緑黄色野菜を多く食べる。
4．過度の日光浴を避ける。
······································（第 92 回　2003）正解 1

**Q** 80 kg，160 cm の人の BMI の計算式で正しいのはどれか。
1．80÷（1.6×1.6）
2．（80×0.9）÷（1.6×1.6）
3．1.6×0.9
4．80÷（160－110）
······································（第 93 回　2004）正解 1

**Q** 新生児のビタミン K の欠乏症について正しいのはどれか。
1．生後 24 時間以内の発症が多い。
2．吐血，下血を生じる。
3．人工栄養児に多い。
4．発症時にビタミン K$_2$シロップを投与する。
······································（第 93 回　2004）正解 1

**Q** 食習慣とそれによっておこる疾患の組み合わせで正しいのはどれか。
1．脂質を多くとる··················痛風
2．糖質を多くとる··················胆石症
3．高タンパク質·····················高脂血症
4．エネルギーの過剰摂取········脂肪肝
······································（第 93 回　2004）正解 4

**Q** 糖尿病の合併症でないのはどれか。
1．神経障害
2．腎症
3．網膜症
4．肝硬変
······································（第 93 回　2004）正解 4

**Q** 咽頭相に嚥下障害がある男性在宅療養者の妻への食事指導で正しいのはどれか。
1．汁物にする。
2．経管栄養にする
3．とろみをつける。
4．きざみにする。
······································（第 93 回　2004）正解 3

**Q** 健康増進法に定められていないのはどれか。
1．特定給食施設での調理技術の審査
2．国民健康・栄養調査の実施
3．販売に供する食品の誇大広告の禁止
4．利用者が多い施設の受動喫煙の防止
······································（第 94 回　2005）正解 1

**Q** 栄養状態と最も関係する血清化学検査項目はどれか。
1．AST（GOT）
2．アミラーゼ
3．アルブミン
4．HDL コレステロール
······································（第 94 回　2005）正解 3

**Q** 肥満症で適切なのはどれか。
1．内臓脂肪型は高脂血症の発症の危険性が高い。
2．BMI が 20 以上は肥満である。
3．診断初期から薬物療法と食事療法とを組み合わせる。
4．インスリン抵抗性が高まると血糖値が低下する。
······································（第 94 回　2005）正解 1

**Q** 肝性脳症の看護で誤っているのはどれか。
1．高蛋白食にする。
2．粘膜保護薬を与薬する。
3．尿量の管理を行う。
4．便通を整える。
······································（第 94 回　2005）正解 1

**Q** 痛風で正しいのはどれか。
1．血清尿酸値が 3 mg/dl 以上をいう。
2．疼痛部位は手関節が最も多い。
3．食事の摂取エネルギー制限を行う。
4．若年女性に多い。
······································（第 94 回　2005）正解 3

**Q** 動脈硬化に最も関連のある危険因子はどれか。
1．胆石症
2．尿管結石
3．高脂血症
4．高尿酸血症
······································（第 95 回　2006）正解 3

**Q** ワルファリンカリウム服用時に避けた方がよい食品はどれか。
1．緑　茶
2．納　豆
3．チーズ
4．グレープフルーツ
······································（第 95 回　2006）正解 2

Ⓠ　内臓脂肪型肥満の簡易指標はどれか。
1．BMI
2．腹　囲
3．皮下脂肪厚
4．体脂肪率
........................................(第 95 回　2006)　正解 2

Ⓠ　クリティカルパス（クリニカルパス）で正しい
　　のはどれか。
1．医療者と患者とは別々の目標を設定する。
2．バリアンスの判定は退院日に行う。
3．必須項目は退院時達成目標である。
4．複数の疾患をもつ患者に有用である。
........................................(第 95 回　2006)　正解 3

Ⓠ　肝硬変患者の腹水貯留に関連するのはどれか。
1．血中アンモニアの上昇
2．アルブミンの低下
3．γ-GTP の上昇
4．プロトロンビン時間の延長
........................................(第 95 回　2006)　正解 2

Ⓠ　慢性腎不全で透析導入を判断するときの指標と
　　なる腎機能検査はどれか。
1．PSP（フェノールスルホンフタレイン）15 分値
2．内因性クレアチニンクリアランス
3．点滴静注腎盂造影（DIP）
4．逆行性腎盂造影（RP）
........................................(第 95 回　2006)　正解 2

Ⓠ　潰瘍性大腸炎で正しいのはどれか。
1．回盲部に好発する。
2．大量の水様性下痢をみる。
3．家族性に発症する。
4．大腸癌の危険因子である。
........................................(第 95 回　2006)　正解 4

Ⓠ　2 型糖尿病で正しいのはどれか。
1．インスリンの作用不足に基づく。
2．体重減少と血糖値改善は比例する。
3．若年者ではインスリン注射が不可欠である。
4．ケトーシスを生じることはない。
........................................(第 95 回　2006)　正解 1

Ⓠ　不足すると貧血になるのはどれか。
1．ビタミン A
2．ビタミン $B_{12}$
3．ビタミン D
4．ビタミン E
........................................(第 96 回　2007)　正解 2

Ⓠ　嚥下障害のある患者の食事の工夫で適切なのは
　　どれか。
1．固い食材は細かく刻む。
2．汁物には増粘剤を加える。
3．冷菜は人肌程度に温める。
4．一口量はティースプーン半分を目安にする。
........................................(第 96 回　2007)　正解 2

Ⓠ　慢性膵炎患者の食事療法で制限が必要なのはど
　　れか。
1．脂　肪
2．蛋白質
3．カリウム
4．脂溶性ビタミン
........................................(第 96 回　2007)　正解 1

Ⓠ　痛風で正しいのはどれか。
1．中年女性に多い。
2．痛風結節は痛みを伴う。
3．発作は飲酒で誘発される。
4．高カルシウム血症が要因である。
........................................(第 97 回　2008)　正解 3

Ⓠ　A さんは，朝食と昼食は食べられず，夕食に梅
　　干し 1 個でご飯を茶碗 1/2 杯食べた。日中に
　　5 ％ブドウ糖 500 ml の点滴静脈内注射を受けた。
　　A さんのおおよその摂取エネルギーはどれか。
1．140 kcal
2．180 kcal
3．250 kcal
4．330 kcal
........................................(第 97 回　2008)　正解 2

Ⓠ　成人の 2 型糖尿病患者。身長 160 cm, 体重 67.0
　　kg。BMI 26.2。事務職をしている。
　　1 日の栄養摂取で適切なのはどれか。
1．蛋白質の摂取量に制限はない。
2．糖質によるエネルギー量は全体の 40 ％以下と
　　する。
3．脂質によるエネルギー量は全体の 15 ％未満と
　　する。
4．摂取エネルギー量（kcal）＝標準体重（kg）×25
　　（kcal）である。
........................................(第 97 回　2008)　正解 4

Ⓠ　脂肪の合成を促進するのはどれか。
1．インスリン
2．グルカゴン
3．アドレナリン
4．テストステロン
........................................(第 98 回　2009)　正解 1

**Q** アンジオテンシンⅡの作用はどれか。
1．細動脈を収縮させる。
2．毛細血管を拡張させる。
3．レニン分泌を促進する。
4．アルドステロン分泌を抑制する。
　　　　　　　　　　　　（第98回　2009）正解1

**Q** 創傷治癒遅延と関連が低いのはどれか。
1．貧血
2．高血糖
3．高尿酸血症
4．低アルブミン血症
　　　　　　　　　　　　（第98回　2009）正解3

**Q** 糖尿病性ケトアシドーシスで血中濃度が低下するのはどれか。
1．尿素窒素
2．ケトン体
3．水素イオン
4．重炭酸イオン
　　　　　　　　　　　　（第98回　2009）正解4

**Q** 日本人の食事摂取基準（2005年版）で学童期の脂質エネルギー比率（％エネルギー）の目安はどれか。
1．15
2．25
3．35
4．45
　　　　　　　　　　　　（第98回　2009）正解2

**Q** 脂質1gが体内で代謝されたときに生じるエネルギー量はどれか。
1．4kcal
2．9kcal
3．14kcal
4．19kcal
　　　　　　　　　　　　（第98回　2009）正解2

**Q** 平成17年国民健康・栄養調査の結果で正しいのはどれか。
1．朝食の欠食率は20歳代が最も高い。
2．1人1日あたりの食塩摂取量は8gである。
3．運動習慣のある者の割合は40歳代が最も高い。
4．メタボリックシンドローム（内臓脂肪症候群）が強く疑われる者の割合は30歳代が最も高い。
　　　　　　　　　　　　（第98回　2009）正解1

**Q** 55歳の男性。通風で加療中である。仕事上の付き合いで飲酒を伴う外食の機会が多い。指導で適切なのはどれか。
1．アルコールの摂取制限をする。
2．短時間の激しい運動を奨励する。
3．尿量の目標は1L/日以下とする。
4．発作時は尿酸生成抑制薬の服用を促す。
　　　　　　　　　　　　（第98回　2009）正解1

**Q** メタボリックシンドロームと診断する際の必須条件はどれか。
1．高血圧
2．空腹時高血糖
3．内臓脂肪型肥満
4．高脂血症〈脂質異常症〉
　　　　　　　　　　　　（第99回　2010）正解3

**Q** 脂肪分解の過剰で血中に増加するのはどれか。
1．尿素窒素
2．ケトン体
3．アルブミン
4．アンモニア
　　　　　　　　　　　　（第99回　2010）正解2

**Q** 嚥下障害の患者に食事を再開する場合の開始食で適切なのはどれか。
1．プリン
2．こんにゃく
3．野菜きざみ食
4．コンソメスープ
　　　　　　　　　　　　（第99回　2010）正解1

**Q** 貧血で正しいのはどれか。
1．再生不良性貧血では易感染性がみられる。
2．溶血性貧血では直接ビリルビンが増加する。
3．鉄欠乏性貧血では血清フェリチンが増加する。
4．悪性貧血では通常赤血球以外の血球系は保たれる。
　　　　　　　　　　　　（第99回　2010）正解1

**Q** 1日のエネルギー所要量が2,300kcalの標準体型の40歳の男性。1日の脂肪摂取量で適切なのはどれか。
1．35g
2．55g
3．80g
4．100g
　　　　　　　　　　　　（第99回　2010）正解2

**Q** 膵リパーゼが分解するのはどれか。
1．脂　肪
2．蛋白質
3．炭水化物
4．ビタミン
　　　　　　　　　　　　（第100回　2011）正解1

**Q** 貧血の診断に用いられるのはどれか。
1．ヘモグロビン濃度
2．収縮期血圧
3．血糖値
4．尿酸値
　　　　　　　　　　　　（第100回　2011）正解1

**Q** 誤嚥を防ぐための食事介助で適切なのはどれか。
1. パサパサした食べ物を準備する。
2. 患者の体位は，頸部を後屈させ下顎を挙上させる。
3. 食物を口に運んだスプーンは上方へ抜き取る。
4. 飲み込んだのを確認してから，次の食物を口に入れる。
·····················(第100回 2011) 正解 4

**Q** ホルモンとその作用の組合せで正しいのはどれか。
1. 成長ホルモン··············血糖値の上昇
2. バソプレシン··············尿量の増加
3. コルチゾール··············血中カリウム値の上昇
4. アンジオテンシン········血管の拡張
·····················(第100回 2011) 正解 1

**Q** 肝細胞で合成されるのはどれか。2つ選べ。
1. アルブミン
2. ガストリン
3. セクレチン
4. γ-グロブリン
5. コレステロール
·····················(第100回 2011) 正解 1, 5

**Q** 甲状腺機能検査を受ける患者の検査食はどれか。
1. ヨード制限食
2. 蛋白制限食
3. 脂肪制限食
4. 低残渣食
·····················(第101回 2012) 正解 1

**Q** ビタミンと欠乏症の組合せで正しいのはどれか。
1. ビタミンB₁········ウェルニッケ脳症（Wernicke's encephalopathy）
2. ビタミンC········脚気（beriberi）
3. ビタミンD········新生児メレナ（melena neonatorum）
4. ビタミンE········悪性貧血（pernicious anemia）
·····················(第101回 2012) 正解 1

**Q** 長期投与すると骨粗鬆症（osteoporosis）を発症するリスクが高まるのはどれか。
1. ビタミンD
2. ビタミンK
3. エストロゲン
4. ワルファリン
5. 副腎皮質ステロイド
·····················(第101回 2012) 正解 4

**Q** ワルファリンと拮抗作用があるのはどれか。
1. ビタミンA
2. ビタミンC
3. ビタミンD
4. ビタミンE
5. ビタミンK
·····················(第102回 2013) 正解 5

**Q** 脂肪を乳化するのはどれか。
1. 胆汁酸塩
2. トリプシン
3. ビリルビン
4. リパーゼ
·····················(第102回 2013) 正解 1

**Q** 低値によって脂質異常症 dyslipidemia と診断される検査項目はどれか。
1. トリグリセリド
2. 総コレステロール
3. 低比重リポ蛋白コレステロール〈LDL-C〉
4. 高比重リポ蛋白コレステロール〈HDL-C〉
·····················(第102回 2013) 正解 4

**Q** 食の支援に関わる職種とその役割の組合せで適切なのはどれか。
1. 歯科衛生士·········義歯の作成
2. 管理栄養士·········経腸栄養の処方
3. 言語聴覚士·········嚥下機能の評価
4. 薬剤師··············摂食行動の評価
·····················(第102回 2013) 正解 3

**Q** 水溶性ビタミンはどれか。
1. ビタミンA
2. ビタミンC
3. ビタミンD
4. ビタミンE
5. ビタミンK
·····················(第102回 2013) 正解 2

**Q** 成人の1日の平均尿量はどれか。
1. 100 ml 以下
2. 200 ml〜400 ml
3. 1,000 ml〜1,500 ml
4. 3,000 ml 以上
·····················(第103回 2014) 正解 3

**Q** 2型糖尿病 type 2 diabetes mellitus の食事療法における1日のエネルギー摂取量の算出に必要なのはどれか。
1. 体温
2. 腹囲
3. 標準体重
4. 体表面積
·····················(第103回 2014) 正解 3

**Q** 味覚障害の原因となるのはどれか。
1．亜鉛欠乏
2．リン欠乏
3．カリウム欠乏
4．マグネシウム欠乏
·····················（第103回　2014）正解 1

**Q** A さん（56歳）は，膵癌 pancreatic cancer で幽門輪温存膵頭十二指腸切除術を受け，膵臓は約1/3になった。経過は良好である。
A さんの消化吸収機能で正しいのはどれか。
1．脂肪吸収が低下する。
2．ビタミンの吸収障害が起こる。
3．蛋白質が小腸粘膜から漏出する。
4．炭水化物を消化する能力は低下しない。
·····················（第103回　2014）正解 1

**Q** A さん（43歳，女性）は，吐血のため救急搬送され，食道静脈瘤破裂 rupture of esophageal varices に対して緊急止血術が行われた。腹水は少量認められるが，経過は良好で近日中に退院を予定している。A さんは5年前に肝硬変 cirrhosis と診断されている。
A さんへの食事指導で正しいのはどれか。2つ選べ。
1．高蛋白食とする。
2．塩分は制限しない。
3．食物繊維を控える。
4．固い食品を控える。
5．辛い香辛料を控える。
·····················（第103回　2014）正解 4，5

**Q** 慢性膵炎 chronic pancreatitis の患者の食事療法で制限が必要なのはどれか。
1．糖質
2．脂質
3．蛋白質
4．脂溶性ビタミン
·····················（第104回　2015）正解 2

**Q** 蛋白質で正しいのはどれか。
1．アミノ酸で構成される。
2．唾液により分解される。
3．摂取するとそのままの形で体内に吸収される。
4．生体を構成する成分で最も多くの重量を占める。
·····················（第104回　2015）正解 1

**Q** A さん（28歳，初産婦）は，妊娠11週である。身長160 cm，体重52 kg（非妊時体重50 kg）である。現在は身体活動レベルⅠ（非妊時は身体活動レベルⅡ）で妊娠経過は順調である。現時点で非妊時と比べて食事に付加することが望ましいのはどれか。
1．糖質
2．葉酸
3．蛋白質
4．カリウム
5．カルシウム
·····················（第104回　2015）正解 2

**Q** 糖尿病 diabetes mellitus の血糖コントロールの指標となる検査値はどれか。
1．総ビリルビン
2．総コレステロール
3．グリコヘモグロビン
4．クレアチニンクリアランス
·····················（第105回　2016）正解 3

**Q** 高齢者の栄養管理について栄養サポートチーム＜NST＞と連携するときに，病棟看護師が行う看護活動で最も適切なのはどれか。
1．同時期に他のサポートチームが介入しないようにする。
2．栄養管理が不十分な高齢者のケアについて助言を得る。
3．家族にも栄養サポートチーム＜NST＞の一員になるよう勧める。
4．経管栄養法を行っている高齢者数を減らす方法を一緒に考える。
·····················（第105回　2016）正解 2

**Q** 浮腫が生じやすいのはどれか。
1．甲状腺機能亢進症 hyperthyroidism
2．過剰な運動
3．低栄養
4．熱中症 heatillness
·····················（第105回　2016）正解 3

**Q** カルシウム拮抗薬の服用時に避けた方がよい食品はどれか。
1．納豆
2．牛乳
3．わかめ
4．グレープフルーツ
·····················（第105回　2016）正解 4

**Q** 母乳栄養で不足しやすいのはどれか。
1．ビタミン A
2．ビタミン B
3．ビタミン C
4．ビタミン E
5．ビタミン K
..............................(第 105 回 2016) 正解 5

**Q** 嚥下障害のある患者の食事の開始に適しているのはどれか。
1．白湯
2．味噌汁
3．ゼリー
4．煮魚
..............................(第 105 回 2016) 正解 3

**Q** ビタミンの欠乏とその病態との組合せで正しいのはどれか。
1．ビタミン A…………壊血病 scurvy
2．ビタミン B_1………代謝性アシドーシス
3．ビタミン C…………脚気 beriberi
4．ビタミン D…………悪性貧血 pernicious anemia
5．ビタミン E…………出血傾向
..............................(第 105 回 2016) 正解 2

**Q** 食事摂取基準に耐容上限量が示されているビタミンはどれか。2 つ選べ。
1．ビタミン A
2．ビタミン B_1
3．ビタミン B_2
4．ビタミン C
5．ビタミン D
..............................(第 105 回 2016) 正解 1, 5

**Q** ヨード制限食が提供されるのはどれか。
1．甲状腺シンチグラフィ
2．慢性腎不全 chronic renal failure の治療
3．肝臓の庇護
4．貧血 anemia の治療
..............................(第 106 回 2017) 正解 1

**Q** 平成 25（2013）年の国民健康・栄養調査による 40 歳代男性の肥満者の割合に最も近いのはどれか。
1．15%
2．35%
3．55%
4．75%
..............................(第 106 回 2017) 正解 2

**Q** 1 型糖尿病 type 1 diabetes mellitus と診断された人への説明で適切なのはどれか。
1．自己血糖測定の試験紙の費用は医療保険の対象外である。
2．食事が摂取できないときはインスリン注射を中止する。
3．低血糖症状には振戦などの自律神経症状がある。
4．運動は朝食前が効果的である。
..............................(第 106 回 2017) 正解 3

**Q** 小腸で消化吸収される栄養素のうち，胸管を通って輸送されるのはどれか。
1．糖質
2．蛋白質
3．電解質
4．中性脂肪
5．水溶性ビタミン
..............................(第 107 回 2018) 正解 4

**Q** 平成 28（2016）年の国民健康・栄養調査の結果で，該当年代の男性における肥満者（BMI ≧ 25.0）の割合が最も高い年代はどれか。
1．15〜19 歳
2．30〜39 歳
3．50〜59 歳
4．70 歳以上
..............................(第 108 回 2019) 正解 3

**Q** クローン病 Crohn disease の患者の食事指導で適切なのはどれか。
1．「食物繊維を多く含む食事にしましょう」
2．「蛋白質の多い食事にしましょう」
3．「脂肪分の多い食事にしましょう」
4．「炭水化物を控えましょう」
..............................(第 108 回 2019) 正解 2

**Q** 中心静脈から投与しなければならないのはどれか。
1．脂肪乳剤
2．生理食塩液
3．5% ブドウ糖液
4．高カロリー輸液
..............................(第 108 回 2019) 正解 4

**Q** 離乳の開始で正しいのはどれか。
1．離乳食は 1 日 2 回から開始する。
2．人工乳はフォローアップミルクにする。
3．哺乳反射の減弱が開始時の目安のひとつである。
4．離乳食は歯ぐきでつぶせる硬さのものから始める。
..............................(第 108 回 2019) 正解 3

**Q** 知的障害（精神遅滞）intellectual disabilityrmen-tal retardationt の原因となる疾患はどれか。
1．統合失調症 schizophrenia
2．フェニルケトン尿症 phenylketonuria
3．アルツハイマー病 Alzheimer disease
4．クロイツフェルト・ヤコブ病 Creutzfeldt-Jakob disease
·····················(第108回　2019) 正解 2

**Q** 胃底腺の主細胞の分泌物に由来するタンパク分解酵素はどれか。
1．アミラーゼ
2．キモトリプシン
3．トリプシン
4．ペプシン
5．リパーゼ
·····················(第108回　2019) 正解 4

**Q** 糖尿病性腎症 diabetic nephropathy の食事療法で制限するのはどれか。2つ選べ。
1．脂質
2．塩分
3．蛋白質
4．炭水化物
5．ビタミン
·····················(第108回　2019) 正解 2，3

## ② 管理栄養士国家試験既出問題

**Q** 生体エネルギーに関する記述である。正しいのはどれか。
1．電子伝達系の電子受容体の1つに，酸素分子がある。
2．クレアチンキナーゼは，クエン酸回路を構成する1つである。
3．クエン酸回路には，酸素分子と基質が反応する過程がある。
4．細胞膜では，ATPの分解と共役して$K^+$イオンが細胞外に輸送される。
5．酸化的リン酸化の過程では$Na^+$イオンの濃度勾配を利用してATPが合成される。
........................................(第20回 2006) 正解 1

**Q** 糖質の代謝に関する記述である。正しいのはどれか。
1．グルコース―6―ホスファターゼは，解糖系の酵素である。
2．グルコースが解糖系によって嫌気的に代謝されると，クエン酸が生成する。
3．オキサロ酢酸からのグルコースの合成は，ミトコンドリア内で進行する。
4．グルコースがペントースリン酸回路によって代謝される際に，NADPHが生成する。
5．グリコーゲンの加水分解によってグルコース―1―リン酸が生成する。
........................................(第20回 2006) 正解 4

**Q** 腎臓の機能に関する記述である。正しいのはどれか。
1．腎臓の近位尿細管により，レニンが分泌される。
2．甲状腺ホルモンにより，活性型ビタミンDの産生が亢進する。
3．糸球体濾過値（GFR）の正常値は，約50 mL/分である。
4．慢性腎不全では，エリスロポエチンの産生が亢進する。
5．バソプレシン分泌が低下すると，低張尿となる。
........................................(第20回 2006) 正解 5

**Q** 神経症状を伴う大球性貧血である。正しいのはどれか
1．悪性貧血
2．再生不良性貧血
3．自己免疫性溶血性貧血
4．鉄欠乏性貧血
5．葉酸欠乏性貧血
........................................(第20回 2006) 正解 1

**Q** 穀類とその加工品に関する記述である。正しいのはどれか。
1．精白米のアミノ酸価は，そば粉のそれよりも高い。
2．上新粉の原料は，うるち米である。
3．うどんの製造には，強力粉が用いられる。
4．缶詰めのスイートコーンには，完熟種子が用いられる。
5．ライ麦粉は，グルテンを形成する。
........................................(第20回 2006) 正解 2

**Q** 微生物の産生する有害物質に関する記述である。正しいのはどれか。
1．黄変米毒素は，細菌類が産生する。
2．マイコトキシンは，細菌類が産生する。
3．ブドウ球菌のエンテロトキシンは，65℃，30分の加熱で失活する。
4．アフラトキシンは，カビが産生する。
5．ベロ毒素は，サルモネラ菌が産生する。
........................................(第20回 2006) 正解 4

**Q** 消化液の分泌調節に関する記述である。正しいのはどれか。
1．迷走神経の刺激は，胃液の分泌を引き起こす。
2．ガストリンは，胃酸の分泌を抑制する。
3．胃内容物が十二指腸へ移送されることにより，胃酸分泌が促進する。
4．コレスシストキニンは，膵液中への炭酸水素イオン（$HCO_3^-$）の分泌を促進する。
5．セクレチンは，胆のうを収縮させ，胆汁を放出させる。
........................................(第20回 2006) 正解 1

**Q** 糖質を多く含む食事による代謝変化に関する記述である。正しいのはどれか。
1．脳では，脂肪酸がエネルギー源として利用される。
2．肝臓では，糖新生が亢進する。
3．筋肉では，グリコーゲンの合成が亢進する。
4．筋肉では，たんぱく質の合成が低下する。
5．ビタミン$B_1$の必要量が低下する。
........................................(第20回 2006) 正解 3

Q　たんぱく質とアミノ酸の代謝に関する記述である。正しいのはどれか。
1．消化管から吸収されたアミノ酸は，体内のアミノ酸プールに入らない。
2．筋肉たんぱく質の分解で生じた遊離アミノ酸は，体たんぱく質の合成に再利用されない。
3．骨格筋のたんぱく質の平均半減期は，肝臓で合成されるたんぱく質の平均半減期よりも短い。
4．筋肉に取り込まれた分枝アミノ酸は，グルコースに変換されて放出される。
5．筋肉から放出されたアラニンは，肝臓でグルコースに変換される。
　　　　　　　　　　　　　　（第20回　2006）正解 5

Q　ビタミンに関する記述である。正しいのはどれか。
1．エネルギー源として脂肪酸利用が高まった場合には，ビタミン $B_1$ の必要量が増す。
2．たんぱく質の摂取量が多くなると，ビタミン $B_6$ の必要量が増す。
3．ナイアシンが不足すると，血液の凝固が起こりにくくなる。
4．鉄の摂取量が多くなると，葉酸の必要量が低下する。
5．ビタミン D は，酸化ストレスを防ぐために利用される。
　　　　　　　　　　　　　　（第20回　2006）正解 2

Q　中心静脈栄養法で管理している意識障害患者が，乳酸アシドーシスを発症した。原因として正しいのはどれか。
1．ビタミン $B_1$ 欠乏
2．ビタミン $B_6$ 欠乏
3．ビタミン $B_{12}$ 欠乏
4．ビタミン C 欠乏
5．ビタミン D 欠乏
　　　　　　　　　　　　　　（第20回　2006）正解 1

Q　体内における鉄の代謝と栄養に関する記述である。正しいのはどれか。
1．機能鉄は，血液中より筋肉に多い。
2．貯蔵鉄は，トランスフェリンと結合して存在する。
3．鉄の必要量は，閉経後に増加する。
4．非ヘム鉄の吸収率は，鉄欠乏により上昇する。
5．非ヘム鉄の吸収は，フィチン酸により促進される。
　　　　　　　　　　　　　　（第21回　2007）正解 4

Q　加齢に伴い高齢期にみられる指標に関する記述である。正しいのはどれか。
1．骨格筋量は，増加する。
2．総体たんぱく質に占めるコラーゲンの割合は，増加する。
3．塩味の味覚閾値は，低下する。
4．収縮期血圧は，低下する。
5．糸球体濾過値は，増加する。
　　　　　　　　　　　　　　（第21回　2007）正解 2

Q　「メタボリックシンドロームの診断基準」（メタボリックシンドローム診断基準検討委員会，2005）に関する記述である。正しいのはどれか。
1．内臓脂肪面積は，110cm2 以上である。
2．血清HDL-コレステロールは，40 mg/dL 以上である。
3．血清LDL-コレステロールは，150 mg/dL 以上である。
4．拡張期血圧は，90 mmHg 以上である。
5．空腹時血糖は，110 mg/dL 以上である。
　　　　　　　　　　　　　　（第22回　2008）正解 5

Q　ホルモンと，その作用に関する組合せである。正しいのはどれか。
1．プロラクチン………………利尿作用
2．カルシトニン………………血中カルシウム濃度の増加
3．コレシストキニン…………胆嚢の収縮
4．グルカゴン…………………血糖値の低下
5．ノルアドレナリン…………末梢血管の拡張
　　　　　　　　　　　　　　（第22回　2008）正解 3

Q　糖尿病の薬物療法に関する記述である。正しいのはどれか。
1．速効型インスリン分泌促進薬は，毎食後に服用する。
2．$\alpha$-グルコシダーゼ阻害薬服用中の低血糖発作には，しょ糖を投与する。
3．妊娠中の糖尿病患者には，スルホニル尿素（SU）薬を投与する。
4．心不全を合併する糖尿病患者には，インスリン抵抗性改善薬を投与する。
5．肥満の糖尿病患者には，ビグアナイド薬を投与する。
　　　　　　　　　　　　　　（第22回　2008）正解 5

Q　神経性食欲不振症に関する記述である。正しいものの組合せはどれか。
a　やせの原因となる器質的疾患がない。
b　無月経はみられない。
c　エネルギー摂取量は段階的に増量する。
d　再発することはない。
1．aとb　2．aとc　3．aとd　4．bとc　5．cとd
　　　　　　　　　　　　　　（第22回　2008）正解 2

**Q** 血圧調節に関する記述である。正しいのはどれか。
1．末梢血管抵抗の減少により，血圧は上昇する。
2．アンギオテンシノーゲンは，主として肺で産生される。
3．副交感神経刺激により，アドレナリンの血中濃度は増加する。
4．アンギオテンシン変換酵素により，アンギオテンシンⅠからアンギオテンシンⅡが生成される。
5．アンギオテンシンⅡは，アルドステロンの分泌を抑制する。
·····················（第23回　2009）正解 4

**Q** 食品中のビタミンに関する記述である。正しいのはどれか。
1．きのこに含まれるエルゴステロールは，紫外線照射によりビタミン $D_2$ に変化する。
2．きな粉のビタミンC含量は，えだまめ（ゆで）よりも高い。
3．ビタミン $B_{12}$ は，植物性食品に多く含まれる。
4．精白米のビタミン $B_1$ 含量は，玄米よりも高い。
5．緑黄色野菜に含まれる葉酸の存在形態は，大部分が遊離型である。
·····················（第23回　2009）正解 1

**Q** ビタミン $B_{12}$ に関する記述である。正しいのはどれか。
1．鉄を含有する化合物である。
2．食品中では，たんぱく質と結合している。
3．吸収に必要な内因子は，胆嚢から分泌される。
4．空腸から吸収される。
5．欠乏すると小球性低色素性貧血となる。
·····················（第23回　2009）正解 2

**Q** 肝疾患に関する記述である。正しいのはどれか。
1．急性肝炎の黄疸時には，たんぱく質制限食とする。
2．C型慢性肝炎では，鉄制限食とする。
3．肝硬変の腹水の原因は，血漿膠質浸透圧の上昇である。
4．肝性脳症では，芳香族アミノ酸を補う。
5．非アルコール性脂肪性肝炎（NASH）は，肝硬変に移行しない。
·····················（第23回　2009）正解 2

**Q** 高血圧治療薬とその副作用に関する組合せである。正しいのはどれか。
1．サイアザイド系利尿薬―血清カリウム値の上昇
2．カルシウム拮抗薬―血清尿酸値の上昇
3．アンギオテンシン変換酵素阻害薬―血清カリウム値の上昇
4．アンギオテンシンⅡ受容体拮抗薬―血清カリウム値の低下
5．α遮断薬―血清トリグリセリド値の上昇
·····················（第23回　2009）正解 3

**Q** 先天性代謝異常に関する記述である。正しいのはどれか。
1．クレチン病では，抗甲状腺薬を用いる。
2．フェニルケトン尿症では，乳幼児期の血中フェニルアラニン濃度を 20 mg/dL に維持する。
3．ウィルソン病では，銅のキレート薬を用いる。
4．メープルシロップ尿症では，分岐（分岐鎖）アミノ酸を補充する。
5．糖原病Ⅰ型（フォンギールケ病）では，低糖質食とする。
·····················（第23回　2009）正解 3

**Q** 糖質の代謝に関する記述である。正しいのはどれか。
1．乳酸は，好気的条件下でピルビン酸から生成される。
2．乳酸脱水素酵素は，解糖系の律速酵素である。
3．アラニンは，肝での糖新生に利用される。
4．ペントースリン酸回路は，クエン酸回路の側路である。
5．グルカゴンは，グリコーゲン分解を抑制する。
·····················（第24回　2010）正解 3

**Q** 糖尿病の合併症である。誤っているのはどれか。
1．高浸透圧昏睡
2．代謝性アルカローシス
3．失明
4．ネフローゼ症候群
5．起立性低血圧
·····················（第24回　2010）正解 2

**Q** 栄養素の過不足と疾患リスクの組合せである。正しいのはどれか。
1．炭水化物の過剰―――マラスムス
2．たんぱく質の過剰―――高カルシウム血症
3．必須脂肪酸の不足――ペラグラ
4．葉酸の不足――――――貧血
5．ヨウ素の過剰―――クレチン病
·····················（第24回　2010）正解 4

**Q** 消化と吸収に関する記述である。正しいのはどれか。
1．腸管から吸収された中鎖脂肪酸は，リンパ管へ運ばれる。
2．消化管ホルモンの分泌は，消化産物の影響を受けない。
3．糖質の消化酵素は，胃液に含まれない。
4．脂肪の消化によって，モノアシルグリセロールは生じない。
5．脂質の消化酵素は，胆汁に含まれる。
······················(第24回 2010) 正解 3

**Q** 栄養状態の評価指標を示す臨床検査についての記述である。正しいのはどれか。
1．血清アルブミン濃度は，一週間以内のたんぱく質合成能を反映する。
2．末梢血好中球数は，筋たんぱく質量を反映する。
3．血清レチノール結合たんぱく質濃度は，免疫能を反映する。
4．血清トランスフェリン濃度は，体脂肪量を反映する。
5．尿中3-メチルヒスチジン量は，筋肉たんぱく質異化量を反映する。
······················(第24回 2010) 正解 5

**Q** 経腸栄養剤に関する記述である。正しいのはどれか。
1．1 kcal/mL 濃度の経腸栄養剤 100 mL 中の水分含有量は，100 mL である。
2．下痢を予防するためには，液状の経腸栄養剤の注入速度を速める。
3．成分栄養剤の窒素源成分は，ペプチドである。
4．1 kcal/mL 濃度では，成分栄養剤の方が半消化態栄養剤よりも浸透圧は高い。
5．非たんぱく質エネルギー/窒素比（NPC/N 比）は，脂質含有量の指標である。
······················(第24回 2010) 正解 4

**Q** 世界保健機関（WHO）とその活動に関する記述である。正しいのはどれか。
1．WHO 憲章は，疾病や病弱が存在しない状態が健康であると定義している。
2．国際連合の保健衛生の専門機関として発足した。
3．オタワ憲章は，プライマリヘルスケアの考えを提唱したものである。
4．アルマ・アタ宣言は，ヘルスプロモーションに関するものである。
5．食品規格の策定には関与していない。
······················(第25回 2011) 正解 2

**Q** 糖質の代謝に関する記述である。正しいのはどれか。
1．インスリンは，肝臓へのグルコースの取り込みを抑制する。
2．グルコースは，ペントースリン酸回路で代謝され ATP を生じる。
3．乳酸脱水素酵素は，乳酸からオキサロ酢酸を生成する。
4．グリコーゲンホスホリラーゼは，グリコーゲン合成を促進する。
5．ビタミン$B_1$は，ピルビン酸脱水素酵素の補酵素である。
······················(第25回 2011) 正解 5

**Q** ヒト体内における脂肪酸に関する記述である。正しいのはどれか。
1．オレイン酸は，必須脂肪酸である。
2．エイコサペンタエン酸は，パルミチン酸から合成される。
3．ドコサヘキサエン酸は，$\gamma$-リノレン酸から合成される。
4．リノール酸は，アラキドン酸の前駆体となる。
5．トランス脂肪酸は，血清 LDL-コレステロール値を低下させる。
······················(第25回 2011) 正解 4

**Q** 消化管ホルモンに関する記述である。正しいのはどれか。
1．セクレチンは，胃酸分泌を促進する。
2．ソマトスタチンは，胆のう収縮を促進する。
3．コレシストキニンは，膵酵素の分泌を促進する。
4．ガストリンは，空腸の S 細胞から分泌される。
5．インクレチンは，インスリン分泌を抑制する。
······················(第25回 2011) 正解 3

**Q** ビタミンに関する記述である。正しいのはどれか。
1．ビオチンは，生卵白中のアビジンと強く結合する。
2．コレカルシフェロールは，乾しいたけに含まれる。
3．レチノールは，トマトに含まれる。
4．フィロキノンは，腸内細菌によって産生される。
5．ビタミン$B_{12}$は，動物性食品には含まれない。
······················(第25回 2011) 正解 1

**Q** たんぱく質とアミノ酸の代謝に関する記述である。正しいのはどれか。
1. たんぱく質の代謝回転は，消化管よりも骨格筋の方が速い。
2. 食事により血糖値が上昇すると，体たんぱく質の合成が抑制される。
3. 空腹時には，肝臓からのアラニンの放出が増大する。
4. たんぱく質の摂取が不足すると，血中トランスフェリン値は上昇する。
5. グルタミンは，小腸に効率良く取り込まれて代謝される。
·······················(第25回　2011)　正解 5

**Q** 臨床検査から推定できる栄養状態に関する記述である。正しいのはどれか。
1. 24時間尿中クレアチニン排泄量から，体脂肪量を推定できる。
2. 尿中ケトン体増加から，エネルギー源としての糖質利用亢進が推定できる。
3. 血清1,5-アンヒドログルシトール値から，体たんぱく質貯蔵状態を推定できる。
4. 血清コリンエステラーゼ値から，体内のカルシウム貯蔵状態を推定できる。
5. 血中ヘマトクリット値から，血液の総容積に対する赤血球の相対的容積（％）を推定できる。
·······················(第25回　2011)　正解 5

**Q** 慢性閉塞性肺疾患（COPD）に関する病態である。正しいのはどれか。
1. 安静時エネルギー消費量の低下
2. 肺の過膨張
3. 血中酸素分圧の上昇
4. 血中二酸化炭素分圧の低下
5. 全身筋肉量の増加
·······················(第25回　2011)　正解 2

**Q** 2型糖尿病と比べた1型糖尿病の病態・治療の特徴である。正しいのはどれか。
1. 肥満症が多い
2. 抗ランゲルハンス島抗体が陽性
3. 遺伝因子が濃厚
4. 尿中Cペプチド値が上昇
5. 経口血糖降下薬の使用
·······················(第25回　2011)　正解 2

**Q** 悪性新生物とそのリスク因子の組合せである。誤っているのはどれか。1つ選べ。
1. 喉頭がん――アルコール
2. 乳がん―――肥満
3. 胃がん―――高塩分食品
4. 肝がん―――アフラトキシン
5. 大腸がん――ノロウイルス
·······················(第26回　2012)　正解 5

**Q** 先天性代謝異常症に関する記述である。正しいのはどれか，1つ選べ。
1. フェニルケトン尿症では，血中のフェニルアラニンが減少する。
2. ホモシスチン尿症では，血中のチロシンが減少する。
3. メープルシロップ尿症では，血中のロイシンが増加する。
4. ウィルソン病では，血中のセルロプラスミンが増加する。
5. 糖原病Ⅰ型では，血中のグルコースが増加する。
·······················(第26回　2012)　正解 3

**Q** 大豆とその加工品に関する記述である。正しいのはどれか。1つ選べ。
1. 大豆に含まれる主要たんぱく質は，グルテニンである。
2. 湯葉は，大豆たんぱく質を凍結変性させたものである。
3. 浜納豆は，納豆菌を用いて製造する。
4. 大豆油に含まれる多価不飽和脂肪酸は，n-3系が多い。
5. 大豆レシチンは，乳化剤として利用される。
·······················(第26回　2012)　正解 5

**Q** 食品の加工に関する記述である。正しいのはどれか。1つ選べ。
1. パンは，生地をこうじカビで発酵させて製造する。
2. ベーコンは，塩漬した牛肉をくん煙して製造する。
3. バターは，大豆中の脂質を抽出して製造する。
4. がんもどきは，小麦粉生地に副材料を加えて製造する。
5. かつお節枯れ節は，焙乾後カビ付けして製造する。
·······················(第26回　2012)　正解 5

**Q** 高齢期の栄養に関する記述である。誤っているのはどれか。1つ選べ。
1. たんぱく質の不足は，褥瘡のリスク因子である。
2. 高尿酸血症は，変形性膝関節症のリスク因子である。
3. 認知症は，摂食行動異常の原因となる。
4. うつ状態は，低栄養のリスク因子である。
5. 腹筋の緊張低下は，便秘の原因となる。
·······················(第26回　2012)　正解 2

Q 50歳，男性，身長165 cm，体重70 kg。C型肝硬変と診断された。両下肢の浮腫，腹水，黄疸を認める。血中ヘモグロビン値9.6 g/dL，血清アルブミン値2.9 g/dL，血中アンモニア値188 μg/dL。食事療法の方針に関する記述である。正しいのはどれか。1つ選べ。
1．食塩摂取量は，6 g/日とする。
2．飲水量は，300 mL/日以下とする。
3．脂肪エネルギー比率は，35％とする。
4．たんぱく質摂取量は，90 g/日とする。
5．鉄摂取量は，20 mg/日とする。
·····················(第26回 2012) 正解1

Q 循環器疾患とその原因の組合せである。正しいのはどれか。1つ選べ。
1．肺塞栓·····················冠動脈閉塞
2．大動脈解離·············心室頻拍
3．急性心筋梗塞···········腎動脈狭窄
4．心原性脳塞栓···········心房細動
5．肺水腫·····················深部静脈血栓
·····················(第27回 2013) 正解4

Q 公衆栄養プログラムの目標設定に関する記述である。正しいのはどれか。1つ選べ。
1．目標は，地域の現状を把握する前に設定する。
2．調査で得られたデータから，目標値を設定する。
3．短期目標は，プログラム実施後の健康状態に関する目標である。
4．長期目標は，プログラムの実施状況に関する目標である。
5．長期・中期・短期目標は，相互に独立している。
·····················(第27回 2013) 正解2

Q 医薬品とその作用の組合せである。正しいのはどれか。1つ選べ。
1．スルホニル尿素（SU）薬············骨吸収抑制
2．DPP-4阻害薬·····················血糖降下
3．HMG-CoA還元酵素阻害薬(スタチン)···血圧降下
4．カルシウム拮抗薬·················コレステロール合成抑制
5．アロプリノール·····················赤血球合成
·····················(第28回 2014) 正解2

Q 非代償期肝硬変でみられる症候・合併症と栄養管理に関する組合せである。正しいのはどれか。1つ選べ。
1．浮腫·················脂肪制限
2．黄疸·················鉄制限
3．低血糖·············難消化性オリゴ糖の投与
4．肝性脳症·············たんぱく質制限
5．食道静脈瘤·········分枝アミノ酸の制限
·····················(第28回 2014) 正解4

Q 老年症候群に関する記述である。正しいのはどれか。1つ選べ。
1．褥瘡では，低たんぱく質食とする。
2．口渇感が強くなる。
3．尿失禁は，脱水症の原因となる。
4．サルコペニアでは，筋萎縮がみられる。
5．誤嚥のリスクが高いときには，口腔ケアは行わない。
·····················(第28回 2014) 正解4

Q 静脈栄養法に関する記述である。正しいのはどれか。1つ選べ。
1．生理食塩液のナトリウム濃度は，154 mEq/Lである。
2．高カロリー輸液製剤には，クロムが含まれる。
3．中心静脈栄養法と経腸栄養法は併用できない。
4．脂肪乳剤は，末梢静脈から投与できない。
5．ビタミン$B_1$欠乏では，代謝性アルカローシスを発症する。
·····················(第29回 2015) 正解1

Q 新生児マススクリーニング検査による有所見者発見数が最も多い疾患である。正しいのはどれか。1つ選べ。
1．先天性副腎過形成症
2．フェニルケトン尿症
3．ガラクトース血症
4．先天性甲状腺機能低下症（クレチン症）
5．ホモシスチン尿症
·····················(第29回 2015) 正解4

Q ビタミンとその欠乏による疾患の組合せである。正しいのはどれか。1つ選べ。
1．ビタミンA·····················壊血病
2．ビタミンD·····················骨軟化症
3．ビタミン$B_1$·····················くる病
4．葉酸·····················再生不良性貧血
5．ビタミンC·····················夜盲症
·····················(第29回 2015) 正解2

Q 脂肪酸に関する記述である。正しいのはどれか。1つ選べ。
1．パルミチン酸は，不飽和脂肪酸である。
2．エイコサペンタエン酸は，アラキドン酸と比べて炭素数が多い。
3．β酸化される炭素は，脂肪酸のカルボキシ基の炭素の隣に存在する。
4．オレイン酸は，ヒトの体内で合成できる。
5．トランス脂肪酸は，飽和脂肪酸である。
·····················(第30回 2016) 正解4

**Q** 貧血に関する記述である。正しいのはどれか。2つ選べ。
1. 再生不良性貧血では，血中のハプトグロビンが増加する。
2. 巨赤芽球性貧血では，赤芽球のDNA合成が障害される。
3. 悪性貧血では，内因子が増加する。
4. 溶血性貧血では，血中のビリルビンが増加する。
5. 鉄欠乏性貧血では，不飽和鉄結合能（UIBC）が低下する。
·····（第30回 2016）正解 2，4

**Q** 特別用途食品に関する記述である。正しいのはどれか。1つ選べ。
1. 厚生労働大臣が，表示を許可している。
2. 特定保健用食品は，特別用途食品の1つである。
3. 低ナトリウム食品は，病者用食品である。
4. えん下困難者用食品は，病者用食品である。
5. 低たんぱく質食品は，個別評価型の食品である。
·····（第31回 2017）正解 2

**Q** 離乳の進め方に関する記述である。正しいのはどれか。1つ選べ。
1. 離乳の開始は，生後2，3カ月頃が適当である。
2. 離乳食を1日3回にするのは，離乳開始後1カ月頃である。
3. 舌でつぶせる固さのものを与えるのは，生後7，8カ月頃からである。
4. フォローアップミルクは，育児用ミルクの代替品として用いる。
5. 哺乳反射の減弱は，離乳完了の目安となる。
·····（第31回 2017）正解 3

**Q** 医療と臨床栄養に関する記述である。正しいのはどれか。1つ選べ。
1. クリニカルパスにより，チーム医療は不要になる。
2. リスクマネジメントには，リスクの特定が含まれる。
3. ノーマリゼーションは，患者の重症度を判別することである。
4. アドヒアランスは，障がい者への栄養介入を実施することである。
5. セカンドオピニオンは，患者が栄養食事指導を受ける権利である。
·····（第31回 2017）正解 2

**Q** 栄養アセスメントの項目と病態の組合せである。正しいのはどれか。1つ選べ。
1. 血清コリンエステラーゼ…たんぱく質の合成低下
2. 血清トランスサイレチン…………鉄の欠乏
3. 血清レチノール結合たんぱく質……銅の欠乏
4. 尿中ケトン体…………たんぱく質の異化亢進
5. 尿中尿素窒素…………ブドウ糖の利用障害
·····（第31回 2017）正解 1

**Q** 栄養補給法に関する記述である。正しいのはどれか。1つ選べ。
1. 成分栄養剤は，食物繊維を含む。
2. 成分栄養剤の脂質エネルギー比率は，20%Eである。
3. 経腸栄養剤のNPC/N（非たんぱく質カロリー窒素比）は，50未満である。
4. 中心静脈栄養法では，糖質濃度30%の維持液が用いられる。
5. 末梢静脈栄養法では，糖質濃度20%の維持液が用いられる。
·····（第31回 2017）正解 4

**Q** 糖尿病治療薬とその作用の組合せである。誤っているのはどれか。1つ選べ。
1. ビグアナイド薬…………肝臓での糖新生の抑制
2. チアゾリジン薬………消化管での糖吸収の抑制
3. スルホニル尿素薬（SU薬）…インスリン分泌の促進
4. DPP-4阻害薬………インクレチン分解の抑制
5. SGLT2阻害薬………腎臓での糖再吸収の抑制
·····（第31回 2017）正解 2

**Q** 70歳，男性。慢性閉塞性肺疾患（COPD）である。身長170cm，体重45kg。基礎代謝量は1,125kcal/日で，半年前と比較して5kgの体重減少がみられた。栄養管理に関する記述である。正しいのはどれか。1つ選べ。
1. 高度栄養障害である。
2. エネルギー摂取量は，900kcal/日とする。
3. たんぱく質のエネルギー比率は，10%Eとする。
4. 脂肪のエネルギー比率は，15%Eとする。
5. 経腸栄養剤の使用は，禁忌である。
·····（第31回 2017）正解 1

Ⓠ 健康日本21（第二次）の栄養・食生活に関連した目標項目である。誤っているのはどれか。1つ選べ。
1. 低栄養傾向の高齢者の割合の増加の抑制
2. 食事を1人で食べる子どもの割合の減少
3. 適切な量と質の食事をとる者の増加
4. 食品中の食塩や脂肪の低減に取り組む食品企業や飲食店の登録数の増加
5. 市町村の保健センターに勤務する管理栄養士数の増加
·······················（第31回 2017）正解5

Ⓠ 食品添加物とその用途の組合せである。正しいのはどれか。1つ選べ。
1. ソルビン酸カリウム················乳化剤
2. エリソルビン酸······················酸化防止剤
3. アスパルテーム······················酸味料
4. 亜硝酸ナトリウム··················殺菌科
5. 次亜塩素酸ナトリウム··········防かび剤
·······················（第32回 2018）正解2

Ⓠ 高齢者の栄養管理に関する記述である。誤っているのはどれか。1つ選べ。
1. ロコモティブシンドロームでは，要介護になるリスクが高い。
2. サルコペニアでは，筋萎縮がみられる。
3. フレイルの予防では，除脂肪体重を維持する。
4. 褥瘡の予防では，たんぱく質を制限する。
5. 誤嚥性肺炎の予防では，口腔ケアを実施する。
·······················（第32回 2018）正解4

Ⓠ 食物アレルギーに関する記述である。誤っているのはどれか。1つ選べ。
1. バナナは，交差抗原を含む。
2. ヒスタミンは，アレルギー症状を抑制する。
3. 加熱処理により，アレルゲン性は減弱する。
4. 口腔粘膜の症状が，出現する。
5. アナフィラキシーショック時には，エピペン®を用いる。
·······················（第32回 2018）正解2

Ⓠ 健康日本21（第二次）の栄養・食生活に関する目標項目である。誤っているのはどれか。1つ選べ。
1. 適正体重を維持している者の増加
2. 主食・主菜・副菜を組み合わせた食事が1日2回以上の日がほぼ毎日の者の割合の増加
3. 野菜と果物の摂取量の増加
4. 共食の増加
5. 中学校における学校給食実施率の増加
·······················（第32回 2018）正解5

Ⓠ 食事調査法に関する記述である。正しいのはどれか。1つ選べ。
1. 秤量記録法は，対象者の負担が小さい。
2. 秤量記録法は，1日で個人の習慣的な摂取量が把握できる。
3. 24時間思い出し法は，面接方法の標準化が必要である。
4. 陰膳法は，対象者の記憶に依存する。
5. 食物摂取頻度調査法は，他の食事調査法の精度を評価する際の基準となる。
·······················（第32回 2018）正解3

Ⓠ 特定給食施設において，定められた基準に従い適切な栄養管理を行わなければならないと，健康増進法により規定された者である。正しいのはどれか。1つ選べ。
1. 施設の設置者
2. 施設の施設長
3. 施設の給食部門長
4. 施設の管理栄養士
5. 施設の調理長
·······················（第32回 2018）正解1

Ⓠ サルコペニアに関する記述である。誤っているのはどれか。1つ選べ。
1. 握力は，低下する。
2. 歩行速度は，保たれる。
3. 加齢が，原因となる。
4. 食事の摂取量低下が，原因となる。
5. ベッド上安静が，原因となる。
·······················（第33回 2019）正解2

Ⓠ 臨床栄養の用語とその内容の組合せである。正しいのはどれか。1つ選べ。
1. ターミナルケア·········障害者と健常者の共存
2. クリニカルパス·········医療の標準化
3. アドヒアランス·········痛みを抑える治療
4. インフォームド・コンセント···重症度の判定
5. ノーマリゼーション···情報開示に対する患者の権利
·······················（第33回 2019）正解2

Ⓠ 医薬品の薬理効果に及ぼす食品の影響に関する記述である。（ ）に入る正しいものの組み合わせはどれか。1つ選べ。
（ a ）であるカルシウム拮抗薬の薬理効果は，（ b ）を摂取することにより（ c ）する。

| | (a) | (b) | (c) |
|---|---|---|---|
| 1. | 抗凝固薬 | 納豆 | 増強 |
| 2. | 抗凝固薬 | グレープフルーツジュース | 減弱 |
| 3. | 降圧薬 | 納豆 | 増強 |
| 4. | 降圧薬 | グレープフルーツジュース | 減弱 |
| 5. | 降圧薬 | グレープフルーツジュース | 増強 |

·······················（第33回 2019）正解5

**Q** 腸疾患に関する記述である。正しいのはどれか。1つ選べ。
1．潰瘍性大腸炎では，白血球数の低下がみられる。
2．クローン病では，チャイルド分類で重症度を判定する。
3．イレウスでは，経腸栄養法を選択する。
4．たんぱく漏出性胃腸症では，高たんぱく質食とする。
5．過敏性腸症候群では，抗 TNF-α 抗体製剤が用いられる。
··············································(第 33 回　2019）正解 4

**Q** 非代償性肝硬変で上昇する項目である。正しいのはどれか。1つ選べ。
1．血清総コレステロール値
2．血中アンモニア値
3．フィッシャー比
4．血漿膠質浸透圧
5．早朝空腹時の呼吸商
··············································(第 33 回　2019）正解 2

**Q** 消化器疾患に関する記述である。正しいのはどれか。1つ選べ。
1．脂肪肝では，肝細胞内にコレステロールが過剰に蓄積する。
2．非アルコール性脂肪肝炎（NASH）では，インスリン抵抗性が増大する。
3．急性胆嚢炎では，血清 CRP（C 反応性たんぱく質）値が低下する。
4．急性膵炎急性期では，尿中アミラーゼ値が低下する。
5．慢性膵炎非代償期では，グルカゴン分泌が亢進する。
··············································(第 33 回　2019）正解 2

**Q** 最近の国民健康・栄養調査結果からみた，成人の食塩摂取量に関する記述である。正しいのはどれか。1つ選べ。
1．過去 10 年間では，減少している。
2．男性の摂取量は，10 g 未満である。
3．女性が男性より多い。
4．20〜29 歳が 60〜69 歳より多い。
5．都道府県の上位群と下位群では，3 g の差がある。
··············································(第 33 回　2019）正解 1

**Q** 国民健康・栄養調査に関する記述である。正しいのはどれか。1つ選べ。
1．調査は，3 年ごとに実施される。
2．国民健康・栄養調査員は，厚生労働大臣が任命する。
3．栄養摂取状況調査は，非連続の 2 日間実施する。
4．調査結果は，健康日本 21（第二次）の評価に用いられる。
5．海外に居住する日本人も対象となる。
··············································(第 33 回　2019）正解 4

# 索引

## よくわかる専門基礎講座　栄養学

2007年 3月30日　　第1版第1刷発行
2010年 4月20日　　第2版第1刷発行
2013年 2月20日　　第3版第1刷発行
2015年 3月20日　　第4版第1刷発行
2020年 2月20日　　第5版第1刷発行
2023年 8月10日　　　　　第2刷発行

著　者　津田とみ　ⓒ2007, 2020
発行者　福村直樹
発行所　金原出版株式会社
　　　　〒113-0034　東京都文京区湯島2-31-14
　　　　電話　編集　　03-3811-7162
　　　　　　　営業　　03-3811-7184
　　　　FAX　　　　　03-3813-0288
　　　　振替口座　　　00120-4-151494
　　　　http://www.kanehara-shuppan.co.jp/

検印省略　ISBN 978-4-307-70238-6

**WEBアンケートにご協力ください**

読者アンケート（所要時間約3分）にご協力いただいた方の中から
抽選で毎月10名の方に図書カード1,000円分を贈呈いたします。
アンケート回答はこちらから ➡
https://forms.gle/U6Pa7JzJGfrvaDof8

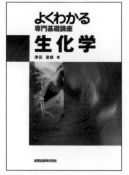
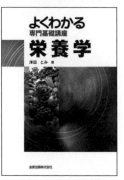
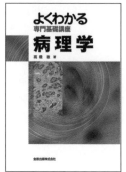
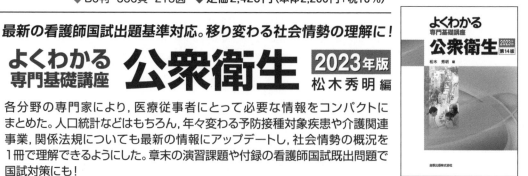